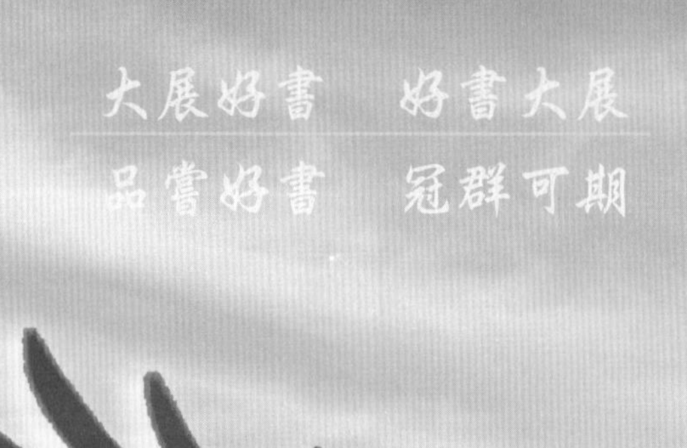
大展好書　好書大展
品嘗好書　冠群可期

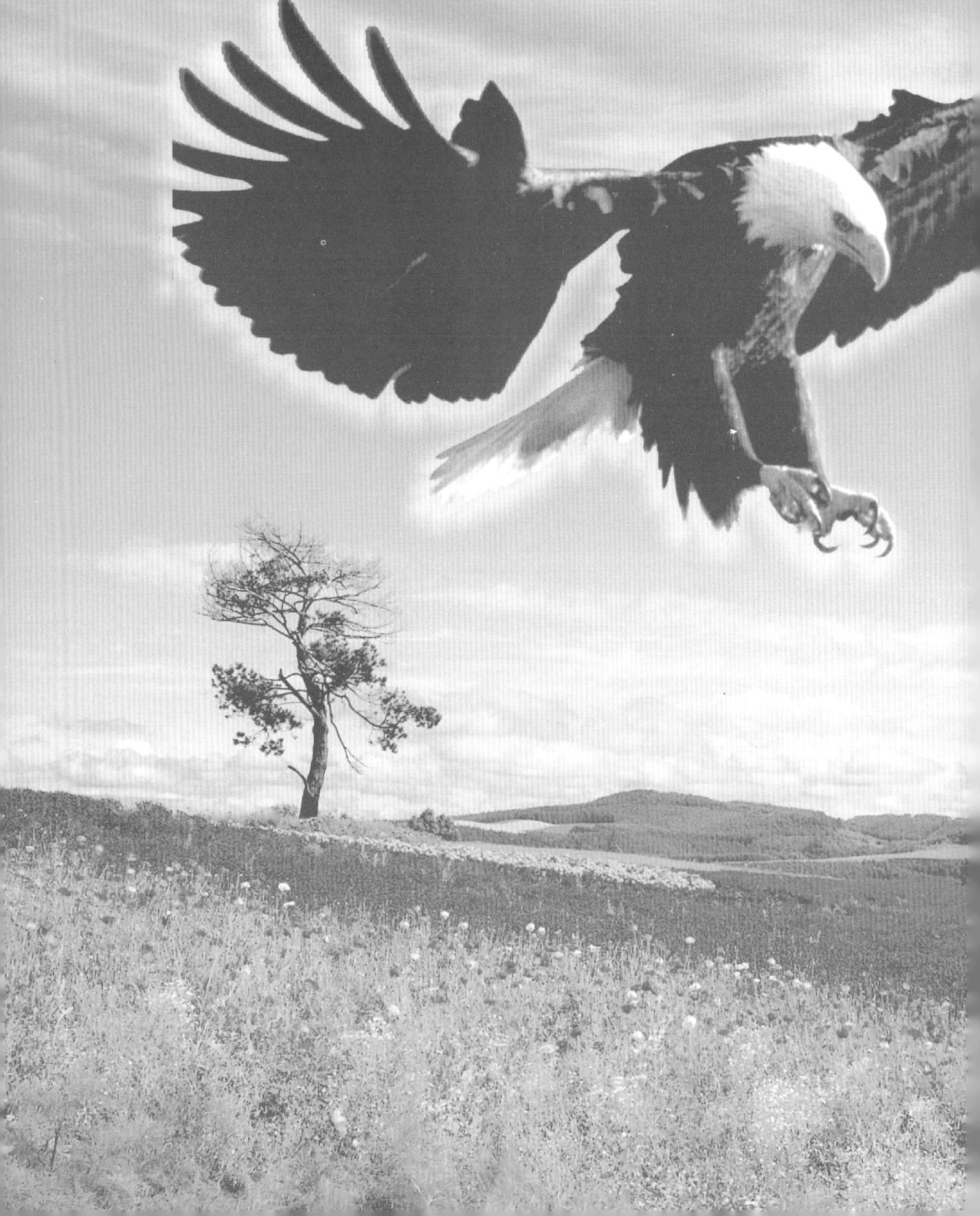

大展好書　好書大展

品嘗好書　冠群可期

健康絕招 8

國醫大師圖說

穴位按摩

李業甫　主編

品冠文化出版社

編委會

主　　編　李業甫　安徽省中西醫結合醫院

副主編　劉　峰　江蘇省徐州市中醫院
　　　　蔣　濤　安徽中醫藥大學第二附屬醫院
　　　　白效曼　安徽中醫藥大學第一附屬醫院

編　　委（排名不分先後）
　　　　劉存斌　胡昊斌　王從振　卞迎春
　　　　姚長風　孔令軍　聶永全　石海平
　　　　司井夫　程晉虎

序 言

穴位保健按摩歷史悠久，經過幾千年歷代醫家及民間的不斷總結與傳承，穴位按摩在我國傳統醫學界及民間得到了廣泛的應用與推廣。

如今，中醫穴位保健按摩正以其獨特的手法、顯著的療效、無毒副作用、無創傷的優勢，被越來越多的人們所認識、所接受、所推崇，其治療保健範圍在不斷擴大。

現代社會，人們的生活節奏較快，工作壓力大，多數人處於一種亞健康狀態，人們對於疾病的重視與對健康的追求也日益突出，而穴位保健按摩正好可以發揮其優勢作用，以滿足人們的需求。

進行穴位按摩時，我們不僅可以到正規醫院的推拿科室進行被動按摩，也可以透過學習一些簡單的按摩手法與腧穴知識，在家中給親朋好友按摩，或者選取一些操作方便的穴位給自己按摩，以達到強身健體、祛病保健、延年益壽的目的。

本書共分為八章。第一章主要介紹穴位按摩的功效特點、按摩的技巧、按摩的注意事項及順序等。第二章主要介紹體穴按摩常用的49個重要穴位，並分別介紹各穴位的功效、主治、定位及用真人骨骼示意圖標註穴位的位置。第三章至第八章則介紹了常見病症的按摩方法，包括15種內科病症、11種神經內科病症、12種五官科病症、7種外科及皮膚科病症、12

種婦科男科病症、12種骨傷科病症，共69種病症。每種病症均分別介紹了其臨床表現、病機、選穴、體穴按摩方法、臨證加減及注意事項。

本書以高清的真人骨骼圖來向廣大讀者朋友圖解體穴，以真人操作圖來演示各種按摩手法，並貼心地配以相應按摩手法的二維碼，供讀者隨時隨地自學按摩。本書中的圖片形象直觀，語言簡潔，易懂、易學、易掌握，能滿足廣大讀者的需求。

體穴按摩可謂博大精深，匯集中醫經絡療法之精華，由於篇幅及水準有限，本書的編寫難免有不足之處，懇請讀者指正。

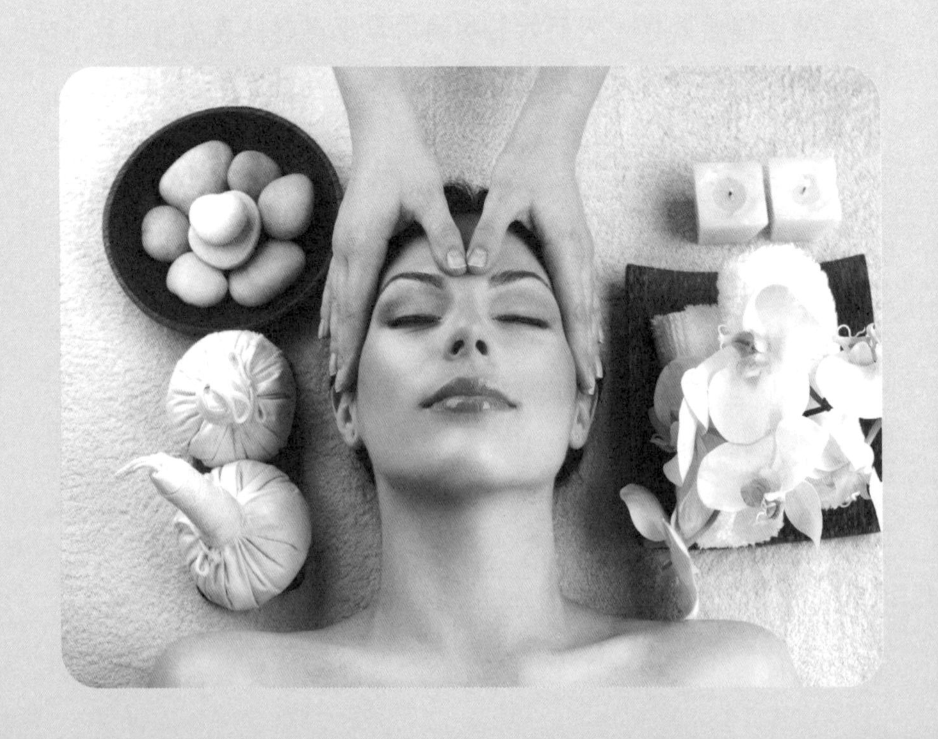

目　錄

第一章

按摩入門 基礎知識全解讀

按摩又稱推拿，古稱按蹻，其歷史悠久，是我國傳統醫學中獨特的治療方法之一。按摩是以中醫的臟腑、經絡學説為理論基礎，並結合現代醫學的解剖和病理診斷知識，用手法作用於人體體表的穴位特定部位以調節機體生理、病理狀況，達到治療目的的方法。

從性質上來説，按摩是一種自然治療方法。入門簡單，易掌握，人人都可以是保健按摩師。

按摩基礎知識入門

按摩的歷史起源和發展

按摩療法是中醫特有的治療疾病的手段。它是運用手的技巧，在人體皮膚上連續施力、「由外治內」的治病方法。《史記》就曾記載先秦時名醫扁鵲用按摩療法治病的事例。而秦代至今已有兩千多年，可見按摩這種理療法已有悠久的歷史了。

我們的祖先在長期的實踐中發現，若在病痛的局部按按揉揉，或者用小石頭刺刺、小木棍扎扎，就能減輕或者消除病痛，由此逐漸發現了經絡穴位的神奇之處。其實這種「以痛為腧」的取穴方式，就是按摩腧穴的原形。

後來先古醫家不斷總結經驗，對腧穴有了進一步的認識，摸清了按壓什麼位置能起到什麼樣的治療作用。大約在西元前 1 世紀的

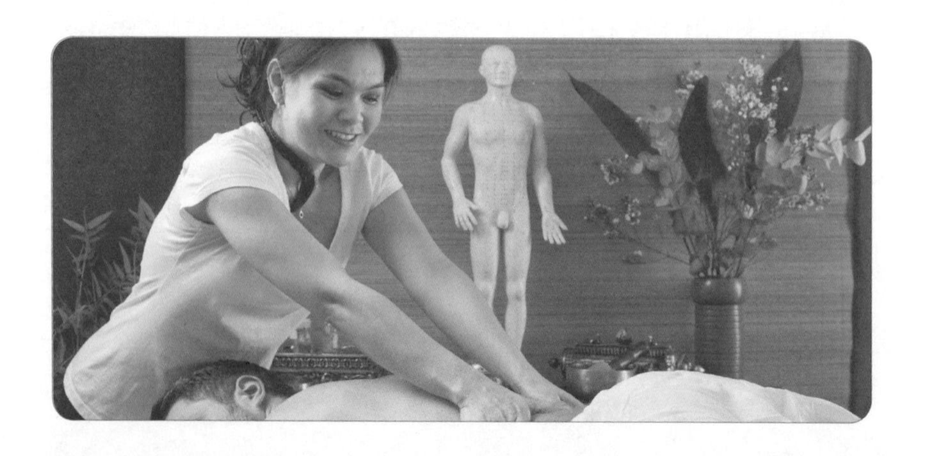

時候，已有具體名稱的穴位大概有 160 個。之後，古代的醫學家們對穴位的主治功能方面的認識也不斷地豐富、完善起來。到了清代，有名稱的穴位一共有 361 個。

這 361 個穴位分別位於十二經和任督二脈之上，有固定的名稱和固定的位置，這也是我們現代人常說的「經穴」，或者「十四經穴」。另外，有一些穴位也都有自己的名字和固定的位置，但是卻不屬於十四經，而是屬於另外一個系統，那就是「經外奇穴」，例如四縫、定喘等。除了上面所提到的穴位之外，還有一類穴位，它們既沒有固定的名字，也沒有固定的位置，這就是「阿是穴」。「阿是穴」其實就是病痛局部的壓痛點或者敏感點。

按摩强身治病的功效

穴位是人體臟腑經絡之氣輸注於體表的部位，也是邪氣所客之處。在防治疾病時，穴位是治療疾病的刺激點與反應點，以通經脈，調氣血，使陰陽歸於平衡，臟腑趨於調和，從而達到祛除病邪的目的。因此按摩穴位可以增強機體免疫力，防病治病。臨床實踐證明，按摩一般有以下五大功效。

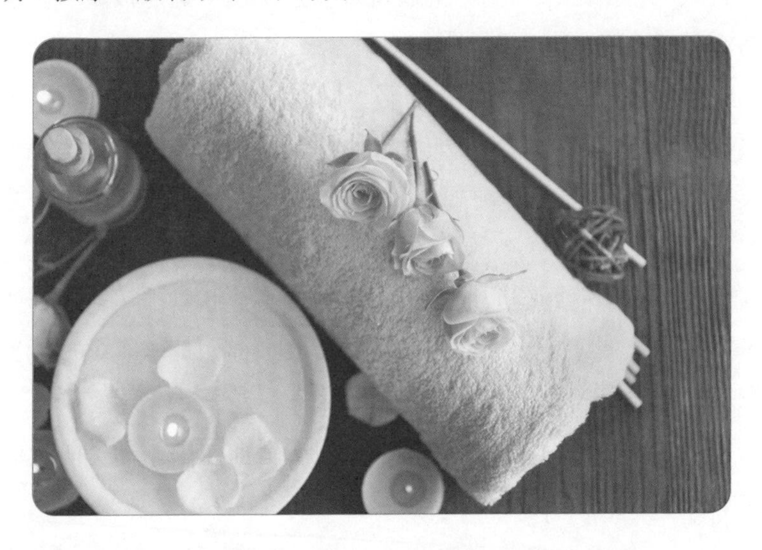

平衡陰陽，調整臟腑

《黃帝內經》曰：「陰勝則陽病，陽勝則陰病。陽勝則熱，陰勝則寒。」陰陽失調便會引發臟腑功能的紊亂，從而導致疾病的發生。保健按摩能調整臟腑的功能，使之達到陰陽平衡。

實踐證明，強而快的按摩手法可引起神經、肌肉的興奮；輕而慢的按摩手法可抑制神經、肌肉的功能活動。

如用輕揉手法推抹頭部，能抑制大腦皮質；如用較重的手法按揉，則能興奮大腦皮質。

對血糖過高的病人，按摩後血糖值下降；對血糖過低者，按摩後血糖值升高。保健按摩還能調整血壓、心率，調節胰島素和腎上腺素的分泌等。

疏通經絡，調和氣血

經絡是運行氣血的通路，它屬於內臟，外絡於肢節，將人體各部分有機地聯繫起來。經絡不通時會發生疾病；透過按摩，使經絡疏通，氣血流暢，則疾病消除。

《醫宗金鑒》曰：「按其經絡，以通鬱閉之氣，摩其壅聚，以散瘀結之腫，其患可癒。」如腹部受寒，可出現胃痛、腹脹及不思飲食等，按摩胃俞、脾俞和足三里等穴，則能疏通胃經、祛寒止痛。

保健按摩還能延緩心肌纖維退化，擴張冠狀動脈，增加其血流量，提高血氧濃度，促進營養物質的吸收，從而加強心臟功能，防治冠心病、脈管病、肌肉僵直及手足麻木、痙攣及疼痛等。

年過四十，每日堅持保健按摩，可降低血尿酸水準，防止血小板聚集，從而預防腦血栓等病。

扶正祛邪，增強體質

《素問 ・ 邪客篇》曰：「補其不足，瀉其有餘，調其虛實，以通其道而去其邪。」

本書介紹的方法是透過刺激穴位，達到扶正、祛邪的目的，從而促進自身的消化吸收和營養代謝，保持肺組織的彈性，提高肺活量等。經常進行保健按摩能使蒼白、鬆弛、乾燥的面部皮膚變得紅潤而富有彈性，使肥胖者體重減輕且身體靈活，使瘦弱者體重增加且身體強健，使肺氣腫患者改善呼吸功能，提高免疫能力，進而防止發病等。

強壯筋骨，通利關節

骨傷科疾患直接影響運動系統功能。保健按摩能強健筋骨，使輕度患者恢復正常功能，使肌肉等軟組織痙攣、黏連而導致關節失利的患者解痙鬆黏、滑利關節。

實踐證明，在病變的關節部位按摩，可以促進關節滑液的代

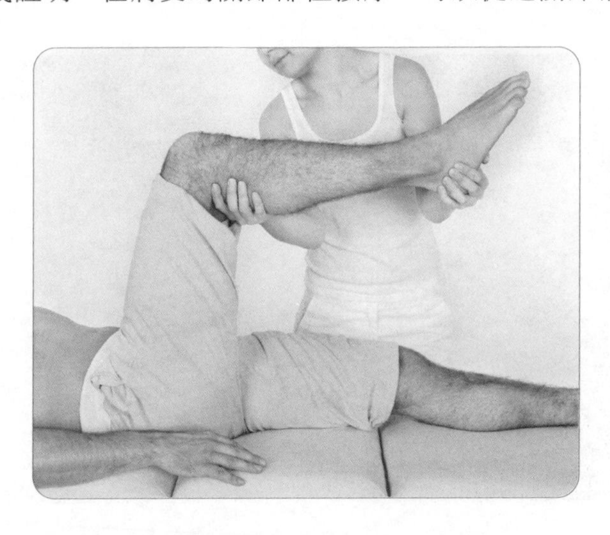

謝，增強關節囊和關節的韌性。中醫學認為，腎主骨，為先天之本。小兒先天不足，易患佝僂病；壯年腎氣虧損，會過早發生頸椎、腰椎骨質增生等病。

經常按摩腎俞、關元等穴位，能補腎強骨，使全身筋骨強健、關節靈活，並能預防上述病變等。

活血化瘀，消腫止痛

肢體軟組織損傷之後，這個部位的毛細血管便會破裂出血，形成局部瘀血，並出現腫脹疼痛的現象。外傷或者出血這種局部的刺激可引起血管的痙攣。

按摩能夠加速局部供血，消散瘀血，解除疼痛，鬆解黏連，消除痙攣，恢復關節功能。如肩關節周圍炎患者，經保健按摩並配合肩關節的運動後，能鬆解關節周圍的黏連，消除局部疼痛，進而痊癒。

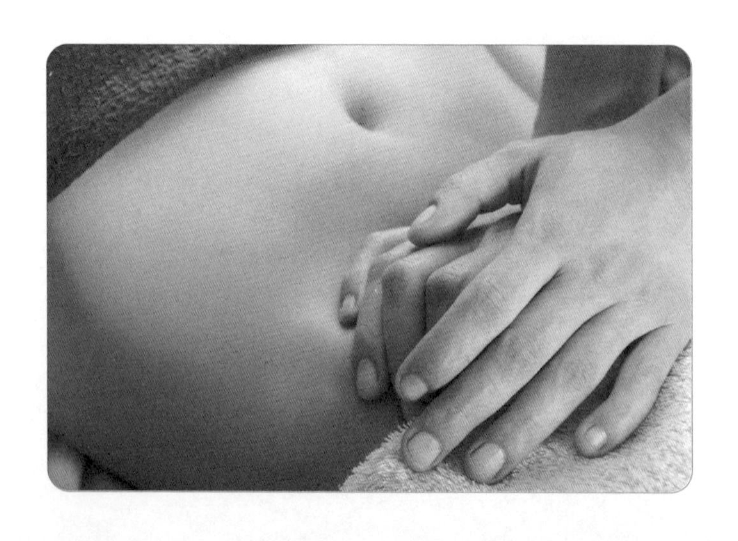

按摩的特點

1. 保健按摩易學易行，無需別人幫助，不受時間、地點的限制，安全平穩，無任何副作用，男女老少、有病無病皆可採用。

2. 保健按摩主要以增強機體抗病能力、祛病益壽為目的，可以有病治病、無病強身。取穴時一般強調以補為主，例如按擦大椎、按揉足三里、揉氣海、揉關元等穴，和服用中藥黃耆、人參一樣具有補氣的作用；按揉三陰交、脾俞等穴，和服用當歸一樣具有補血作用。

3. 保健按摩的治療範圍廣泛。保健按摩可單獨應用，也可以配合其他療法應用，尤其是功能性的慢性疾病或長期服藥無顯效的疾病，只要堅持保健按摩，就會收到效果。

4. 保健按摩所用的體穴同針灸療法一樣，除了前後正中線的穴位是單個的以外，其它全身穴位皆是對稱的，如左手有合谷穴，右手相應部位也有合谷穴。保健按摩時雙側穴位都應操作。

5. 本書介紹的保健按摩主要以手法刺激穴位為特點。因為每個穴位都有一定的作用和主治範圍，所以應根據辨證施治原因，因人、因時、因病而異，靈活選穴和安排按摩次數。

經絡與腧穴循經按摩顯奇效

穴位是人體臟腑經絡之氣輸注於體表的部位，也是邪氣所客之處。按摩是一種特有的治療疾病的手段，它是一種「從外治內」的治療方法，是用手在人體上按經絡、穴位並用推、拿、提、捏、揉等手法進行治療。按摩與穴位結合祛病，效果常事半功倍。

循經按摩預備式——認識經絡

經絡是人體氣血運行的通路。它內連臟腑，外絡肢節，溝通於臟腑與體表之間，將人體組織、器官聯繫成為一個有機整體，並藉以行氣血、營陰陽，使人體各部的功能活動得以保持協調和相對平衡。

經絡包括經脈和絡脈。經，有路徑的意思，是經絡系統的眾行主幹；絡，有網路的意思，是經脈的分支，縱橫交錯，網路全身，無處不至。

經絡系統的構成

經絡系統是由經脈和絡脈組成。經脈包括十二經脈、奇經八脈以及附屬於十二經脈的十二經別、十二經筋、十二皮部。絡脈包括十五絡脈、孫絡及浮絡。

經絡系統以十二正經和奇經八脈為主，還包括十五絡脈、十二經別、十二經筋、十二皮部等各個層次。整個經絡系統縱橫交錯，入裏出表，上下交會，陰陽融合，走行在人體各臟腑組織之間。其中，經筋、皮部聯絡肢體筋肉皮膚；浮絡和孫絡則聯絡著體表各細微之處。這樣的經絡在身體裏聯絡臟腑，溝通四肢和百竅，如山川河流般將人體聯繫成一個有機的整體，使人體所有的活動保持著陰陽協調、整體統一。

經絡超越了循環系統和神經系統等現代人體解剖學分類，它承載著人體的氣血精微，並將氣血精微運輸到人體各處，使人體體表、臟腑、五官、九竅、皮肉、筋骨均能受到溫養濡潤，又可以將人體阻滯不通的垃圾帶走，這樣就保證了身體的有效運轉，從而避免出現疾病、產生痛苦。

中醫說「經絡行氣血而營陰陽」，這是對經絡的集大成作用的概括。所以，從中醫的角度看，經絡的運行使營衛之氣密佈全身，在內調理五臟和六腑，在外抗禦病邪、保衛機體，減少機體生病的機會。

手太陰肺經

起於中府（鎖骨外下端），經肩內、上肢內側前線（橈側緣），至大魚際，止於少商穴（拇指橈側）。

【病候】胸悶脹滿，缺盆疼痛，喘咳，氣逆，咳血，咽喉腫痛，肩背冷痛，手臂內側前緣疼痛。

手厥陰心包經

起於天池（乳頭後1寸），經肩內、上肢內側中線、上脘內、掌心，止於中衝穴（中指指端）。

【病候】心痛，心悸，心煩，胸脅脹滿，精神失常，上肢痙攣，手心熱，腋腫，面赤，目黃。

手少陰心經

起於極泉（腋窩中），經上肢內側後線，上腕內，至小魚際，止於少衝穴（小指橈側）。

【病候】心痛，咽乾，口渴，胸脅痛，目黃，上肢內側後緣疼痛，手心熱。

手陽明大腸經

起於商陽（食指橈側），經手背、上肢外側前線（橈側緣），上肩，循頸、面頰，入下齒中，交人中穴，止於對側迎香穴（鼻旁5分處）。

【病候】下牙痛，咽喉腫痛，鼻流清涕或流血，腹痛，腸鳴，泄瀉，便秘，痢疾，上肢外側前緣及肩部疼痛。

手少陽三焦經

起於關衝（無名指尺側），經手背、上肢外側中線，上肩、項、耳後、額角、顳部，止於絲竹空穴（眉梢外）。

【病候】耳聾，耳鳴，咽喉腫痛，頰腫，耳後疼痛，肩臂、肘部外側疼痛。

手太陽小腸經

起於少澤穴（小指端尺側），經手背外緣、上肢外側後緣，上肩胛、後背，轉向頸，上面頰，止於聽宮穴（耳屏前）。

【病候】耳聾，目黃，咽痛，下頜及頸部腫痛以致頭不能轉動，肩臂上肢外側後緣疼痛。

足太陰脾經

起於隱白穴（拇趾內側），經大趾內側，沿小腿內側中線上行，至內踝上 8 寸處，穿過肝經，沿下肢內側前線，經胸腹第三側線，止於大包穴（腋中線，平第 6 肋間隙）。

【病候】胃痛，腹脹，食則吐，舌根強痛，身體沉重，黃疸，便溏，下肢內側腫痛或厥冷，足大趾運動障礙。

足厥陰肝經

起於大敦穴（拇趾外側），行足背、內踝、小腿前線，至內踝上 8 寸處，穿過脾經後，沿下肢內側中線，上腹胸第四側線，止於期門穴（乳頭直下，第 6 肋間）。

【病候】胸滿，嘔吐，肋脹滿痛，腰痛，遺尿，尿閉，疝氣，少婦腫痛。

足少陰腎經

起於湧泉穴（足心前），經內踝下方、下肢內側後緣，上腹胸第一側線，止於俞府穴（鎖骨下，距前正中線 2 寸）。

【病候】生殖系統及婦科疾病，前陰、腎、肺、咽喉病症及其經脈循行部位的其他病症。

足陽明胃經

起於承泣穴（目下 4 分），經鼻外、唇角、下頜角，上耳前、髮角，再下行經頸、胸腹第二側線，下肢外側前緣、足背，止於厲兌穴（第 2 足趾外側）。

【病候】腸鳴，腹脹，胃痛，嘔吐，消穀善饑，口，鼻出血，頭痛，咽喉腫痛，高熱出汗，驚厥，發狂，腹股溝下之前外側、足背及第 3 趾疼痛。

足少陰膽經

起於瞳子髎穴（目外角），經耳上，繞三條弧線後，下頸，至缺盆，沿胸腹側線下行，經下肢外側、足背外側，止於足竅陰穴（第 4 趾外側）。

【病候】口苦，目眩，偏頭痛，頰腫，目外眥痛，肋痛，寒熱往來，瘧疾，缺盆疼痛，腋下腫，股、膝、小腿外側及第 4 趾疼痛或運動障礙。

足太陽膀胱經

起於睛明穴（目內角），經額、頭頂（距正中線 1.5 寸）、項，在背腰各有兩條側線，行於下肢後側、外踝後、足背最外側，止於至陰穴（小趾外側）。

【病候】頸項強痛，目痛，見風流淚，鼻塞多涕，鼻出血，頭痛，痔，瘧疾，狂證，癲癇，半身不遂，膕窩腓腸肌、足小趾等處疼痛或運動障礙。

經絡的作用

作為中醫基礎理論之一，經絡學說並不是一個單純的說理工具。它不僅闡明了中醫對人體生理、病理的認識，而且具有指導臨床診斷和治療的現實意義。

長期的針刺實踐和近年來的科學研究表明，經絡是具有一定的物質基礎的，儘管這種物質基礎至今尚未發現。經絡作用按中醫傳統觀念可歸納為以下幾點。

輸布作用

人體正常生理功能的維持，依賴於後天運化的氣血濡養。而氣血的運行和濡養作用，雖與各個臟腑本身的功能活動分不開，但主要是由於經絡的運行和輸送。

經絡外聯皮膚，內繫臟腑，四肢九竅，無處不到，從而使各組織、器官獲得必要的營養補給，以進行正常的功能活動。《靈樞・本臟篇》說：「經脈者，所以行血氣而營陰陽，濡筋骨，利關節者也。」因此，經絡的循行氣血，保證了全身各組織、器官的營養供給，也為各組織、器官的功能活動提供了必要的物質基礎。

傳送作用

正常情況下，經絡有輸布氣血、營灌周身、抗禦病邪、保衛機體的作用。機體正常的生理功能一旦遭受破壞，經絡就失去或減弱其應有作用，出現病態。

《素問・繆刺論》說：「夫邪之客於行也，必先舍於皮毛；留而不去，入舍於孫脈；留而不去，入舍於絡脈；留而不去，入舍於經脈；內連五臟，散於腸胃，陰陽俱感，五臟乃傷。此邪之從皮毛而入，極於五臟之次也。」說明外邪入侵內臟，必須由經絡為之傳遞。反之，若邪氣直中內臟或臟腑自病，也同樣可以憑藉經絡反應於體表肢節，常以特殊的過敏感覺表現出來。

如《素問・藏氣法時論》說：「肝病者，兩肋下痛……；心病者……兩臂內痛；脾病者……腹滿；肺病者，肩背痛……；腎病者……大腹小腹痛……」

聯繫作用

《靈樞・海論篇》說：「夫十二經脈者，內屬於臟腑，外絡於肢節。」說明經絡有溝通表裏、聯絡周身的作用。經絡體系，以十二經脈為主體，配合奇經八脈、十五絡脈以及數不勝數的的孫絡分佈於周身各部，無處不到。它既是循行氣血的系統，也是聯繫機體各組織、器官的結構。

這樣，它內聯五臟六腑，外及四肢百骸、五官七竅、皮肉筋骨，把人體各部，臟與腑、腑與腑、五官與內臟、四肢與軀幹，緊密地聯繫起來，構成一個完整的有機體。

調節作用

不同的器官、組織，有它不同的功能，這種「差異就是矛盾」。這些矛盾共存於個體之中，必須取得相對的統一，才能做好協調工作。然而這種統一是有條件的，現代醫學認為是依賴於神經——體液的調節。

中醫學雖沒有調節機制這一學說，但就其對人體生理的認識和從針灸臨床經驗實踐來看，經絡卻具有與之相似的作用。例如針灸是以刺激腧穴產生作用的，而腧穴分佈在經絡上，換言之，針灸是由「經絡」發揮作用的。

近年臨床研究證明，針灸有關經脈上的穴位可以調整血壓、糾正心率、影響腸胃道蠕動、增加周圍血液中的白細胞計數。但當有關神經通路（包括感受器、傳入神經、神經中樞、傳出神經）被阻滯、切斷或破壞時，這些作用也就相應消失。另外，對於產後缺乳，針灸可以使血中催乳激素含量增加，促使乳汁分泌；針治急性闌尾炎可使血中的腎上腺激素含量增加，提高抗炎能力等。

這些都說明了針刺經絡具有與現代醫學的「神經——體液」調節機制相同的作用。另外，臟腑之間生理活動過程中的相互聯繫、相互制約、相互配合，也與經絡的調節作用有著密切聯繫。

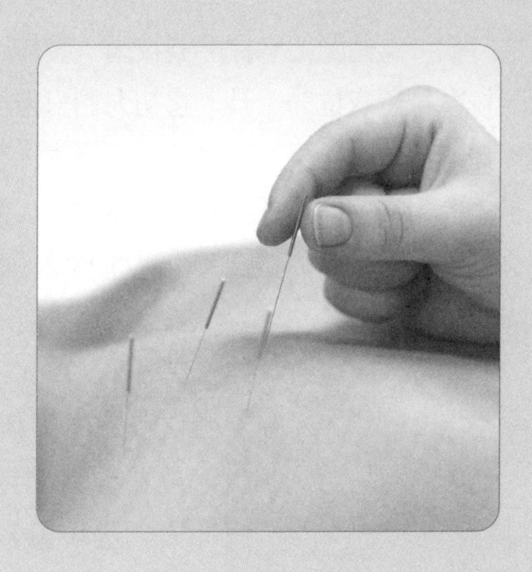

身體上有特效的反應點——認識腧穴

穴位，又叫「腧穴」，是分佈在人體經絡上的一個個氣血匯聚點，主要包括經穴、奇穴、阿是穴。施行艾灸、按摩、刮痧等不同的方法刺激穴位，可以起到疏通經絡、調理氣血、扶正祛邪等功效，為全身臟腑器官的正常運行提供充足的氣血和能量，充分保證人體生命活動的正常進行。

穴位的起源

早在兩千多年前，我們的祖先就發現人體皮膚上有著許多特殊的感覺點。當時人們偶然被一些尖硬物體，如石頭、樹枝等碰撞了身體表面某個部位後，意外發現身上原有的病痛減輕或消失了。類似情形多次出現後，引起人們的注意和思考。他們開始有意識地用一些尖銳的石塊來刺激身體的某些部位或人為地刺破身體使之出血，以減輕病痛。

到了新石器時代，人們開始掌握磨製技術，製作出使用比較方便、適合點刺、按摩身體穴位的工具。起初人們只是懂得用手或者工具按壓身體疼痛的部位，並沒有明確的腧穴概念。直至後來，腧穴一詞才正式被人們用文字的形式記載在書籍之中。醫學典籍《黃帝內經》中就詳細記載了腧穴的概念：「以痛為輸（腧穴）」「疾按之應手如痛，刺之」等。

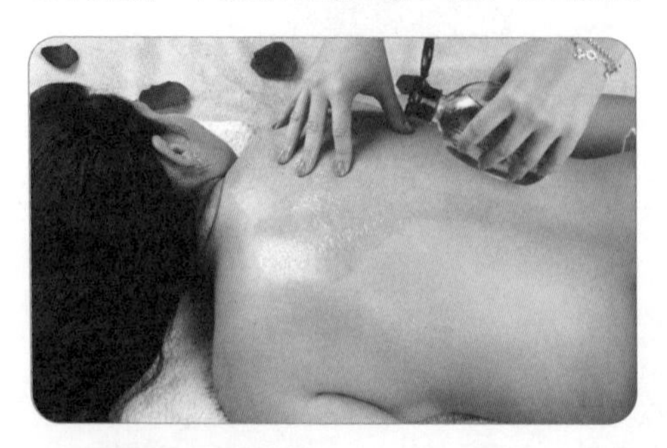

經由不斷刺激體表部位並觀察其產生的療效，人們發現腧穴並不是孤立於體表的點，而是與體內

組織器官有著密切聯繫、互相輸通的特殊部位。「輸通」是雙向的，從內通向外，反應病痛；從外通向內，接受刺激，防治疾病。

隨著對腧穴認識的逐漸加深，人們開始對其進行定位、命名並總結其功效主治，從真正意義上認識了腧穴。

穴位的分類

穴位是腧穴的俗稱，是人體臟腑經絡之氣輸注於體表的特殊部位。「腧」與「輸」義通，有傳輸、輸注的意思；「穴」即空隙。

分佈在人體各個部位的穴位不計其數，歸納起來，主要可分為三大類。

經穴	又稱為「十四經穴」。分佈於十二經脈和任、督二脈上的腧穴，是全身穴位的主體部分。經穴均有具體的穴名和固定的位置，分佈在十四經循行路線上，有明確的主治病症。目前經穴總數為 361 個。任、督脈位於正中，是一名一穴；十二經脈左右對稱，是一名兩穴。
奇穴	又稱「經外奇穴」。凡有一定的穴名，又有明確的部位及治療作用，但尚未歸入十四經脈系統的腧穴，稱為奇穴。奇穴的位置比較分散，有位於經脈線外的，如中泉；有位於經脈線內的，如印堂；還有由多個穴位組合而成的，如夾脊等。奇穴雖然未被列入十四經脈，但其所在之處仍然在經絡分佈的區域，並透過經絡的傳導作用來防病治病。奇穴的主治範圍比較單一，大多數奇穴對特定的病症有特定的療效，如百勞治瘰癧、四縫治小兒疳積。
阿是穴	又稱天應穴、壓痛點。通常是指該處既不是經穴，又不是奇穴，只是按壓痛點取穴。阿是穴既無具體的名稱，又無固定的位置，是以壓痛點或其他反應點作為腧穴用以治療的。阿是穴多在病變部位附近，也可在距其較遠處。腧穴雖分類不同，但它們之間相互聯繫，共同構成了腧穴體系。適度地刺激阿是穴，相當於直接刺激經絡阻滯處，因此，阿是穴的治病效果常常比固定穴位要明顯。

按摩取穴——四種方法教您找準穴位

作為人體組織結構的重要組成部分，經絡腧穴形成了遍佈人體全身上下的網狀有機結構，承載著人體生命的延續與健康的維持。這些人體表面看不見的點與線，縱橫交錯、星羅棋佈，為找準它們增加了難度。

手指同身寸定位法

手指同身寸度量取穴法是指以患者本人的手指為標準度量取穴，是臨床取穴定位常用的方法之一。這裏所說的「寸」，與一般尺制度量單位的「寸」是有區別的，是用被取穴者的手指作尺子測量的。由於人有高矮胖瘦之分，不同的人用手指測量到的一寸也不等長。因此，測量穴位時要用被測量者的手指作為參照物，才能準確地找到穴位。

拇指同身寸：

拇指指間關節的橫向寬度為1寸。

中指同身寸：

中指中節屈曲，內側兩端紋頭之間作為1寸。

橫指同身寸：

又稱「一夫法」，指的是食指、中指、無名指、小指併攏，以

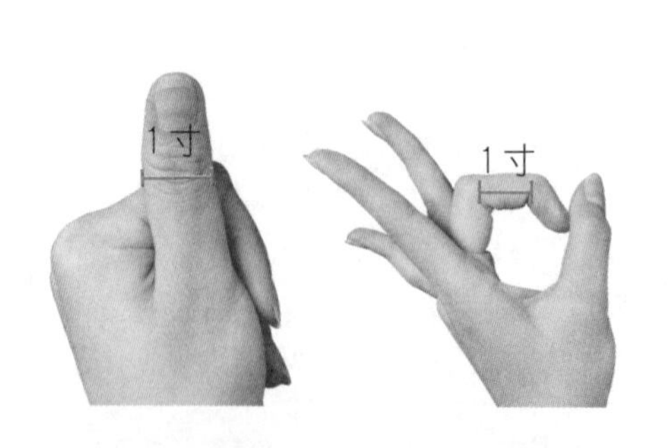

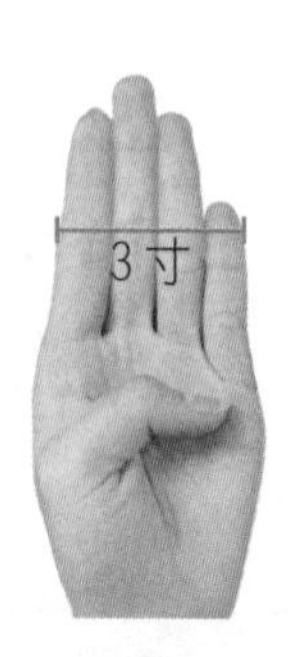

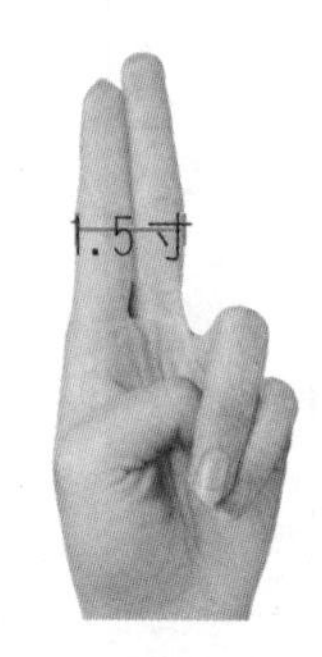

中指近端指間關節橫紋處為準，四指橫向寬度為3寸。

另外，食指和中指二指指腹橫寬（又稱「二橫指」）為1.5寸。食指、中指和無名指三指指腹橫寬（又稱「三橫指」）為2寸。

體表標誌定位法

固定標誌：

常見判別穴位的標誌有眉毛、乳頭、指甲、趾甲、腳踝等。如神闕位於腹部臍中央，膻中位於兩乳頭中間。

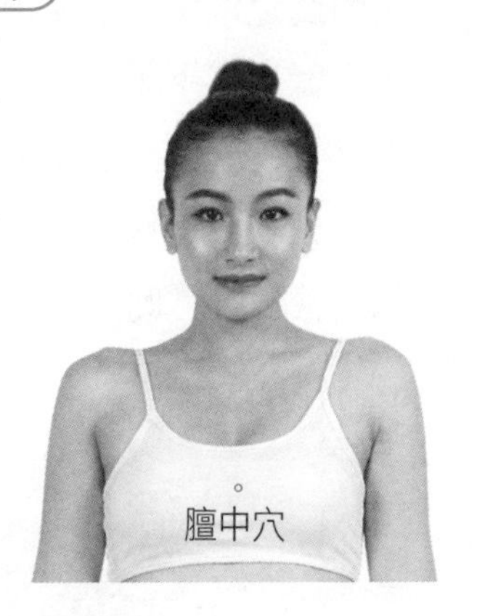

動作標誌：

需要做出相應的動作姿勢才能顯現的標誌，如張口取耳屏前凹陷處即為聽宮穴。

骨度分寸定位法

此法始見於《靈樞・骨度》篇。它將人體的各個部位分別規定其折算長度，作為量取腧穴的標準。如前後髮際間為12寸；兩乳頭間為8寸；胸骨體下緣至臍中為8寸；臍孔至恥骨聯合上緣為

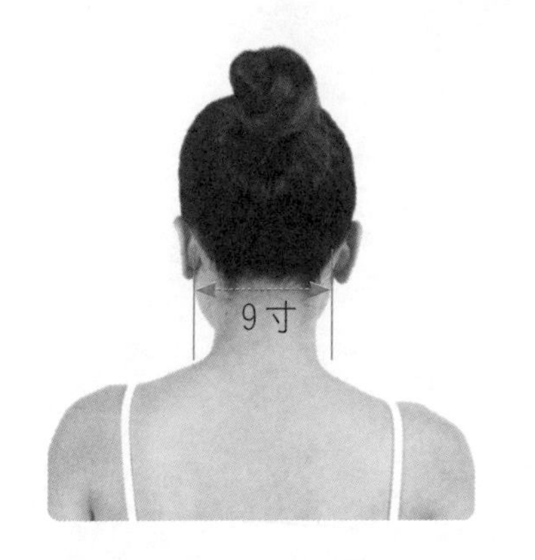

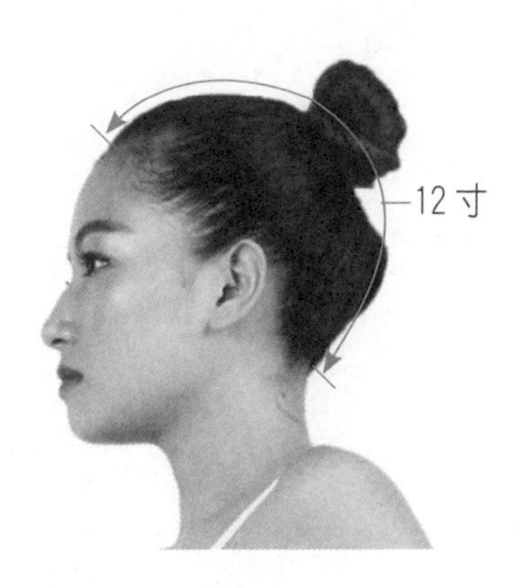

5 寸；肩胛骨內緣至背正中線為 3 寸；腋前（後）橫紋至肘橫紋為 9 寸；肘橫紋至腕橫紋為 12 寸；股骨大粗隆（大轉子）至膝中為 19 寸；膝中至外踝尖為 16 寸；脛骨內側髁下緣至內踝尖為 13 寸。

簡便定位法

簡便定位法是臨床中一種簡便易行的腧穴定位方法。如立正姿勢，手臂自然下垂，其中指端在下肢所觸及處為風市穴；兩手虎口自然平直交叉，一手指壓在另一手腕後高骨的上方，其食指盡端到達處取列缺穴；握拳屈指時中指尖處為勞宮穴；兩耳尖連線的中點處為百會穴等。此法是一種輔助取穴方法。

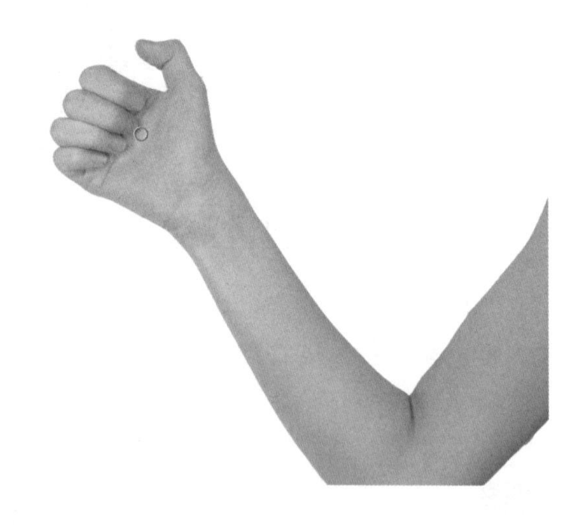

按摩常用手法

按摩手法有很多種，常用的按摩手法有摩法、擦法、搓法、捻法、掐法、拿法等。

對於初學者而言，一定要選對按摩手法，因為不同的按摩手法所產生的刺激作用、治療作用是不一樣的。

摩 法

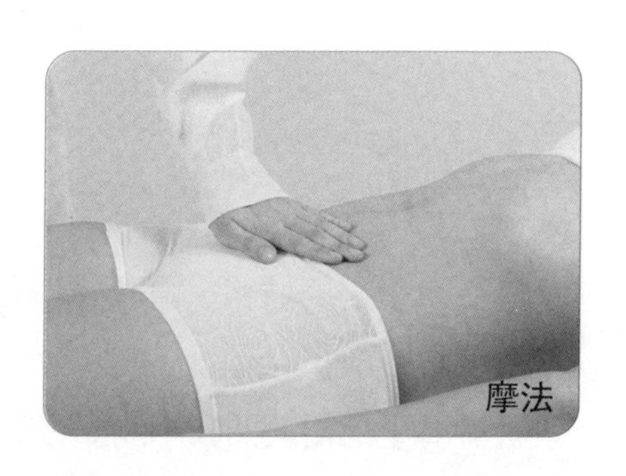
摩法

【作用】健脾和胃、理氣和中、調運氣血等。

【部位】此法輕軟柔和。掌摩法常用於上腹部穴位，指摩法用於眼睛周圍。

【操作】以掌面或指面附著於穴位表面，以腕關節連同前臂做順時針或逆時針環形有節律的摩動。

擦 法

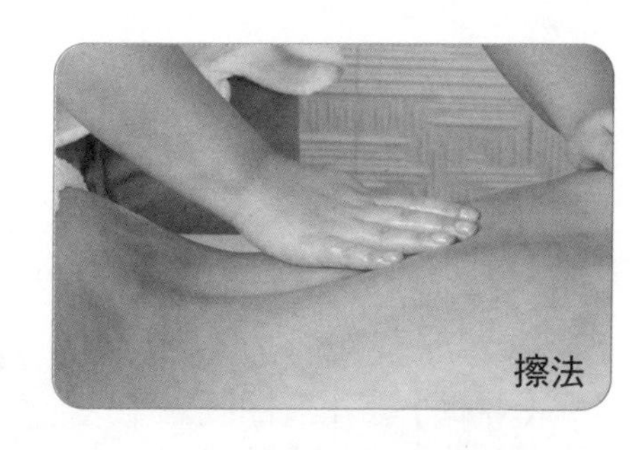
擦法

【作用】益氣養血、活血通絡、祛風除濕、溫經散寒等。

【部位】適用於上背部、腰骶部、上肢、胸脅部和少腹部等。

【操作】用掌面大、小魚際部或四指併攏，著力於一定部位上，沿直線做上下或來回擦動。

搓法

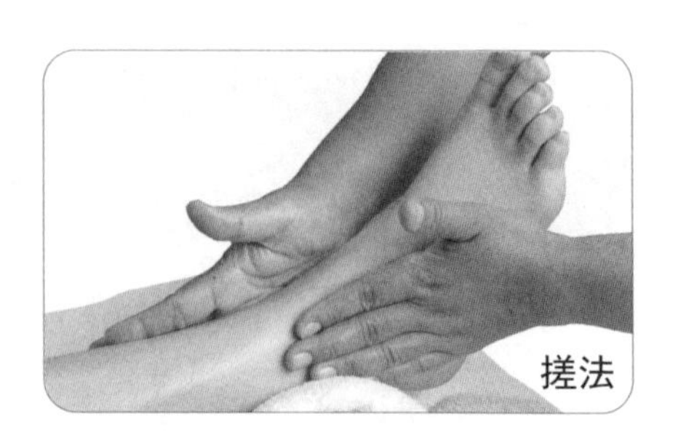
搓法

【作用】疏通經脈、調和氣血、通利關節、放鬆肌肉等。

【部位】適用於四肢及胸脅部、腰部。

【操作】四指併攏，雙手掌指夾住肢體，由上而下快速搓揉。

捻法

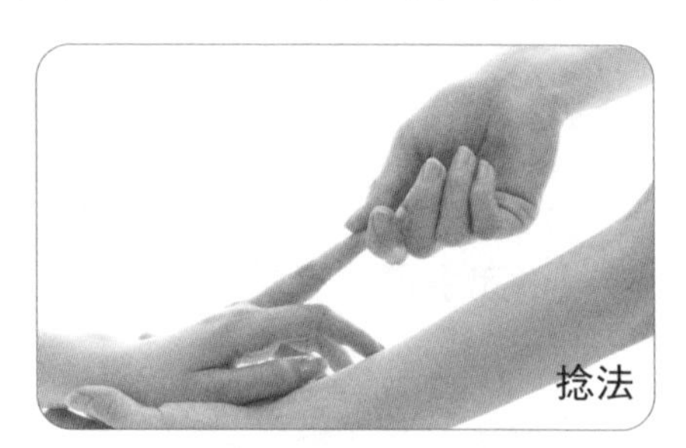
捻法

【作用】舒筋通絡、滑利關節、消腫止痛等。

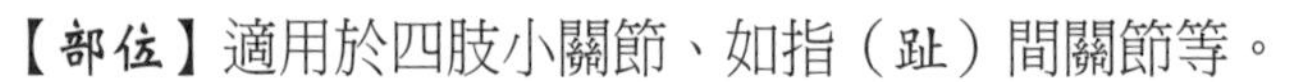

【部位】適用於四肢小關節、如指（趾）間關節等。

【操作】用拇指和食指羅紋面相對用力捏住肢體一定部位，如捻線狀，做快速的捻搓動作。

掐法

掃碼跟著學

【作用】疏通經脈、鎮靜、安神、開竅等。

【部位】常用於四肢末端穴位及顏面穴位等。

【操作】用拇指或食指指甲，在一定穴位上反覆掐按。

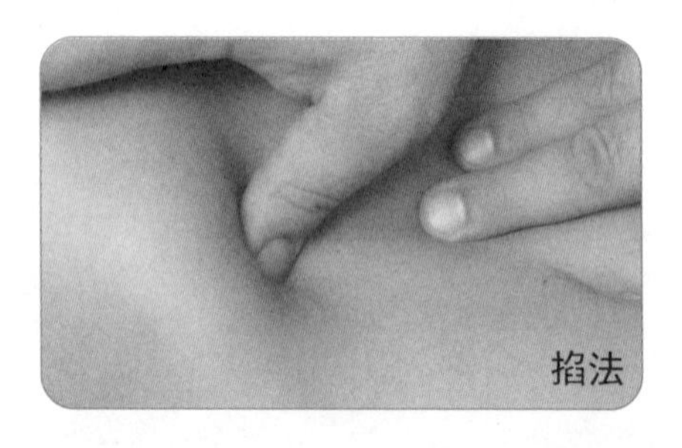
掐法

實際操作時往往同揉法配合運用，用於治療休克、驚風、抽筋、急性痛症等。

掃碼跟著學

拿法

【作用】疏通經絡、調和陰陽、祛風散寒、泄熱止痛等。

【部位】常用於四肢內、外側有穴位相對的部位上，如拿陰陵泉、陽陵泉等。

【操作】拇指和食、中指指端對拿於患部或穴位上（如對拿內關穴、外關穴），做對稱用力、一鬆一緊的拿按。實際操作時拿法和按法常常結合運用，如拿按風池、肩井、曲池等。

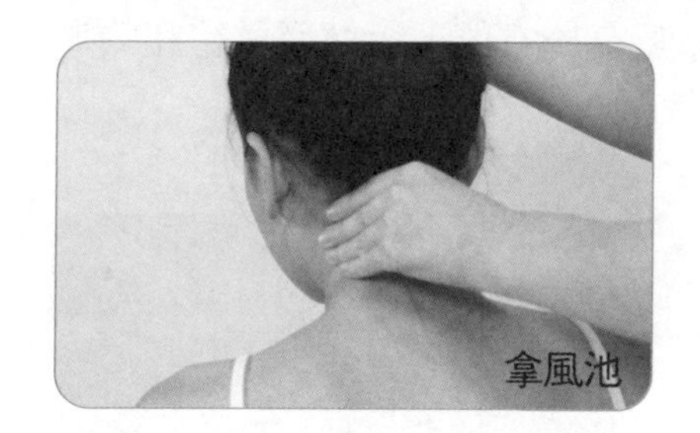
拿風池

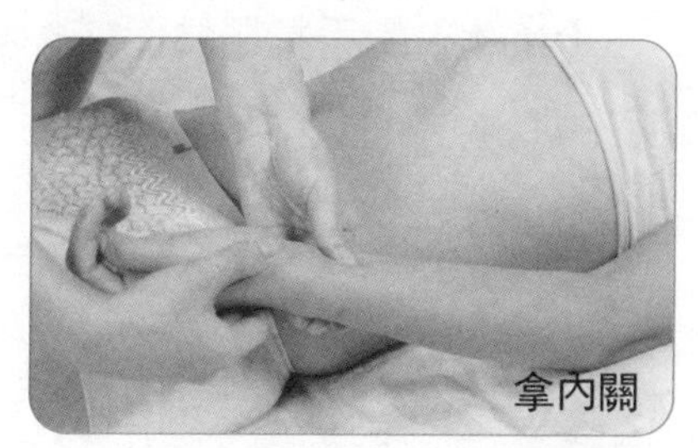
拿內關

掃碼跟著學

按法

【作用】通經活絡、開通閉塞、祛風止痛等。

【部位】這是一種誘導的手法，適用於全身各部位。

【操作】用拇指或中指紋螺面，或屈肘用肘關節，或用掌面按壓穴位，逐漸用力，按而留之，不可呆板。

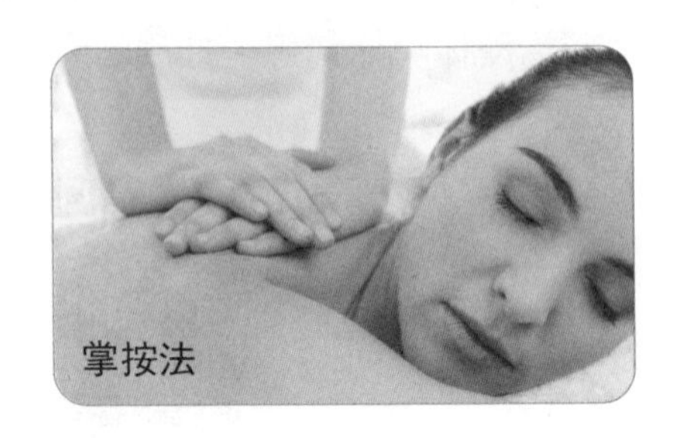
掌按法

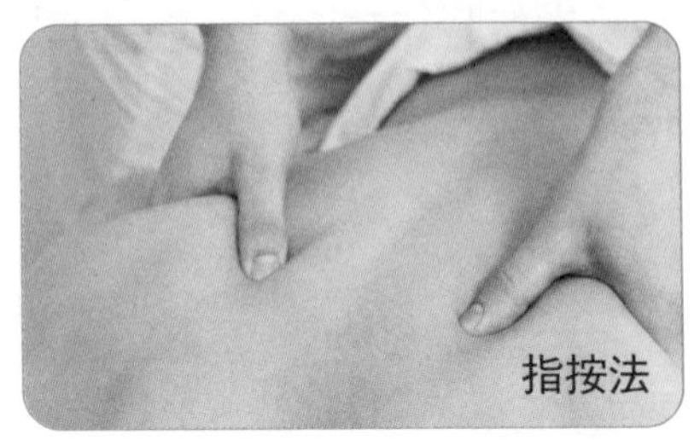
指按法

揉法

掃碼跟著學

【作用】養氣益血、活血化瘀、祛風除濕、溫經通絡等。

【部位】此法輕軟柔和。掌揉法常用於上腹部穴位，指揉法用於眼睛周圍。

【操作】用手指羅紋面或掌面吸定於穴位上，做輕柔緩和的迴旋揉動。

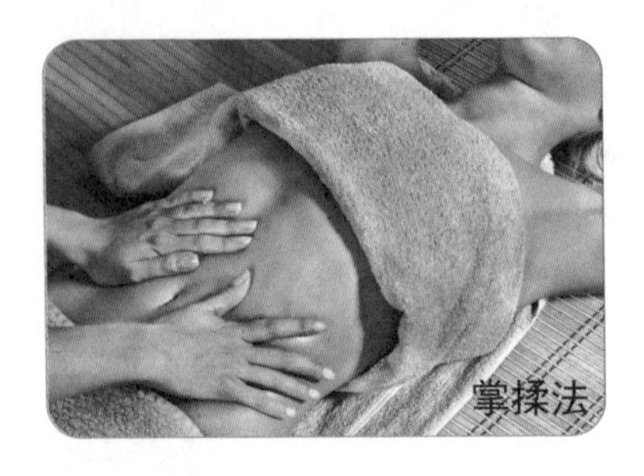
掌揉法

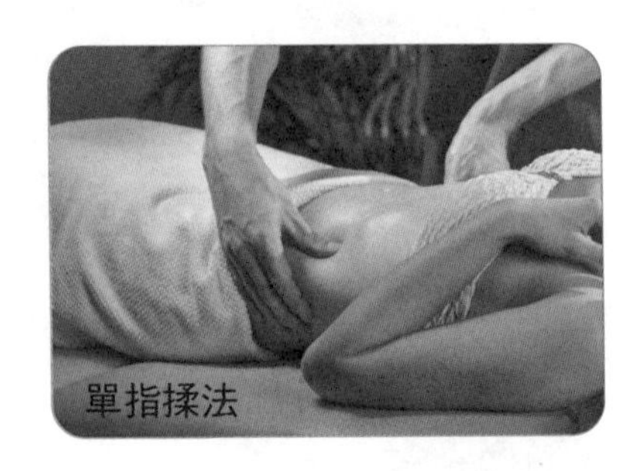
單指揉法

抹法

掃碼跟著學

【作用】開竅鎮靜、清醒頭目、行氣散血、擴張血管等。

【部位】拇指抹法多用於頭面部，雙手抹法多用於胸腹部，三

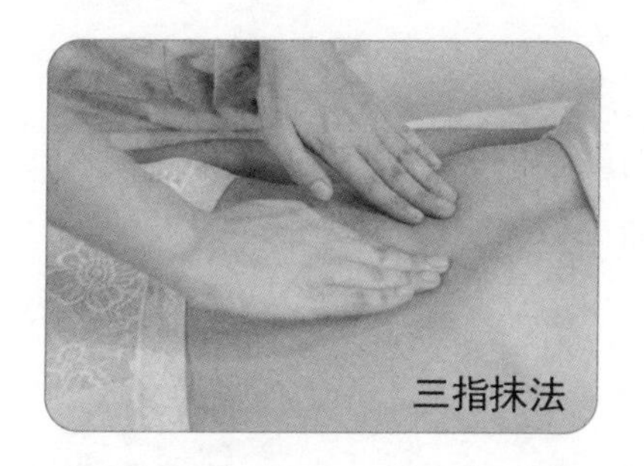
三指抹法

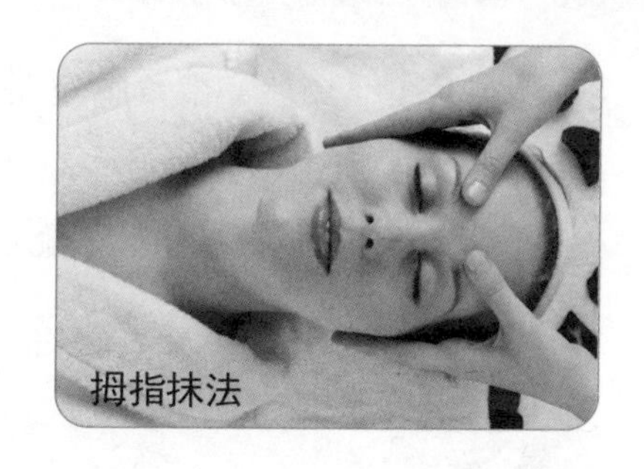
拇指抹法

指抹法多用於腰背部，常用於治療腰背酸痛等症。

【操作】用單手或雙手的指面、掌面緊貼於皮膚，做上下、左右單方向的直線或弧形曲線反覆移動，稱為抹法。臨床上根據治療部位不同，又分為拇指抹法、雙手抹法和三指抹法三種。

點法

掃碼跟著學

【作用】疏通經脈、祛散風寒、開導閉塞等。

【部位】常用於四肢穴位及背部、臀部等肌肉組織肥厚部位。

【操作】術者用拇指指端或中指近端關節屈曲突起部位著力於一定部位或穴位上，用力深壓揉動。

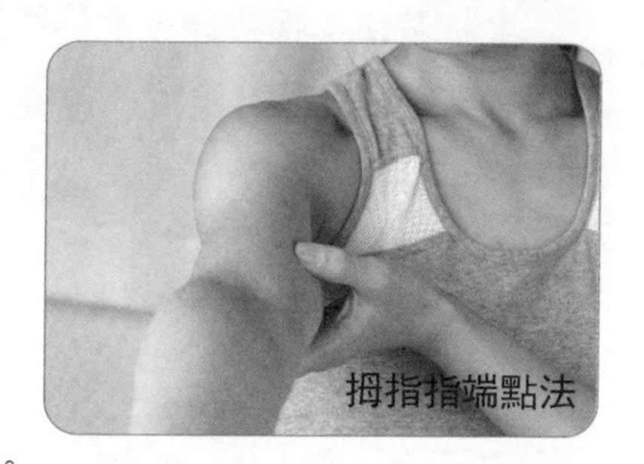
拇指指端點法

分法

【作用】疏經活絡、調和面部氣血、清腦明目等。

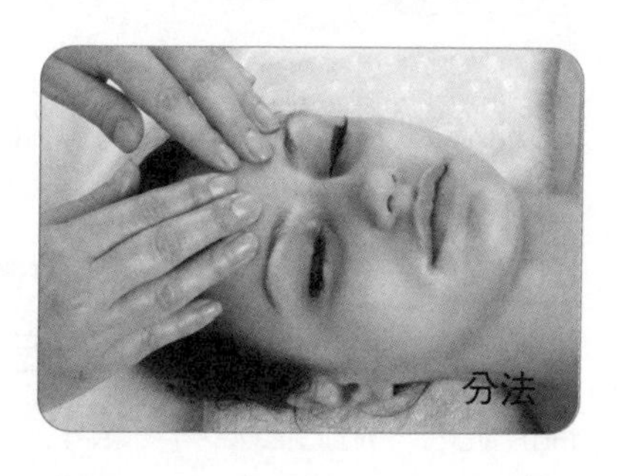
分法

【部位】常用於額部及胸腹部。

【操作】兩手四指併攏，以手指羅紋面貼於表皮，由一處向相反方向外分。操作時常與抹法配合運用。

擊法

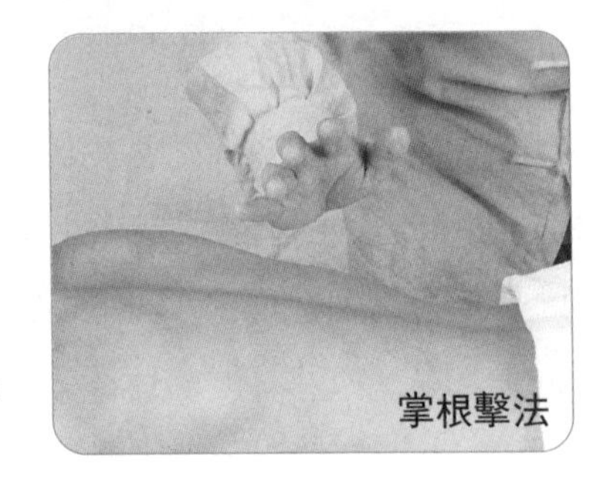
掌根擊法

【作用】疏經活絡、調和氣血、消除肌肉疲勞和緩解痙攣等。

【部位】常用於頭部、腰背臀部、胸部、四肢等。

【操作】用掌根、指尖或握拳叩擊體表。

拳擊法：術者手握空拳，腕關節伸直，肘關節做屈伸活動，用拳背擊打治療部位和穴位。

掌根擊法：腕背伸，手指微屈，掌指關節自然放鬆，用掌根部著力，有節律地擊打治療部位或穴位。

指尖擊法：術者五指自然分開、屈曲，以指端為著力點，擊打治療部位。

掃碼跟著學

推法

【作用】舒經活絡、調和面部氣血，能使面部氣血旺盛、皮膚滋潤、皺紋減少等。

【部位】適用於頭面部及肢體其他部位。

【操作】四指併攏，或手握拳緊貼於皮膚之上，向上或向兩邊推擠肌肉。用力必須均勻適中，做直線或沿肌肉機構走向推之。

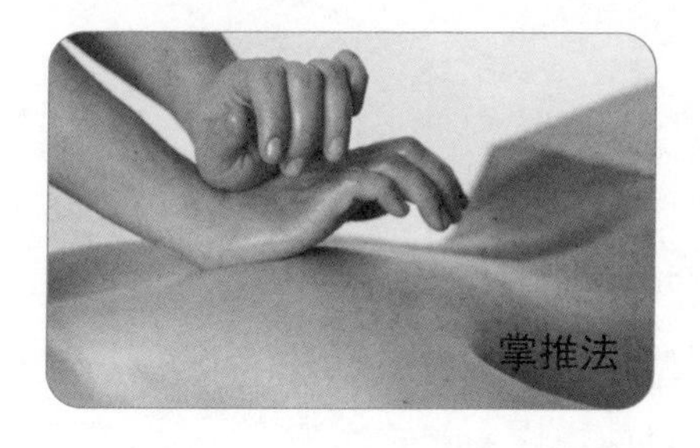
掌推法

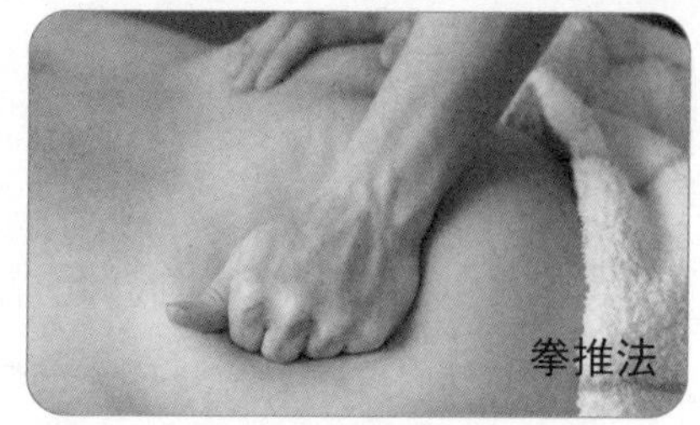
拳推法

拍法

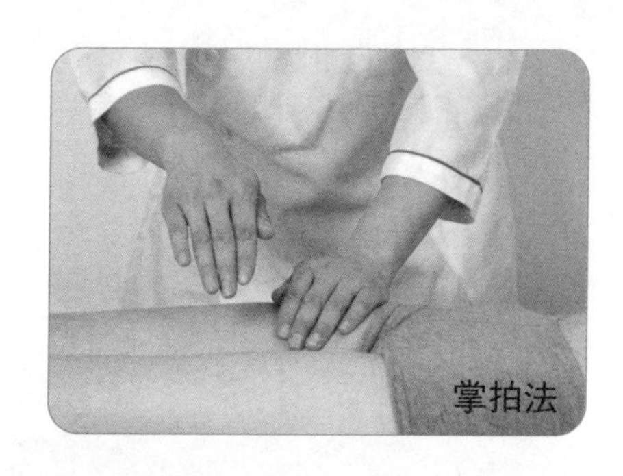
掌拍法

【作用】舒鬆筋脈、滑利關節、活血祛瘀、緩痙止痛。

【部位】本法主要適用於胸部、背部、臀部、四肢關節部。指拍法主要適用於背部、胸部及四肢；指背拍法主要適用於胸部、背部、四肢關節及肢體等部位；掌拍法主要適用於肌肉豐滿的腰背部、臀部及大腿部。

【操作】用手指腹面或手掌腹面著力，五指併攏，用虛掌平拍一定部位或穴位。根據不同部位和病情的需要，拍法常分為指拍法、指背拍法和掌拍法 3 種。

指拍法：術者五指張開或併攏，指間和掌指關節微屈，用指面拍打治療部位。

指背拍法：術者五指微分開或併攏，指間及掌指關節微屈，指背著力，拍打一定的治療部位。

掌拍法：五指併攏，拇指伸直，其餘四指的掌指關節屈曲約 30 ～ 45°，使掌心形成一個空凹即空心拳，以此拍打身體的一定部位。

捶法

【作用】疏經活絡，強筋健骨放鬆肌肉，清除疲勞等。

【部位】本法適用於全身各部位。常與拍法、擊法、叩擊法結合，治療多種病症，如頸椎病、腰椎部疾病、關節痛等。

【操作】握拳，拇指自然伸直，蓋住拳眼。以掌根、四指的第二節背面、大小魚際及拇指橈側形成的拳面捶打前胸、肩臂和四肢，或用拳背面、拳眼部位，捶打腰背部。

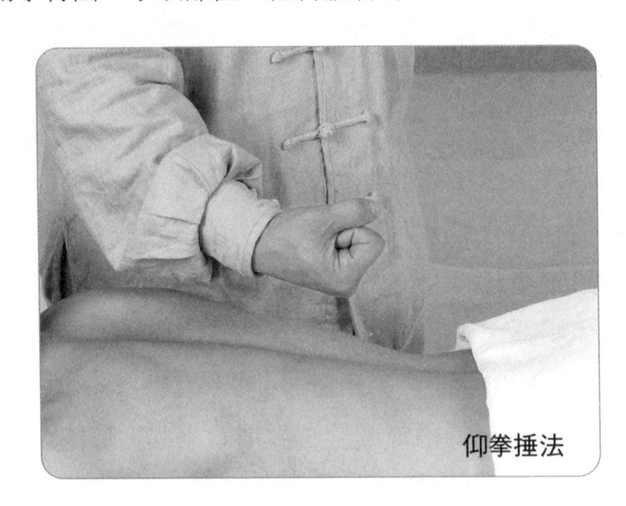
仰拳捶法

叩法

【作用】疏通經脈，通絡止痛滑利關節開竅醒腦，振奮精神，消除疲勞等。

【部位】適應於全身各部位，常用於頭部肩部、背部胸部及四肢。中指叩法主要適用於巔頂及淺表關節，常與拿法掃散法一指禪推法配合治療頭暈頭痛耳鳴等，與點法、運動關節類手法配合治療各種關節疼痛。五指叩法主要適用於前額、顱頂、淺表關節部位，常用於治療頭痛、頭暈、感冒等疾病。拳叩法主要適用於肌肉豐滿的腰背部及四肢部，配合滾、按、拿等手法治療中風、偏癱、肌肉萎縮、四肢痹痛麻木等症。

【**操作**】用指端著力或五指併攏屈曲成握空拳狀，或以小指尺側部分著力，在一定部位或穴位上，進行叩擊動作。根據施術時力點不同，即法分為中指叩法、五指叩法、拳叩法3種。

中指叩法：術者中指微屈，其餘四指半屈成虛拳，以腕發力，使中指指尖著力，叩點治療部位或穴位。

五指叩法：用五指指端合攏平齊，以此為著力點，叩點治療部位或穴位，其形狀猶如雞啄米，又稱啄法。

拳叩法：術者五指併攏，握成空心拳，以小魚際部分著力，叩擊一定治療部位。

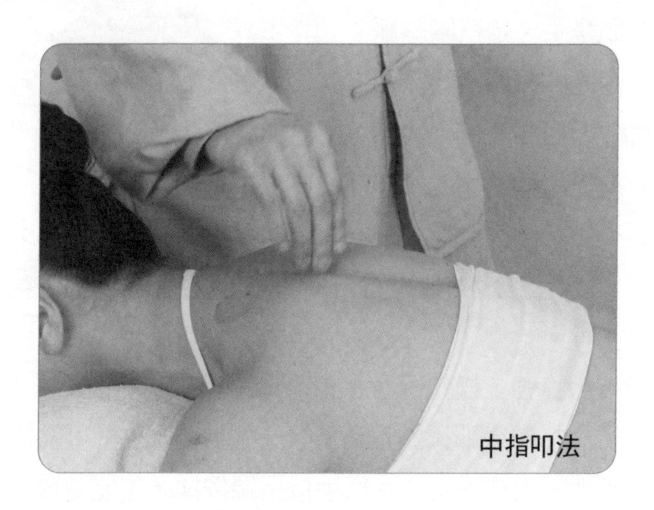
中指叩法

按摩有技巧，輕鬆消消痛

體穴按摩是全身性的，所涉及範圍廣，穴位多，部位面積大，手法技巧性強，要想取得滿意療效，除了辯證、辨病確切，取穴準確，手法選用得當之外，還要掌握按摩技巧。

為了讓學習者更好地掌握手法技巧，現按頭面部、胸腹部、腰背部、四肢等四個部位作做分別敘述。

頭面部按摩技巧

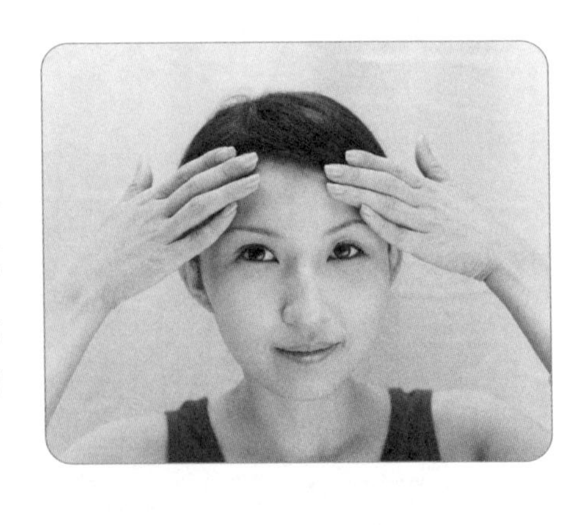

由於頭是手、足三陽經脈交接會合之處，頭屬陽，故為諸陽之會。頭面部穴位絕大部分是淺表的，所以選用的手法多數是輕柔緩和、刺激量小的手法，如推法、揉法、按法、分法、抹法等。

按摩技巧性強，操作時必須沿著顏面部經脈、肌肉、血管等走行方向進行，按摩後即感頭目清醒，形體輕鬆舒適。但對項後穴的按摩，如風池、天柱等穴，宜用手指指端按揉，才能滲透有效。

胸腹部按摩技巧

胸腹屬陰，是十二經脈中手、足三陰經脈交接會合處，是人體主要臟腑器官所在處。分佈在胸腹部諸多穴位，大多數都能主治胸腹部臟腑病症，但需選擇相宜的按摩手法及技巧，方能取得滿意療效。常用由一指禪推法、按法、揉法、振法、擦法等組成的複合手法，其產生的功力能由表入裏，由淺入深，使組織深層產生溫熱的舒適感。

如按揉膻中穴時綜合運用以上手法使按摩刺激有效地滲透到組織深層，即感胸寬氣順，胸間憋氣消失。再如用指振法，以指端有力的按摩，刺激波擊中腹中臟腑組織深層，脘腹脹痛遂減，腸蠕動增強，肛門排氣，腹脹痛解除。

摩擦胸脅腹部時，一手五指自然併攏，指掌關節微屈，以掌指腹面著力於一定部位，沿肋間隙來回拉鋸式地摩擦胸脅部，或擦小腹部，使治療部位產生溫熱感，達到疏通經脈、祛風散寒之功效。

背腰部按摩技巧

背腰部屬陽，是人體十二經脈中手、足三陽經脈及督脈循行之處，分佈著許多臟腑的主要腧穴，均為主治本臟、本腑病症的要穴。背腰部平坦，面積寬廣，組織結構豐滿，受力強，接受刺激量大，故按摩穴位時要選用相對較重的手法，如以滾法、按法、按揉法、點壓法為主，以推法、擦法、拍法、叩擊法為輔。

施用按壓法要做到深透有力，自上而下地沿著每個椎體的棘突做向下的移動性按壓，且要帶有頓挫性的技巧，隨後使用拍、擊、叩的複合手法，路線走向從大椎穴到長強穴，往返 3 ～ 5 遍。操作組合手法要有節律性，並發出帶有彈性的叩拍聲。術畢背腰部位感骨節滑利，輕鬆舒適。

四肢按摩技巧

四肢是人體的游離部分，是十二經脈的重要循行路徑，其指（趾）端又是手足三陰、三陽經脈交接會合處。掌握四肢按摩技巧，對疏通經脈、調和氣血、滑利關節、治療四肢疾病、增強關節功能是十分重要的。因此，在按摩中應針對四肢結構的特點，合理選用手法，掌握各種手法的操作要領，這直接影響到療效的優劣。

如施行拿法時要掌握先捏後拿，拿捏並用，拿中帶捻，動作靈活，施力輕柔緩和，不可呆板，不可生硬粗暴或用蠻勁；搖肩、肘、腕關節時搖動幅度要由小到大，搖動的速度要由慢到快；施用抖法時應用雙手握住肢體遠端微用力牽引對拉，隨之用力上送，做連續波浪式的小幅度、快速抖動半分鐘左右，使肢體有鬆動感，有滑利關節、疏通經脈、理筋整復之功效。

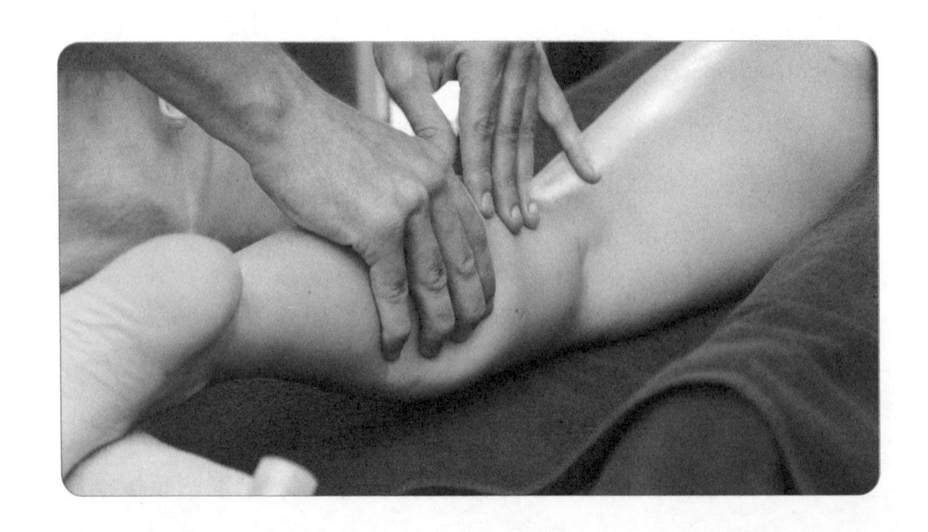

按摩的注意事項

按摩的適應證和禁忌證

按摩治療的範圍很廣，無論是骨傷科、內科、婦科、兒科、五官科還是保健美容方面都適用，尤其是對於慢性病、功能性疾病療效較好。但是它也不能包治百病，有些疾病並不適合施用按摩來進行治療。

透過長期臨床實踐得出按摩有以下適應證和禁忌證。

按摩適應證

●傷外科：

肩周炎、腕關節扭傷、腱鞘炎、落枕、頸椎病、急性腰扭傷、慢性腰肌勞損、腰椎間盤突出症、膝關節炎、踝關節扭傷、跟痛症等。

●內科：

不寐、中風後遺症、胃痛、泄瀉、便秘、脅痛、頭痛、口眼喎斜、近視、焦慮症、憂鬱症等。

●婦科：

月經不調、痛經、帶下病、產後缺乳、乳腺炎、乳腺增生等。

●兒科：

感冒、發熱、咳嗽、厭食、腹瀉、便秘、遺尿、夜啼等。

另外，還有其他方面的疾病也適合用按摩方法進行治療，如男科疾病等。

按摩禁忌證

（1）腦部出現腦栓塞和處於急性發作期的腦出血患者，以及各種惡性腫瘤患者。

（2）皮膚破潰或者患有妨礙按摩施術的皮膚病，都要禁用或者慎用按摩。

（3）傷寒、梅毒、淋病、腦膜炎、痢疾以及其他急性傳染病的患者，不宜按摩。

（4）皮膚常有瘀斑的血小板減少性紫癜或過敏性紫癜患者、血友病患者禁用按摩。有骨折、骨關節錯位、皮膚傷口出血者禁用按摩。

（5）患有診斷不明的急性頸部脊椎損傷伴有脊髓不良症狀的患者應該禁用按摩。

（6）嚴重的心臟病、腎臟病、肝臟病慎用按摩治療。

（7）對於癌症、惡性貧血、久病體弱而又極度消瘦的患者要禁用按摩。

（8）帶有開放性損傷，施用血管、神經吻合術的患者，禁用按摩。

（9）處於特殊生理期（如月經期和懷孕期）的婦女，均不宜按摩。

（10）年老體弱、久病氣虛等體質虛弱者，應慎用或禁用按摩。

（11）各種中毒，如食物中毒、藥物中毒、煤氣中毒、毒蛇咬傷、狂犬咬傷等禁用按摩。

（12）嚴重器官功能衰竭，如腎衰竭、心力衰竭和肝壞死等患者，禁用按摩。

按摩時及按摩前後的注意事項

按摩療法雖然比較安全、可靠，但進行治療時還應注意以下幾個問題，以免出現不良反應。

1. 按摩前，操作者一定要修剪指甲，不戴戒指、手鏈、手錶等硬物，以免劃破受術者皮膚，並注意推拿前後的個人衛生。

2. 按摩前，操作者要全面瞭解受術者的病情，排除推拿禁忌證。

3. 按摩前，受術者要排空大小便，穿上比較舒適的衣服，需要時可裸露部分皮膚，以利於推拿。

4. 按摩時，操作者要隨時調整姿勢，使自己處在合適的體位，從而有利於發力和持久操作。同時也要儘量讓受術者處於舒適放鬆的體位，以利於推拿治療的順利進行。

5. 按摩時，操作者要保持身心平靜、注意力集中，在輕鬆的狀態下進行推拿，也可以同時播放輕柔、舒緩的樂曲。

6. 按摩時，用力不要太大，並注意觀察受術者的全身反應，一旦出現頭暈、心慌、胸悶、四肢出冷汗、脈細數等現象，應立即停止推拿，採取休息、飲水等對症措施。

7. 急性軟組織損傷，局部疼痛腫脹、瘀血較嚴重者，宜選擇遠端穴位進行操作，當病情緩解後，再進行局部操作。手法宜輕柔，操作時間要短。

8. 為了避免推拿時過度刺激操作部位的皮膚，可以選用一些皮膚潤滑劑，如爽身粉、推拿按摩膏、凡士林油等先塗在施術部位的皮膚上，再進行推拿。

9. 按摩後，受術者如感覺疲勞，可以休息片刻，然後再做其他活動。

10. 按摩的一個療程以 10 ～ 15 次為宜，療程之間宜休息 2 ～ 3 日。

全身體穴保健按摩順序

實踐證明，堅持保健按摩，能祛病延年，強身健體。

本操作是把前面頭面部、背腰部和胸腹部常規按摩順序結合在一起，再配以四肢一些穴位的保健手法組合而成。每日早、晚各做1遍為宜，每遍30分鐘左右。

具體每個穴位的按摩次數，可根據個人需求而定，本文次數僅作參考。取坐勢或站勢，具體如下。

1. 深呼吸10次，使周身氣血通暢；
2. 揉雙睛明各36次；
3. 摩雙眼眶16次；
4. 揉按印堂36次；
5. 揉按雙太陽各36次；
6. 分推前額21次；
7. 揉按並上推迎香共36次；
8. 上推耳旁並按揉聽宮共36次；
9. 上推雙面頰各21次；
10. 揉百會、防老，左右手各66次；
11. 按揉雙風池、健腦各36次；
12. 擦大椎、頸項，左右手各36次；
13. 按揉雙肺俞、脾俞、腎俞各36次；
14. 揉按加搓擦腰骶各36次，並配合腰背活動；
15. 掌揉膻中，左右各36次；

16. 雙手重疊摩中脘、氣海，順、逆時針各 66 次；

17. 擦上胸，左右各 36 次；

18. 擦章門、期門，左右各 36 次；

19. 擦少腹，左右各 36 次；

20. 捏拿雙肩井各 36 次；

21. 拿揉雙肩各 36 次；

22. 揉按曲池、手三里，左右各 36 次；

23. 拿雙內關、外關、合谷各 36 次；

24. 擦上肢內外側 16 ～ 21 次；

25. 捻抹各手指各 2 ～ 3 遍；

26. 點按或捶擊雙風市各 66 次；

27. 揉按雙血海各 36 次；

28. 拿雙陰、陽陵泉各 36 次；

29. 捶擊雙足三里各 36 次；

30. 揉按雙三陰交各 36 次；

31. 拳擊下肢各 6 ～ 12 遍，兩手掌拍打或握空拳捶擊：

①從小腹沿大腿前側至足背；

②從小腹沿下肢內側至內踝；

③從小腹至環跳沿下肢外側至足外踝；

④從腰沿臀，大腿後側至足跟（在委中穴多拍幾下）；

32. 搓下肢，每側 8 ～ 16 遍；

33. 先拍打再捏揉雙膝，各 66 次；

34. 搓擦頸項，並配合頸項活動 36 次；

35. 上推面頰及擦後項各 14 次；

36. 全身放鬆，雙手重疊（男左手在內，女右手在內），捂於丹田 3 ～ 5 分鐘，此時雙目微閉，意守丹田。

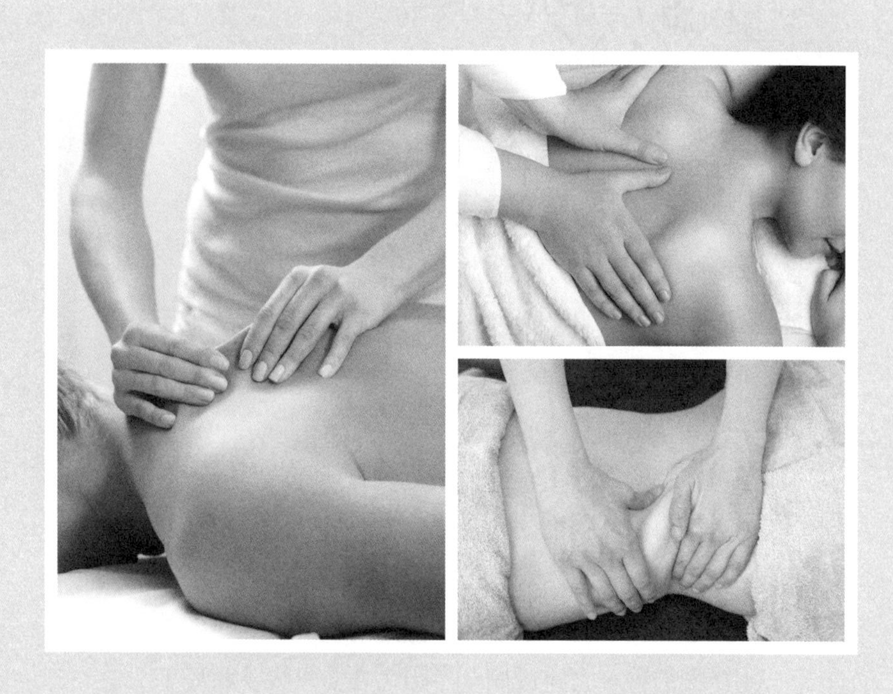

第二章

體穴按摩常用的主要穴位

對於穴位按摩而言，穴位就相當於治病的藥物，在運用前，我們需要瞭解其藥性、功效及主治等方面的資訊，以便更好且合理地選取穴位，從而對症治療。正確選用穴位進行按摩，就能獲得事半功倍的治病效果。

體穴按摩常用要穴

太陽穴

喜怒哀樂本是人的基本情緒，每一個人都經歷過傷心、焦慮、沮喪和抑鬱等消極情緒。這些消極情緒往往可以隨著時間的流逝而得到自我治癒，而按壓太陽穴則可以加快恢復正常情緒的速度。

當人們患感冒或頭痛的時候，用手摸這個地方，會明顯的感覺到血管的跳動。這就說明在這個穴位周邊，有靜脈血管通過。因此，用手指按壓這個穴位，會對腦部血液循環產生影響。

對於頭痛、頭暈、用腦過度造成的神經性疲勞、三叉神經痛，按壓太陽穴都能使症狀有所緩解。

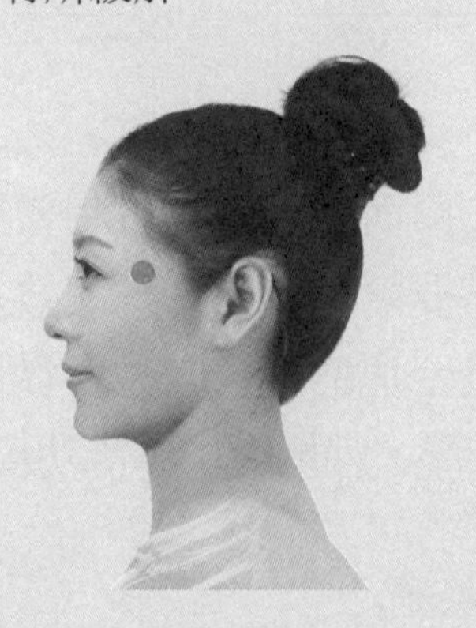

穴位定位	位於顳部，當眉梢與目外眥之間，向後約一橫指的凹陷處。
功效主治	清肝明目，通絡止痛。主治偏頭痛、眼睛疲勞、牙痛。

四白穴

四白穴其實對我們而言並不陌生，我們從小學開始每天都在接觸它，眼保健操的第三節就是「按揉四白穴」，可保持眼睛的水潤、清涼，讓雙眸明亮動人，電力十足，可見四白穴對養護眼睛的重要性。

此外，四白穴還是人體面部美白的特效穴位，俗稱為「美白穴」，是胃經重要穴位之一。按摩四白穴能對眼部起到很好的保健作用。按揉四白穴，可加速血液循環，保證面部氣血充盈，面部皮膚自然就顯得光彩照人，延緩皺紋之類的皮膚衰老問題。長期堅持點壓、按揉四白穴，可改善面部毛孔粗大及色斑等問題，還能促進臉部血液循環，使皮膚變得紅潤有光澤。

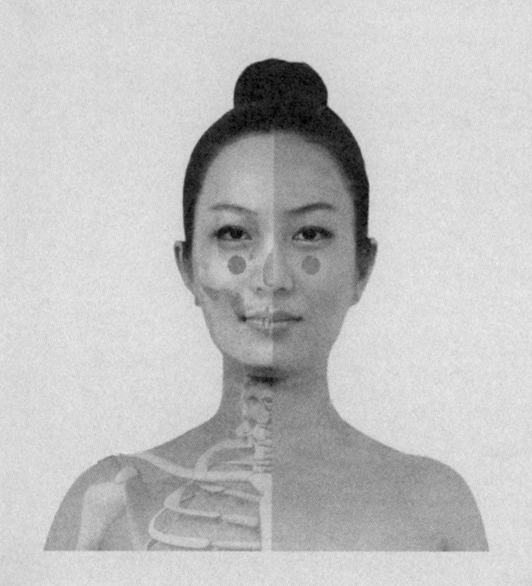

穴位定位	位於面部，瞳孔直下，當眶下孔凹陷處。
功效主治	祛風明目，通經活絡。主治眼部疾患。

睛明穴

睛明穴位於內眼角靠鼻子側方凹進去的地方，相信 80 後和 90 後對它相當熟悉，因為眼保健操裏就有一節「擠按睛明穴」。按摩睛明穴可以緩解眼睛疲勞。

本穴是足太陽膀胱經之起始穴，手足太陽、足陽明、陰蹻、陽蹻五脈之會。《醫宗金鑒》曰：「主治目痛，視不明，迎風流淚，胬肉攀睛，白翳眥癢，雀目諸疾。」《針灸大成》曰：「主小兒疳眼，大人氣眼冷淚。」睛明穴具有散風清熱、調肝養血明目之功，是治療眼病的局部穴位中的主穴，其功效非常突出，為古今針灸學家所公認。長時間伏案工作會感覺眼睛澀痛，按摩該穴能改善眼部血液循環，消除眼睛乾澀、視力模糊等病症，緩解視疲勞，還可以使雙眸明亮有神。

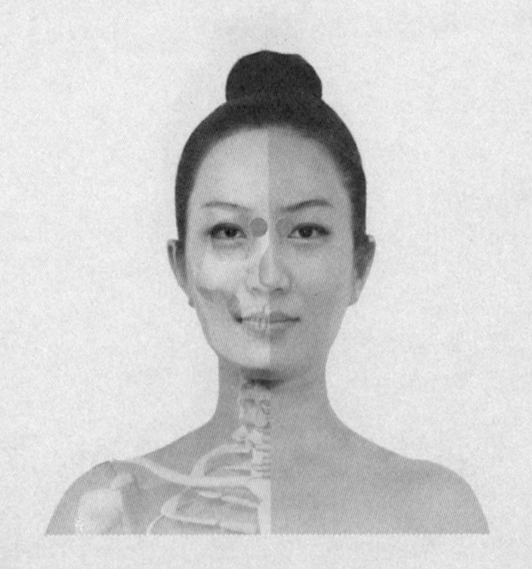

穴位定位	位於目內眥鼻側方凹陷處。
功效主治	長期按摩睛明穴，能夠防治眼部疾患，包括目赤腫痛、目眩、近視等目疾。還可治療急性腰扭傷，心動過速。

迎香穴

很多感冒患者經常因流涕使嗅覺失靈，頭部沉脹，鼻涕也會增多，鼻涕倒流至咽喉，甚至還會出現痰多的現象。此時經常按摩迎香穴，能明顯改善鼻塞症狀，開通鼻竅。

迎香穴為大腸經重要穴位之一，位於鼻旁，脈氣直通鼻竅，故通經活絡、通利鼻竅作用甚強，是治療各種鼻部疾患的要穴。

按摩此穴還能疏散面齒風邪，是治療各種顏面疾患的要穴，也能延緩法令紋的生長。

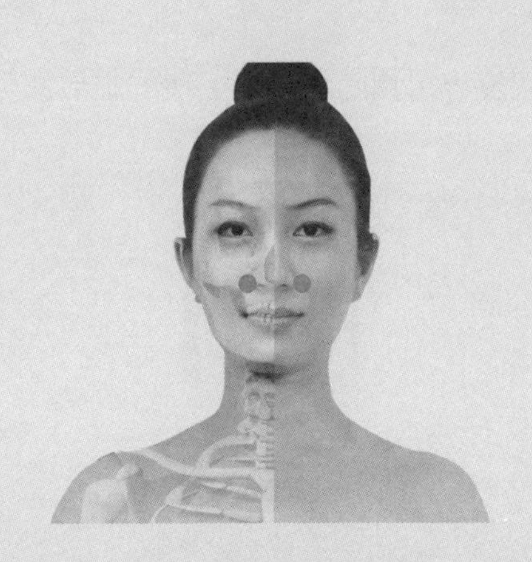

穴位定位	位於鼻翼外緣 5 分旁，當鼻唇溝中。
功效主治	祛風通竅，理氣止痛。主治鼻塞、不聞香臭、鼻出血、鼻炎、口眼喎斜、面癢、面浮腫、鼻息肉等病症。

承泣穴

脾胃與眼睛在經絡上有著或多或少的關聯。目為肝之竅，肝受血而能視，而肝血稟受於脾胃。脾胃所化生的氣血，散精於肝，由經脈上榮於目，眼睛因為得到這些養分而變得晶瑩。由此可見，我們的眼睛之所以能視物，除了與肝有關外，還與脾胃有關。

無論是由於脾胃失調所致的眼病，還是其他原因引起的眼病，或是日常對眼的頤養，咱們都能夠施用按摩承泣穴來解決。

中醫裏講「穴位所在，主治所及」，所以，經常按摩承泣穴，會使眼部氣血旺盛，眼睛得到足夠的血液滋養。而目得血能視，它有了血才能看東西。

經常揉這個穴位，可預防近視眼，緩解眼部疲勞。

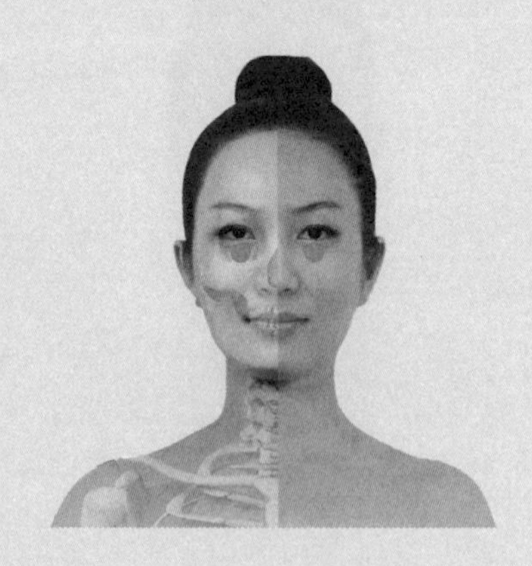

穴位定位	位於面部，瞳孔直下，當眼球與眶下緣之間。
功效主治	散風清熱，明目止淚。主治眼部疾病。

攢竹穴

打嗝雖說不是什麼大病，但是如果在一些特別的場合頻頻打嗝，會尷尬不已，喝水、憋氣好像都沒什麼效果。

足太陽膀胱經貫穿人體軀幹背側，夾行於脊柱兩側，所以，呃逆發作時可以選膀胱經的穴位治療，對我們身體上焦、中焦、下焦的氣機都能有很好的調節作用。

攢竹就是一個膀胱經上止呃逆的有效穴位。攢竹的位置在眉毛內側邊緣的凹陷處，這裏正是膀胱經的起始部位，因此有通調膀胱經氣的作用。這個穴位是一個治療打嗝的特效穴，同時還有治療眼部疾病的作用。

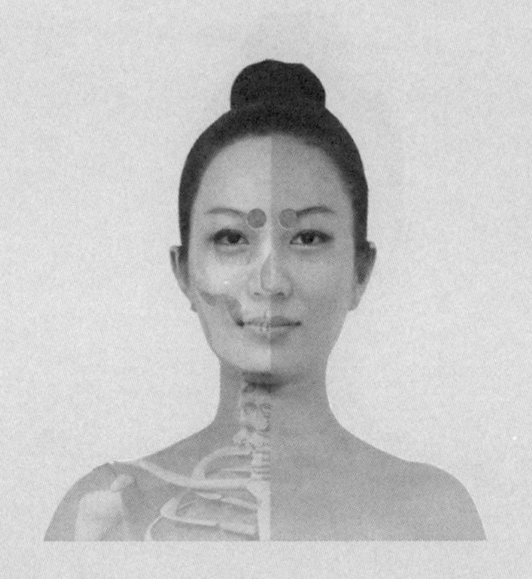

穴位定位	位於面部，眉頭凹陷中，眶上切跡處。
功效主治	清熱明目，祛風通絡。主治頭痛、眼疾、呃逆。

地倉穴

家長最苦惱的是自己的孩子為什麼口水像小溪似的，整天流個不停。其實小孩子流口水很正常，這多是因為孩子的脾胃功能很虛弱，而脾主肌肉，開竅於口，脾虛則肌肉彈力不足，變得鬆弛，因此就會愛流口水。

地倉穴位於面部，經常按摩這個穴位，可以有效治療流口水的現象。如果您的孩子比較愛流口水，您可以多給孩子按按地倉穴，可以有效改善此現象。

按摩地倉穴還具有散風止痛的功效，可以得到舒筋活絡的作用，小小地倉穴大功效。

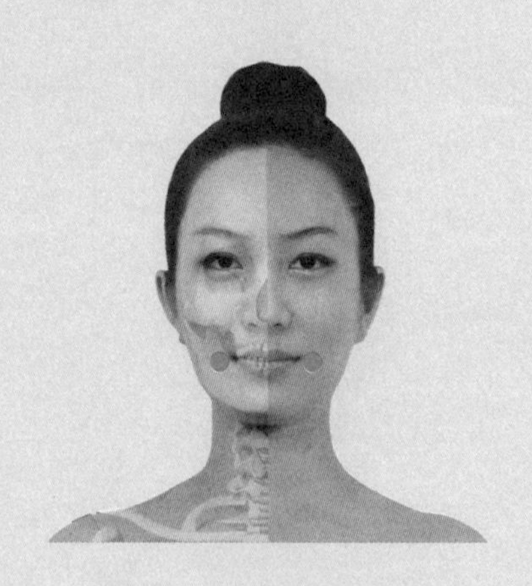

穴位定位	位於面部，口角外側，上直對瞳孔。
功效主治	健脾益氣。主治流涎、面神經麻痺等病症。

頰車穴

中醫學認為，牙痛是由於外感風邪、胃火熾盛、腎虛火旺、蟲蝕牙齒等原因所致。對相關穴位進行按摩，能疏經活絡、行氣活血，可有效止牙痛。頰車穴為胃經重要穴位之一，常用於治療胃火引起的各種病症。

胃火所引起的牙痛多為下牙痛，指壓頰車穴對於速止下牙痛非常有效。此外，頰車穴為女性美容保健常用穴，經常按摩此穴還有消除臉部水腫的作用，以達到瘦臉的功效。

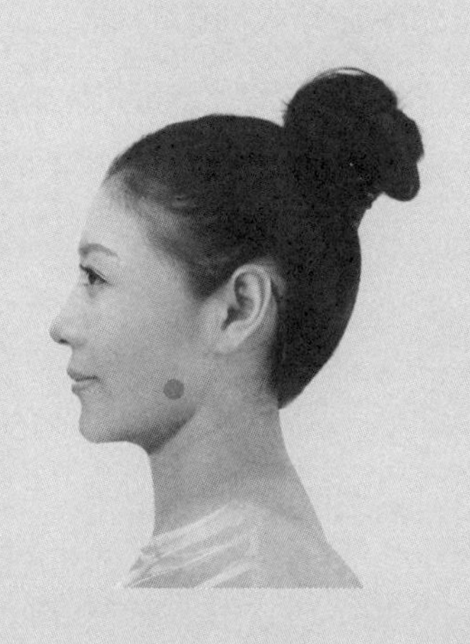

穴位定位	位於下頷角前上方約一橫指（中指），當咀嚼時咬肌隆起，按之凹陷處。
功效主治	祛風清熱，開關通絡。主治腮腺炎、下頷關節炎、咀嚼肌痙攣。

人中穴

人中屬督脈穴，督脈入屬於腦，出巔頂交會於肝經，且督脈為「陽脈之海」，因此，按摩人中穴能起到開竅醒神、回陽救降的作用。急救時按摩人中穴能夠改善血壓、興奮呼吸、增強心肌的能量供應，有利於阻斷驚厥的發生及發展，加快蘇醒。

按摩人中具有升高血壓的作用。血壓是主要生命指徵之一，任何原因造成的血壓過低都會危及生命。在危急情況下，升高血壓可以保證各臟器的血液供應，維持生命活動。

按摩人中還對另一主要生命指徵——呼吸活動也有影響，適當的節律性按摩有利於節律性呼吸活動的進行。

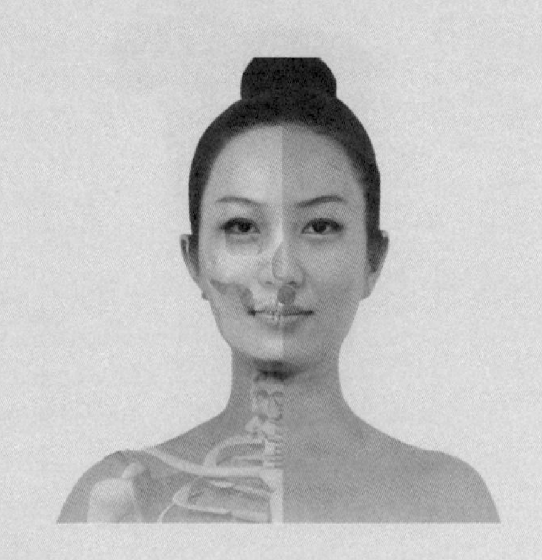

穴位定位	位於上嘴唇溝的上 1/3 與下 2/3 交界處。
功效主治	清肝明目，通絡止痛。主治癲癇、中風昏迷、腰背強痛。

印堂穴

因感冒或過敏引起的鼻塞，會造成鼻腔腫脹產生黏液，導致呼吸困難。鼻塞不僅僅讓人心煩，而且使人元氣大傷。

幸運的是，有許多可以在你免不了患上感冒或過敏時疏通鼻塞讓你感到更舒適的方法。

印堂穴是經外奇穴之一，位於人體的面部，兩眉頭連線中點。中醫學認為，此穴的主要功用是清利頭目、通鼻開竅。

經常按摩印堂穴可增強鼻黏膜上皮細胞的增生能力，並能推拿嗅覺細胞，促進黏液分泌，保持鼻腔濕潤，使嗅覺靈敏。還能預防感冒和呼吸道疾病。

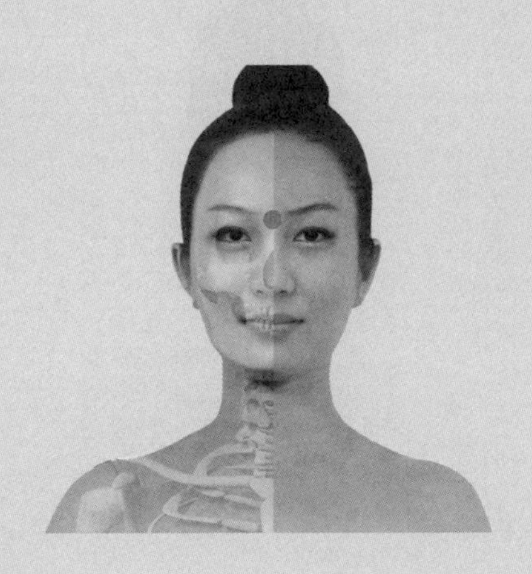

穴位定位	位於額部，兩眉頭之中間。
功效主治	清頭明目，通鼻開竅。主治頭痛、頭暈、三叉神經痛、失眠。

大椎穴

大椎穴是督脈與十二正經中所有陽經的交會點，總督一身之陽，有清熱解表、補虛治勞等作用。

日常生活中經常適當地推拿大椎穴，可以增強體內的陽氣，鼓舞正氣，趕走疾病，恢復體力，重振精神。

當感受外邪引起感冒或頸椎不適時，不妨多用拇指指腹揉按大椎穴。

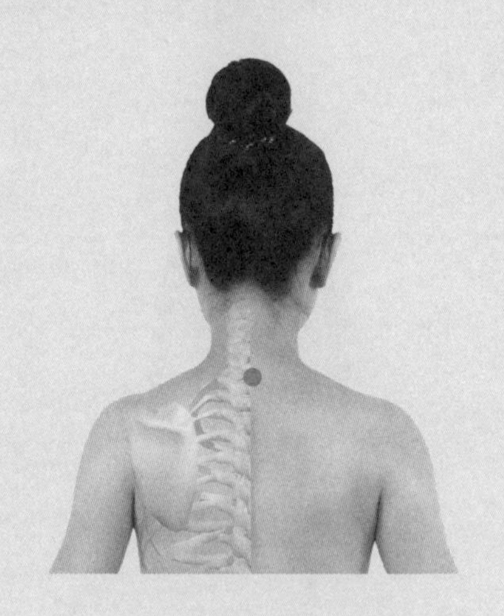

穴位定位	位於後正中線上，第七頸椎棘突下凹陷中。
功效主治	宣陽解表，截瘧止癇。主治熱病、惡寒發熱、感冒、咳嗽等外感病症，骨蒸潮熱，癲狂癇症、小兒驚風等神志病症，頭痛項強，肩背痛，腰脊強痛，痤瘡。

肩井穴

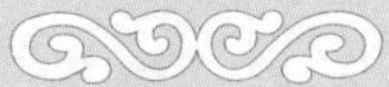

因長時間工作，加之缺乏運動，肩膀會酸脹疼痛，甚至手臂都不能彎曲。

肩井穴是手少陽三焦經、足少陽膽經和陽維脈的交會穴，推拿該穴能改善肩部血液循環，使僵硬的肩膀逐漸得到放鬆，疼痛之感一掃而光。肩井穴除了近治作用能治療和緩解肩部疾病外，其具有的遠治作用還能治療耳鳴、高血壓等疾病。

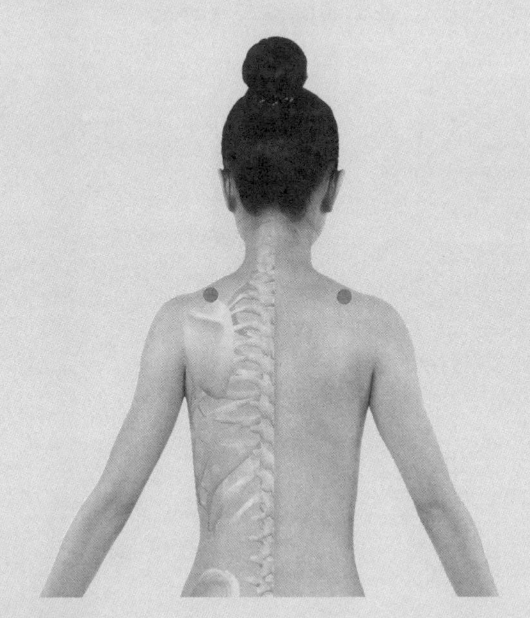

穴位定位	位於肩上，前直乳中，當大椎穴與肩峰端連線的中點上。
功效主治	祛風清熱，活絡消腫。主治肩部酸痛、肩周炎、頭重腳輕、落枕、眼睛疲勞、耳鳴、高血壓、腦中風、落枕等病症。

肺俞穴

肺俞穴是足太陽膀胱經常用的腧穴之一，為肺之背俞穴，具有宣肺、平喘、理氣的作用，是肺的保健穴。

按摩肺俞穴可增強呼吸功能，使肺通氣量、肺活量及耗氧量增加，明顯減小氣道阻力，有利於防治肺功能失調所引起的病症，如咳嗽、氣喘、咯血等病症。

每年三伏天進行「冬病夏治」貼敷治療時，常選取肺俞穴，並配合心俞、膈俞等穴，來治療慢性支氣管炎。

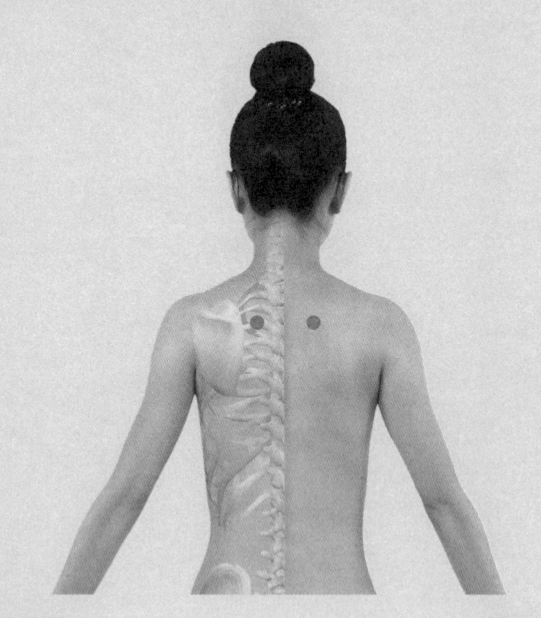

穴位定位	位於背部，當第三胸椎棘突下，旁開 1.5 寸。
功效主治	調補肺氣，補虛清熱。主治咳嗽、氣喘、咯血、吐血、鼻塞、胸滿、背痛和骨蒸潮熱、盜汗等陰虛病症。

脾俞穴

脾俞穴是脾臟之背俞穴，按摩該穴可增強脾臟的運化功能，有健脾益氣的作用，使脾運化水濕功能正常，將身體多餘的水分轉輸到肺腎，由肺腎的氣化功能，化為汗液和尿液排泄出體外，令濕濁消散。

經常按摩脾俞穴能消除因水濕停聚所致的各種病症，如水腫、肥胖等病症。此外，脾的運化功能正常則能促進消化吸收，減少血液中的血糖，尤其能改善因消化功能減弱而致的身體衰弱。

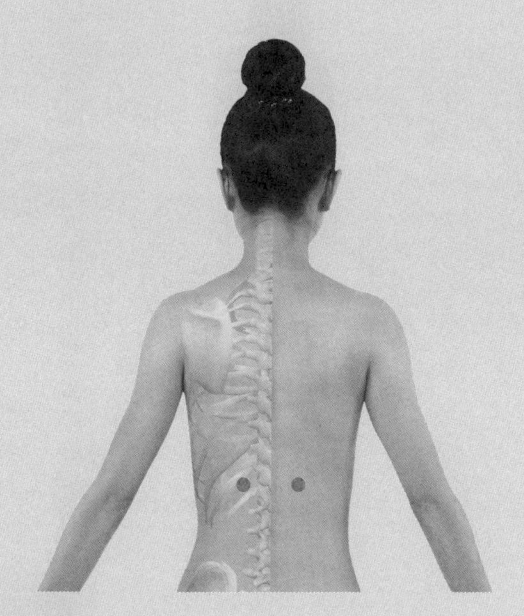

穴位定位	位於背部，當第十一胸椎棘突下，旁開1.5寸。
功效主治	健脾和胃，利濕升清。主治消化不良、腹脹、黃疸、嘔吐、泄瀉、痢疾、便血、水腫、背痛、糖尿病等。

胃俞穴

胃俞穴內應胃腑，是胃腑之背俞穴，它是胃氣的保健穴，可增強人體後天之本。

胃是人體重要的消化器官，飲食五穀無不入於胃，承擔著很大的工作量。胃病嚴重時，胃俞穴常出現以結節為主的陽性反應物，虛症時呈現組織鬆弛或凹陷。因此，胃俞穴是胃病的診斷穴位之一。此外，按摩胃俞穴可增強胃的功能，對腸胃疾患有特效，多用於治療脾胃病症。

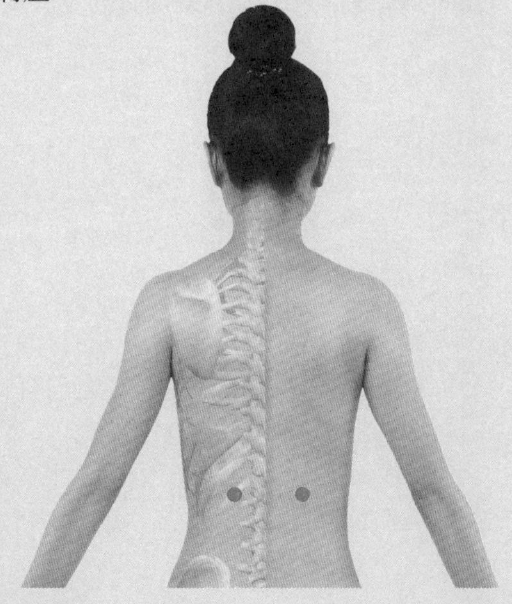

穴位定位	位於背部，當第十二胸椎棘突下，旁開1.5寸。
功效主治	和胃健脾，理中降逆。主治胃炎、胃潰瘍、胃擴張、胃下垂、胃痙攣、肝炎、腮腺炎、腸炎、痢疾、糖尿病、失眠。

肝俞穴

肝俞穴為肝之背俞穴。腎藏精、肝藏血，精血是生命的根本，肝俞穴歷來被視為肝臟的保健要穴。

經常按摩肝俞穴有調肝護肝的作用。肝膽相照，肝功能正常運行，血氣充足，膽自然就健康。指壓肝俞穴還能促進胃功能恢復正常，對於治療宿醉也有顯著功效。

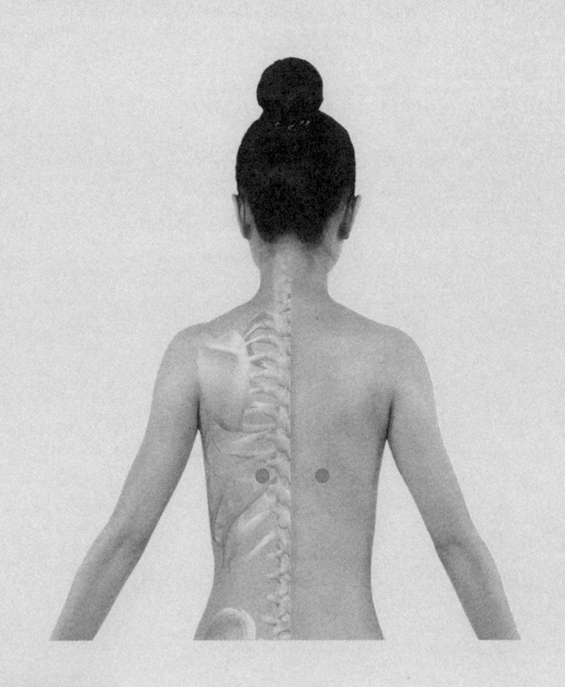

穴位定位	位於背部，當第九胸椎棘突下，旁開1.5寸。
功效主治	疏肝利膽，理氣明目。主治急慢性肝炎、膽囊炎、慢性胃炎、眼瞼下垂、結膜炎、青光眼、膽石症。

腎俞穴

腎俞穴是腎之背俞穴，具有培補腎元的作用。腎藏精，精血是生命的根本，堅持按摩腎俞穴，能促進腎臟的血流量，改善腎臟的血液循環，從而改善腎功能，達到強腎護腎的目的。

腎俞穴有補腎助陽、調節生殖功能的作用，可緩解腰痛、腎臟病、高血壓等多種疾病。按揉腎俞穴對治療腰膝酸軟也有一定的效果。突發心絞痛時，不妨用右手拇指按揉疼痛側腎俞穴，便可迅速止痛。

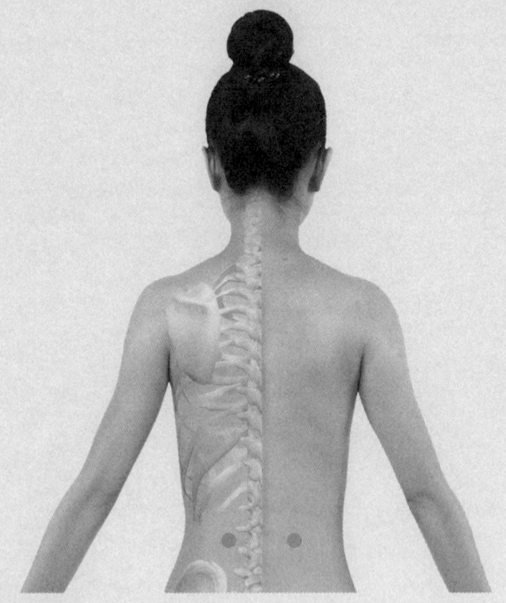

穴位定位	位於腰部，當第二腰椎棘突下，旁開1.5寸。
功效主治	益腎助陽，強腰利水。主治腎臟病、腰痛、高血壓、低血壓、耳鳴、精力減退、腰肌勞損。

腰陽關穴

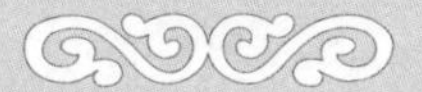

腰陽關是督脈上的重要穴位，是督脈上元陰、元陽的相交點，是陽氣通行的關隘。按摩腰陽關穴能很好地改善腰部疾患。

有些人平時常會感覺到腰背發涼，很大原因就是腰背部的經絡不通，陽氣無法上行。這時候，只要在腰陽關採用經穴療法，以疏通局部經絡氣血，氣行血暢，代謝及血液循環良好，陽氣充足，機體的溫煦作用得以正常發揮，腰背部便會溫暖起來。

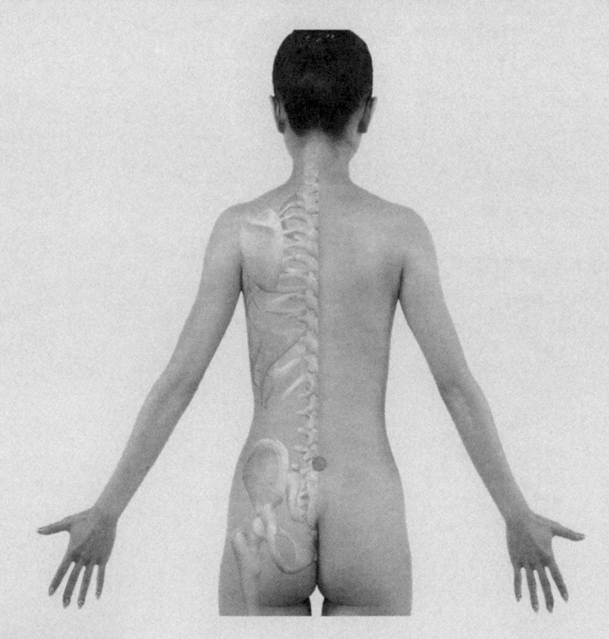

穴位定位	位於腰部，當後正中線上，第四腰椎棘突下凹陷中。
功效主治	壯腰補腎，祛寒除濕，舒筋活絡。主治腰骶女疼痛、下肢痿痹、月經不調、遺精、陽痿、便血、盆腔炎、坐骨神經痛、類風濕病、小兒麻痹。

大腸俞穴

大腸俞穴屬足太陽膀胱經，大腸之背俞穴，善於外散大腸腑之熱，防治腸腑疾患。

早洩是不少男性的一大困擾，它會讓男性缺乏自信，如此夫妻生活就無法圓滿。指壓大腸俞穴和小腸俞穴能夠恢復腰椎的柔性，有助於治療早洩。臨床治療時，常用大腸俞穴配氣海穴、足三里穴和支溝穴治療便秘。

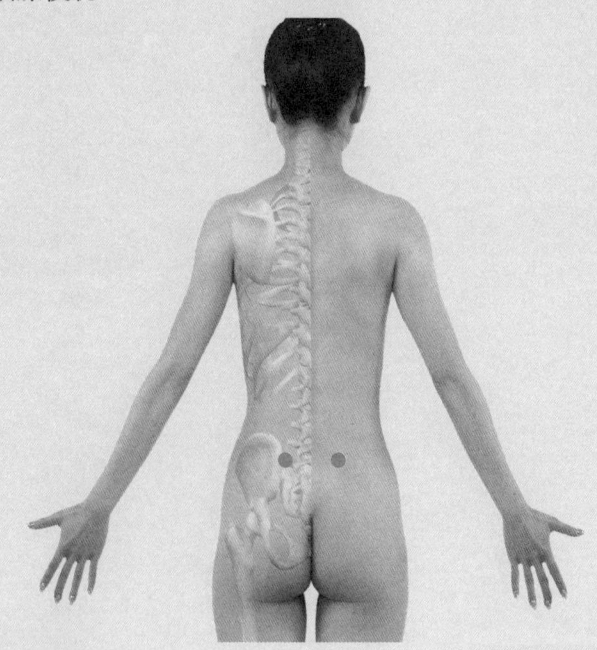

穴位定位	位於腰部，當第四腰椎棘突下，旁開1.5寸。
功效主治	理氣降逆，溫裏和胃。主治腹脹、泄瀉、便秘、腰痛、早洩。

志室穴

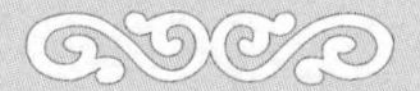

志室穴是保養腎臟的重要穴位，不但能治療多種慢性疾病而使人延年益壽，對於生殖系統疾患及運動系統疾患亦有不錯的防治作用，能強化夫妻性生活，對治療遺精、陽痿早洩、陰囊濕疹、腰痛都有很好的功效，還可以消除體內多餘的脂肪和腹部贅肉。

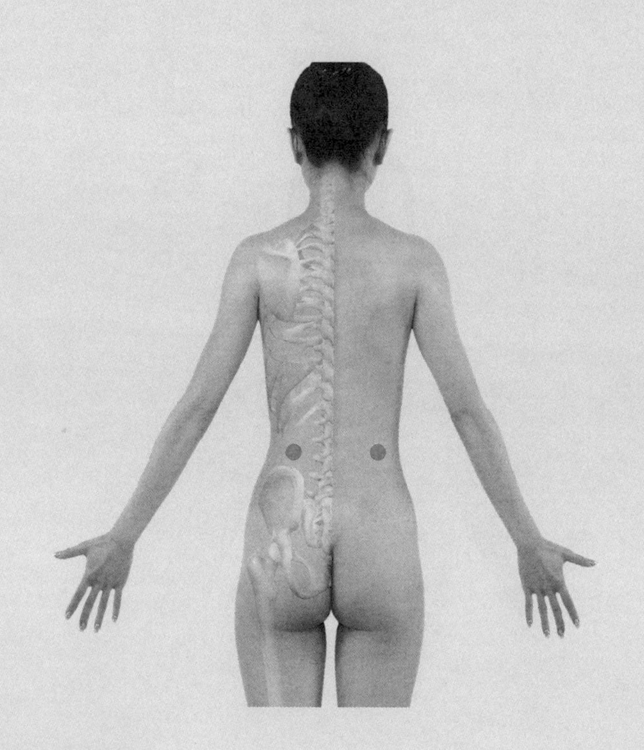

穴位定位	位於腰部，當第二腰椎棘突下，旁開 3 寸。
功效主治	益腎固精，清熱利濕，強壯腰膝。主治遺精、陽痿、前列腺炎、腎炎、膀胱炎、尿道炎、下肢癱瘓、腰肌勞損、陰囊濕疹、腎絞痛、消化不良。

天突穴

天突穴與呼吸功能有密切關係。寒冷時節是慢性支氣管炎病發急性加重期，天突穴能宣肺止咳、降氣平喘、化痰散結，按摩該穴可以緩解咳嗽、氣短、喘息等症狀，減輕患者痛苦。

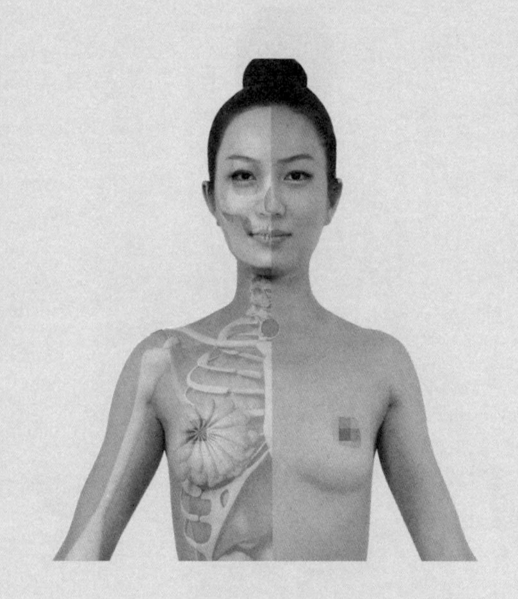

穴位定位	位於頸部，當前正中線上，胸骨上窩中央。
功效主治	宣通肺氣，消痰止咳。主治支氣管炎、喉炎、扁桃體炎、支氣管哮喘、咳嗽、暴喑、咽喉腫痛。

膻中穴

膻中穴在胸中，屬心包之募穴，八會穴之氣會，是心包經經氣及一身宗氣聚集之處，為治療胸悶氣急的要穴。

適當按摩膻中穴有活血通絡、寬胸理氣、止咳平喘的作用，常用於治療心胸疾病，如心胸痛、乳腺增生、咳嗽、哮喘等。

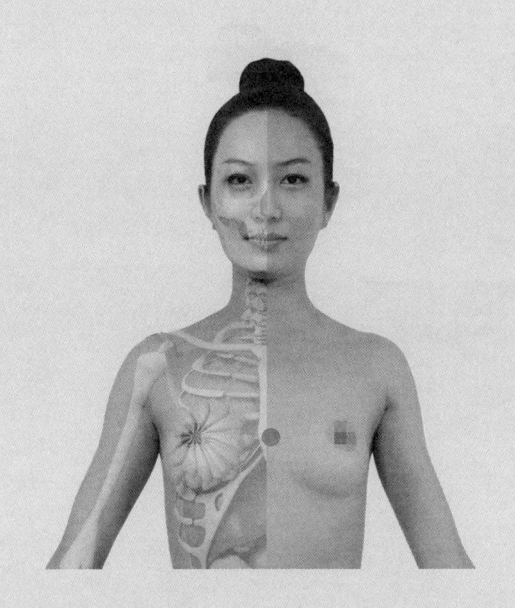

穴位定位	位於胸部，當前正中線上，平第四肋間，兩乳頭連線的中點。
功效主治	寬胸理氣，生津增液。主治產後乳少、乳癰、乳癖等胸乳病症，以及咳嗽、氣喘、胸悶、胸痛、心痛、噎膈、呃逆等病症。

章門穴

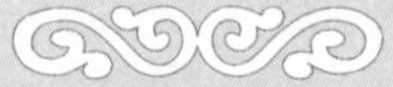

章門穴是脾之募穴，為足厥陰、少陽之會，屬於臟會穴。

脾臟素有「人體血庫」之稱。五臟之氣稟於脾，脾氣在章門穴聚集、匯合，凡和五臟相關的疾病都可以施用推拿章門穴得到治療或者緩解。

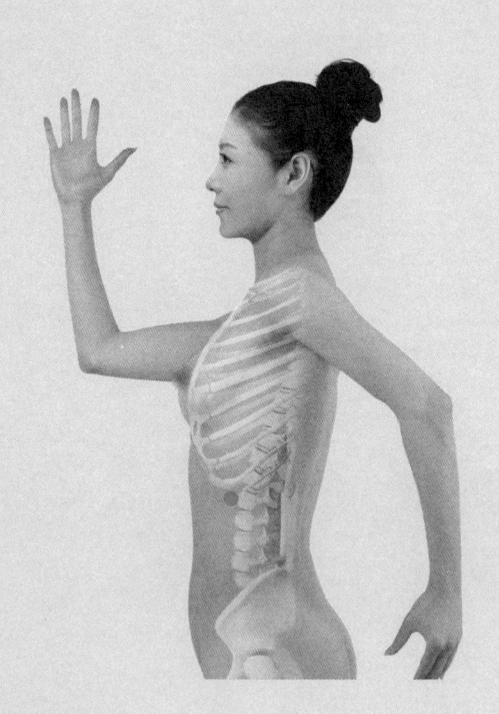

穴位定位	位於側腹部，當第十一肋游離端的下方。
功效主治	疏肝健脾，清利濕熱，理氣散結。主治消化不良、腹痛、腹脹、腸炎、泄瀉、肝炎、黃疸、肝脾腫大、小兒疳積、統治五臟氣鬱諸證。

期門穴

期門穴為肝之募穴，為足太陰、厥陰、陰維之會。

肝臟是人體內重要的解毒器官，肝失疏泄，體內的毒素無法正常排出，可見便秘、口臭等病症。按摩該穴可增強肝臟的排毒功能，防治因肝臟氣血不足引起的毒素堆積。

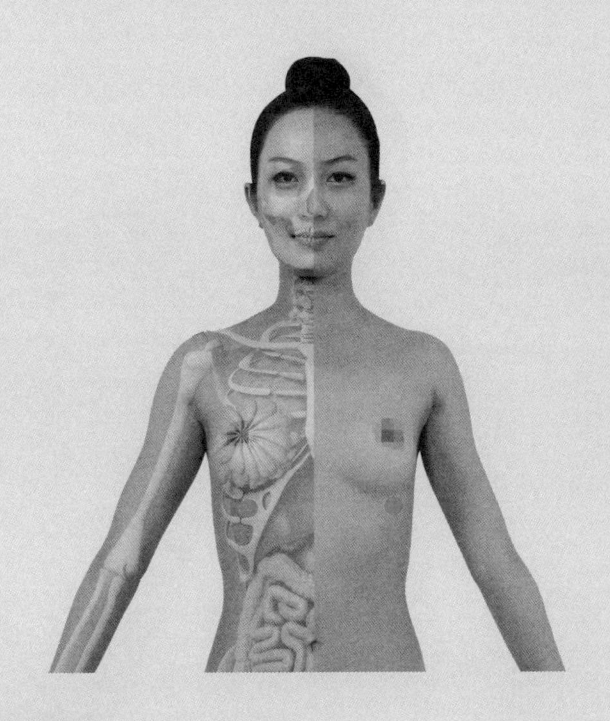

穴位定位	位於胸部，當乳頭直下，第六肋間隙，前正中線旁開 4 寸。
功效主治	疏肝健脾，理氣活血。主治胸脅脹滿疼痛、嘔吐、腹脹、泄瀉、饑不欲食、胸中熱、喘咳、肝炎、肝腫大等病症。

中脘穴

中脘穴是手太陽與少陽、足陽明之會，為胃之募穴，八會穴之腑會。

中脘穴能健脾和胃、通腑降氣，常用於脾胃病症的保健與治療，對胃脘脹痛、食慾不振等小兒脾胃病有很好的療效。

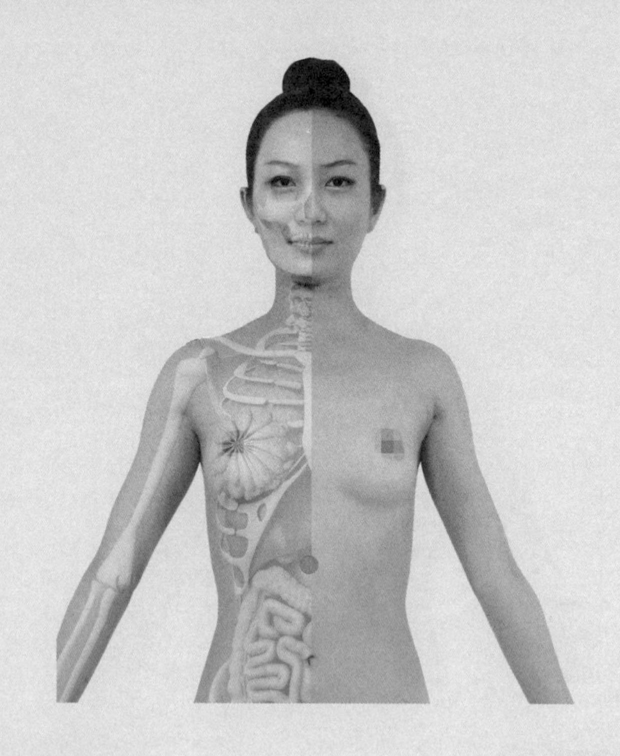

穴位定位	位於上腹部，前正中線上，當臍中上 4 寸。
功效主治	調理中焦，行氣活血，清熱化滯。主治胃痛、胃潰瘍、腸鳴、便秘、便血、食穀不化、腹脹、腹痛、嘔吐、疳積、黃疸、頭痛、失眠、驚風。

氣海穴

氣海穴又名脖胦，《靈樞・九針十二原》說：「肓之原，出於脖胦，脖胦一」。氣海穴是防病強身要穴之一，有培補元氣、固益腎精的作用，常用於增強男性性功能、增強人體的免疫力、延年益壽，以及預防休克等。

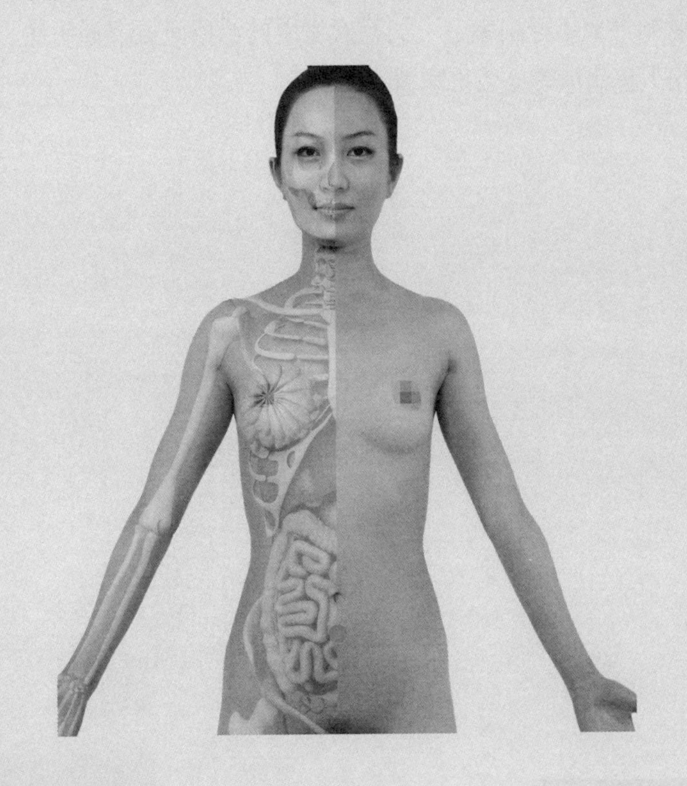

穴位定位	位於下腹部，前正中線上，當臍中下1.5寸。
功效主治	益氣助陽，調經固經。主治臟器虛憊、真氣不足、肌體羸瘦。

關元穴

關元穴是任脈常用穴位之一，穴居丹田，為元氣所藏之處，「為男子藏精，女子蓄血之處」。

關元穴自古就是養生要穴，也是人體功效最強大的補穴之一，它具有補腎壯陽、理氣和血等作用。此穴還因其強大的補益功效，而被稱為「千年野山參」。關元穴常用於治療元氣虛損病症、婦科病症和下焦病症等，效果顯著。

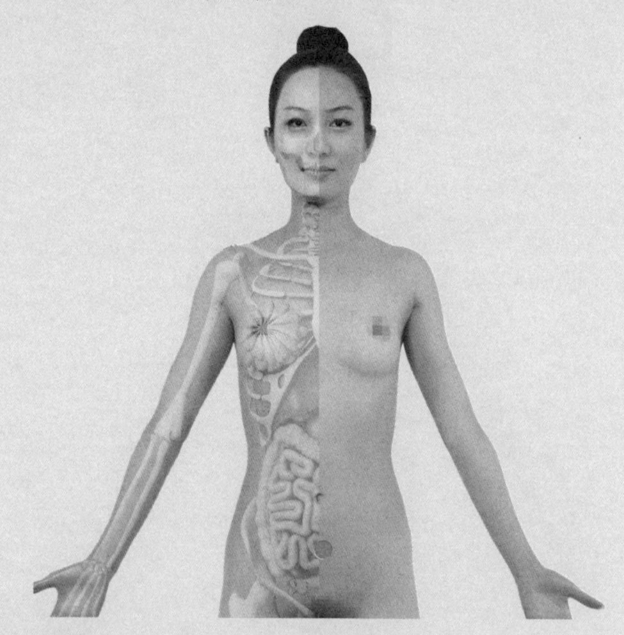

穴位定位	位於下腹部，前正中線上，當臍中下 3 寸。
功效主治	培補元氣，導赤通淋。主治月經不調、痛經、經閉、帶下、崩漏、暈厥、休克等。

天樞穴

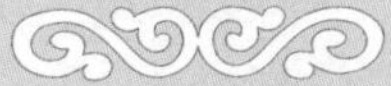

天樞穴是大腸之募穴，大腸功能出現問題時，天樞穴處會有痛感。天樞穴常用於調理以大腸為主的腸道病，對於急性、慢性腸道病症皆有效。

推拿天樞穴可改善腸腑功能，消除或緩解腸道功能失常而導致的各種症狀，還能輔助治療便秘。

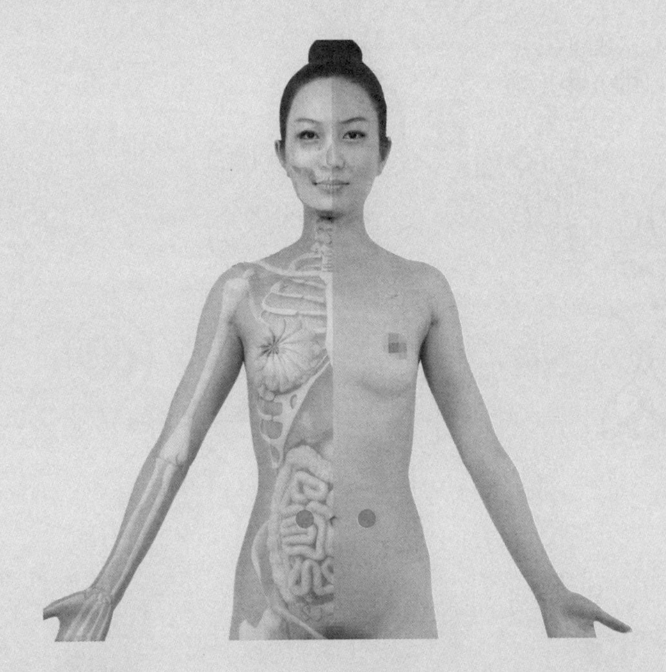

穴位定位	位於腹中部，橫平臍中，前正中線旁開 2 寸。
功效主治	調腸腑，理氣滯。主治腹痛、腹脹、便秘、腸鳴、泄瀉等胃腸疾病，月經不調、痛經等婦科疾病，以及熱病、水腫等。

中極穴

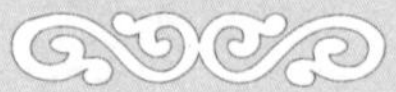

中極穴是任脈常用穴位之一，為膀胱之募穴，善治各種膀胱病症，如尿瀦留、膀胱炎等。

本穴對於調理內在不通的疾病療效亦顯著，如女性月經不暢、痛經等都可以找它。此外，中極穴對男科病也有較好的療效。

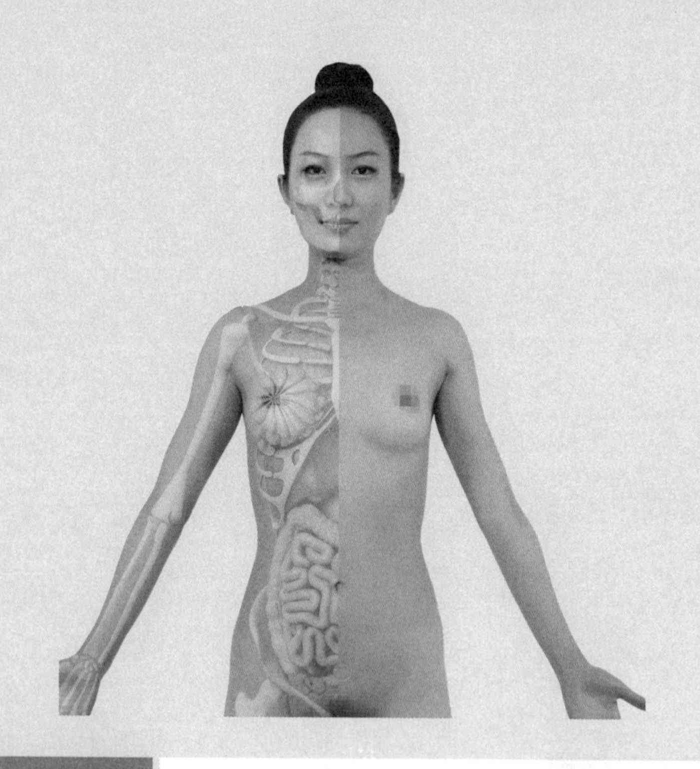

穴位定位	位於下腹部，前正中線上，當臍中下 4 寸。
功效主治	補腎培元，清熱利濕。主治小便不利、陽痿、早洩、月經不調。

帶脈穴

本穴為帶脈之所過，又主治帶脈及婦人經帶疾患，脈穴同名，故稱帶脈。帶脈穴屬足少陽膽經，為足少陽、帶脈之會。濕邪逢經期、產後乘虛內侵胞宮，以致任脈損傷，帶脈失約，引起經帶疾患，讓女性朋友苦不堪言。

本穴行氣活血，補肝腎，主治婦科經帶病症。經常按摩本穴，可以防治婦女經帶胎產疾病。

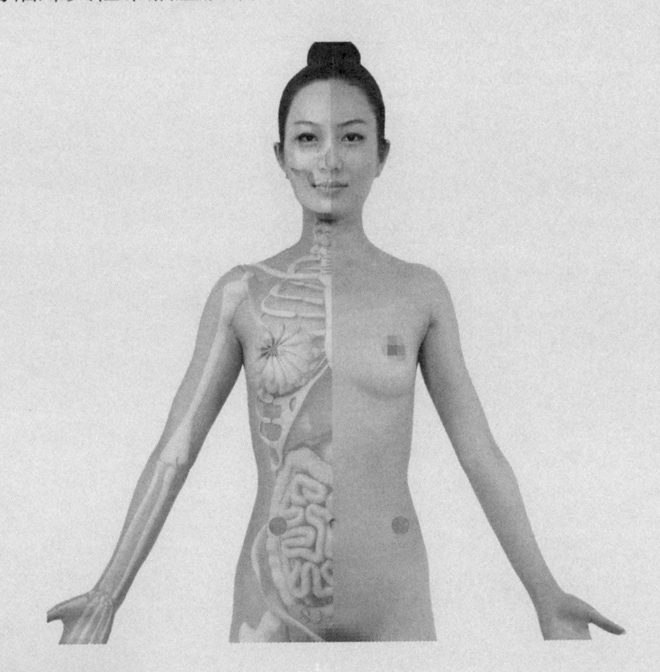

穴位定位	位於側腹部，章門下1.8寸，當第十一肋骨游離端下方垂線與臍水平線的交點上。
功效主治	益腎強腰。主治月經不調、閉經、帶下、陰挺、腹痛、腰脅痛、腹脹、裏急後重、癱瘓、下肢無力。

少商穴

少商穴是手太陰肺經上的最後一個穴位，是此經脈上的井穴。井穴常被用來治療來勢迅猛的疾病。

咳嗽不止、咳出血、咳得頭痛時，大拇指上的少商穴是止咳嗽的特效穴。

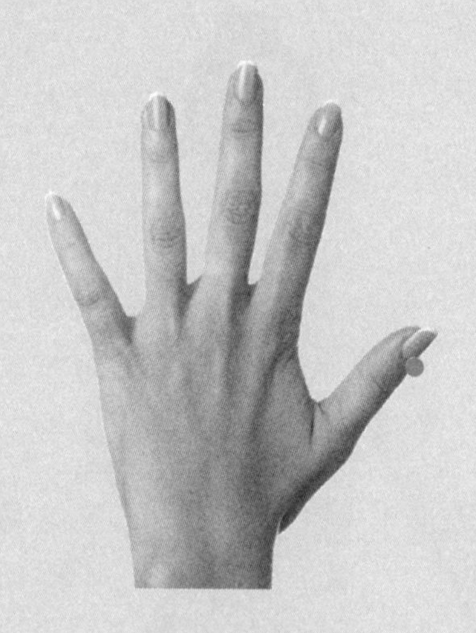

穴位定位	位於手拇指末節橈側，距指甲角0.1寸（指寸）。
功效主治	清肺利咽，瀉熱醒神。主治急性咽喉腫痛、咳嗽、重舌、鼻出血、高熱、癲狂、昏迷、發熱、腦中風、中暑、癔病、指腕攣急。

八邪穴

八邪穴是經外奇穴，左右共八穴，《奇效良方》中記載：「從橈側向尺側方向依次稱大都、上都、中都、下都。」八邪穴有清熱解毒的功效，能緩解和治療頭痛、咽痛。

八邪穴位於人體手背部，其近治作用可用於治療手指關節疾病，其遠治作用可用於治療頭痛、牙痛、咽痛等頭面部疾病。

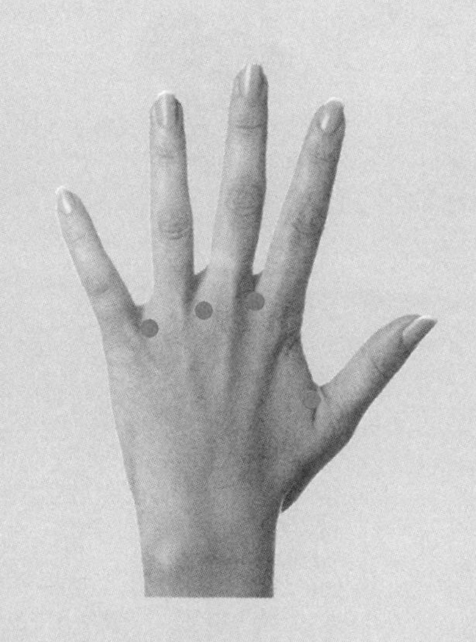

穴位定位	位於手背側，微握拳，第一至五指間，指蹼緣後方赤白肉際處，左右兩側共八穴。
功效主治	清熱解毒。主治煩熱、頭痛、項痛、咽痛、牙痛，以及手指麻木、手指拘攣等手指關節疾病。

太淵穴

太淵穴為肺經之輸穴，是手太陰肺經的母穴，「虛則補其母」，故此穴擅長補肺虛。穴居寸口，肺朝百脈，此穴又是八會穴之脈會，有調氣血、通血脈、助心脈搏動之功。

太淵穴對於身體虛弱、氣血不足、說話有氣無力、面色蒼白、脈搏微弱，以及嚴重時甚至幾乎無法觸及到脈象的「無脈症」，均具有很好的改善效果。

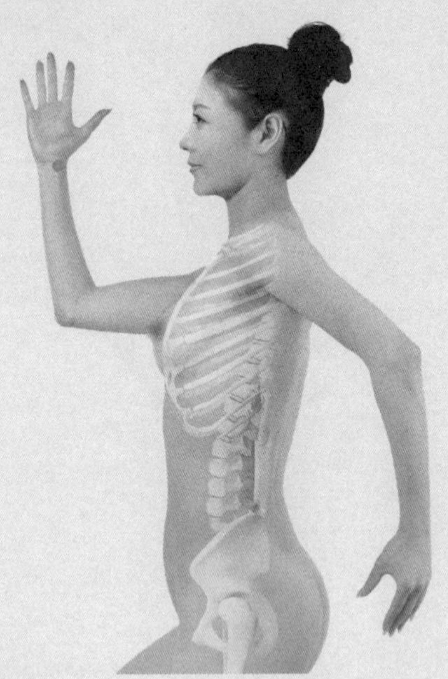

穴位定位	位於腕掌側橫紋橈側，橈動脈搏動處。
功效主治	調理肺氣，通調血脈。主治咳嗽、氣喘、咯血、喉乾咽痛、胸痛、無脈症、腕臂痛、扁桃體炎。

列缺穴

列缺穴為手太陰肺經之絡穴，八脈交會穴之一，通任脈。肺經不上頭面，但列缺能治療頭項、顏面疾患，是因為此穴直接聯絡手陽明大腸經，可通調兩經經氣，治療兩經病變。

中醫有「頭項尋列缺」之說，列缺穴可治療頭痛、落枕等頭疾，對腎陰不足引起的多種病症也都有緩解作用。

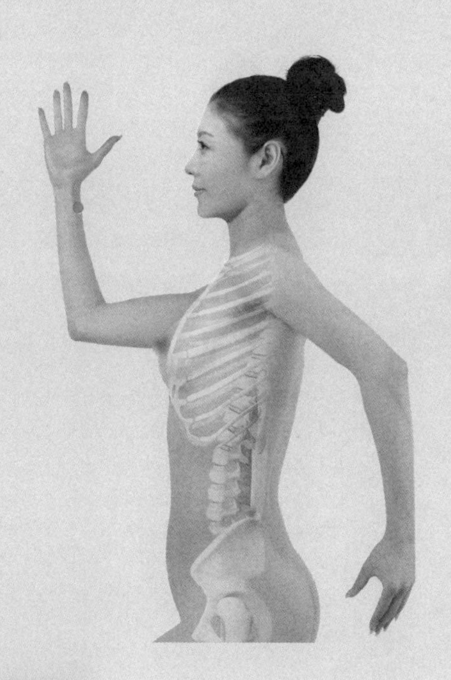

穴位定位	位於前臂橈側緣，橈骨莖突上方，腕橫紋上1.5寸，當肱橈肌與拇長展肌腱之間。
功效主治	止咳平喘，通經活絡，利水通淋。主治偏頭痛、面神經麻痹、三叉神經痛、頸椎病、腕關節周圍軟組織疾患、咳嗽、氣喘、咳喘、咽喉腫痛。

神門穴

神門穴是手少陰心經之俞穴，亦是原穴。心藏神、主神明，神門穴是神氣出入的門戶，具有寧心安神、清心調氣的作用。

按摩神門穴不久便會有困倦感，對治療失眠有良好效果。按摩神門穴可以選用掐、揉等手法來按摩，以有輕微酸脹感為宜，此手法最適合在晚間睡前操作。

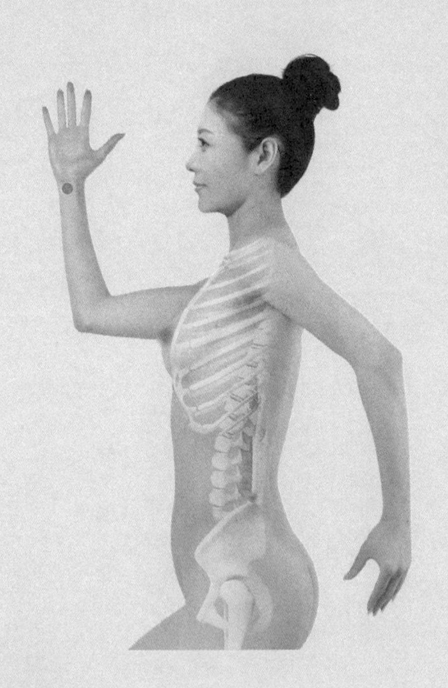

穴位定位	位於腕部，腕掌側橫紋尺側端，尺側腕屈肌腱的橈側凹陷處。
功效主治	益心安神，通經活絡。主治失眠、心痛、心煩、驚悸、怔忡、健忘、高血壓、胸脅痛、頭暈、目眩。

內關穴

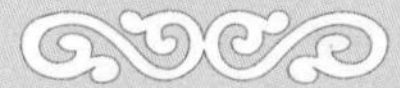

內關穴屬手厥陰心包經，為心包經之絡穴，亦為八脈交會穴。內關穴對胸部、心臟部位以及胃部的止痛效果比較明顯，緊急情況下，同時按壓人中、內關兩穴，效果更好，可緩解心臟病、胃病發作時帶來的不適。

經常按摩內關穴，可以起到保護心臟的作用，還可以緩解和治療暈車、暈船等，對懷孕前 3 個月噁心、嘔吐的妊娠反應療效也很好。

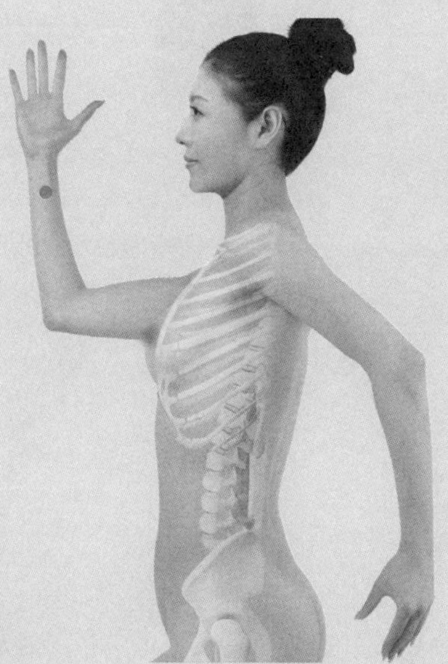

穴位定位	當曲澤與大陵的連線上，腕橫紋上 2 寸，掌長肌腱與橈側腕屈肌腱之間。
功效主治	寧心安神，理氣止痛。主治心痛、心悸、脅痛、胃痛、嘔吐、呃逆、失眠、眩暈、癲癇、偏頭痛、肘臂攣痛。

外關穴

外關穴為手少陽之絡穴，又為八脈交會穴之一，通陽維脈三焦經。火熱之邪易上炎頭面，經常推拿本穴，對各種熱病有良好的治療效果。穴處上肢，因近治作用，對各類上肢運動系統疾患亦有較好的療效。

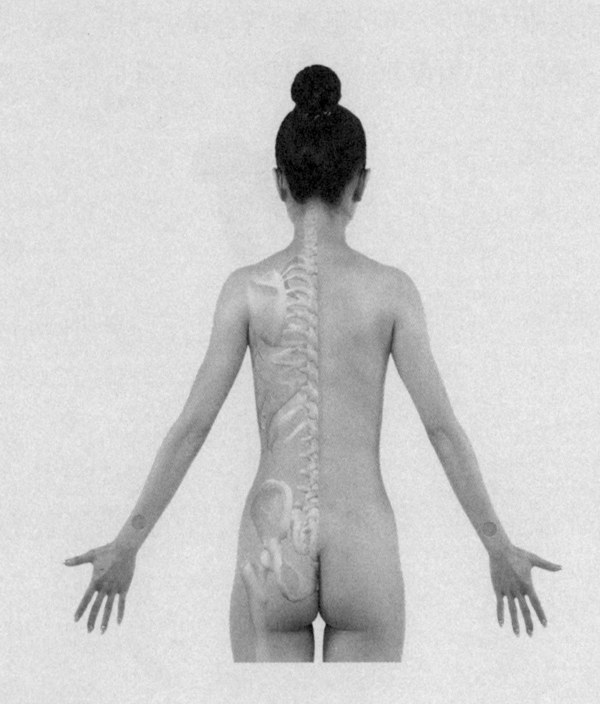

穴位定位	位於前臂背側，當陽池與肘尖的連線上，腕背橫紋上 2 寸，尺骨與橈骨之間。
功效主治	清熱解表，通經活絡。主治熱病、頭痛、頰痛、目赤腫痛、耳鳴、耳聾、脅肋痛、上肢痿痹不遂、腹痛、便秘、高血壓、失眠。

合谷穴

合谷穴為大腸經之原穴，長於清瀉陽明之鬱熱，疏解面齒之風邪，通調頭面之經絡，是治療熱病及頭面五官各種疾患之要穴，又為大腸經原氣所輸注之處。

合谷穴不僅可調節內分泌，平衡免疫系統，還能改善脾胃功能。推拿合谷穴，透過經絡調節作用還能改善腦部血液循環，延緩大腦衰老。

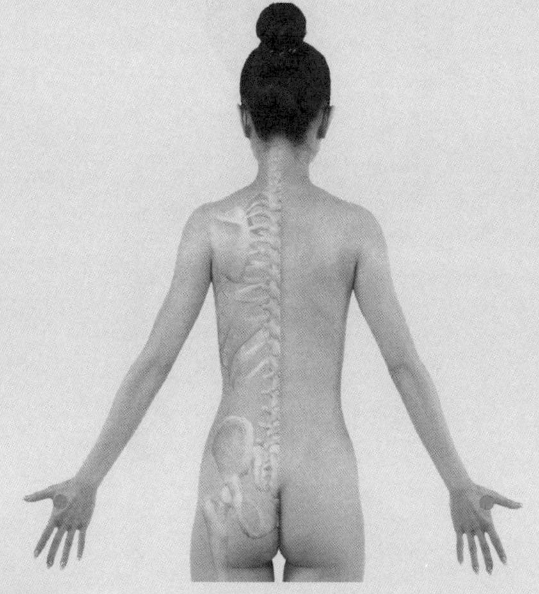

穴位定位	位於手背，第一、二掌骨間當第二掌骨橈側的中點處。
功效主治	鎮靜止痛，通經活絡，清熱解表。主治感冒、頭痛、咽炎、鼻炎、牙痛、三叉神經痛、精神病、小兒驚厥、腹痛、便秘、腰扭傷、落枕、腕關節痛、痛經、閉經。

手三里穴

手三里穴為養生強健穴之一，可以增強機體免疫力。經常揉按手三里穴可潤化脾燥、清熱明目，可用於治療運動系統、消化系統、五官科等疾病，對改善腹痛、腹瀉的效果尤為明顯。

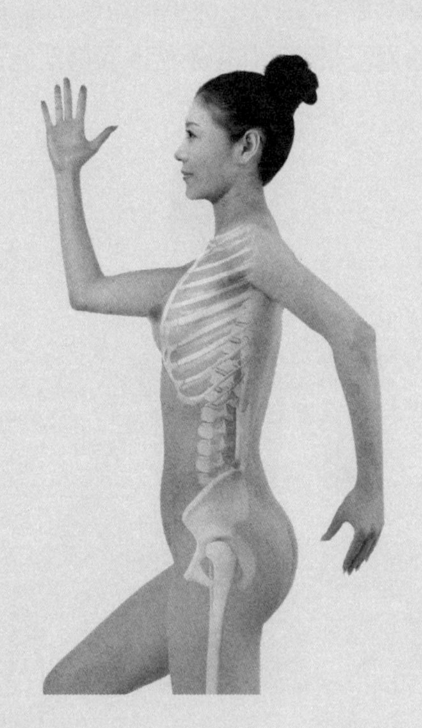

穴位定位	位於前臂背面橈側，當陽谿與曲池連線上，肘橫紋下 2 寸。
功效主治	通經活絡，清熱明目，調理腸胃。主治腰痛、肩臂痛、上肢麻痹、半身不遂、腹痛、腹瀉、腹脹、吐瀉、腸炎、消化不良、牙痛、面神經麻痹、感冒。

曲池穴

曲池穴為大腸經之合穴。按揉曲池穴可起到降溫、退熱、提神的作用。

當血壓過高時，有時會出現劇烈頭痛、嘔吐、心悸、眩暈等症狀，嚴重時會發生神志不清、抽搐，臨床上常由按摩曲池穴用來撲滅火氣，以平緩降壓。

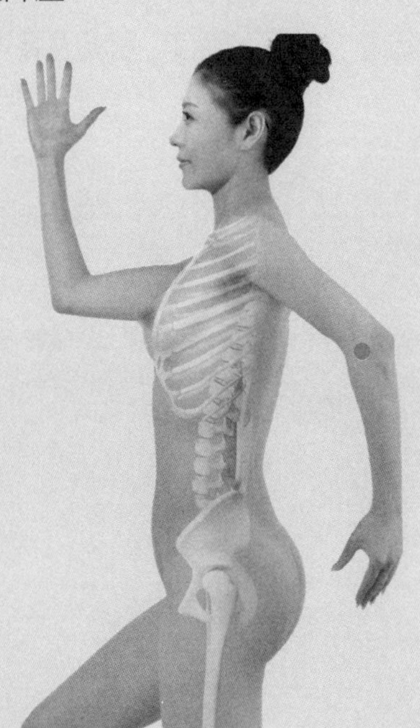

穴位定位	位於肘橫紋外側端，屈肘，當尺澤與肱骨外上髁連線中點。
功效主治	清熱和營，降逆活絡。主治急性腦血管病後遺症、肩周炎、肘關節炎、流行性感冒、扁桃體炎、咽喉炎、牙痛、麥粒腫、高血壓。

湧泉穴

湧泉穴位於足底，在足掌的前 1/3 處，屈趾時凹陷處便是，為全身腧穴的最下部，乃是腎經的首穴。中醫認為，腎為先天之本，腎陰腎陽是全身各個器官的陰陽之本，腎氣虧虛，全身的器官能源就無法得到及時的供應，功能就會下降。

因此，經常按摩湧泉穴位，能活躍腎經內氣，引導腎臟虛火及上身濁氣下降，具有補腎、舒肝、明目、頤養五臟六腑的作用。

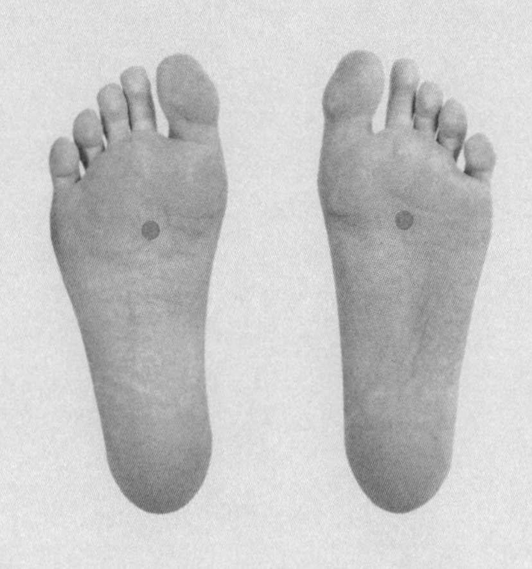

穴位定位	位於足底，當足底二、三趾趾縫紋頭端與足跟連線的前 1/3 與後 2/3 交點上。
功效主治	蘇厥開竅，滋陰益腎。主治頭暈、小便不利、頭頂痛。

然谷穴

每個人都會有沒有食慾、不想吃東西的時候，很多人不明白這是為什麼。其實很簡單，人由於生病、壓力、情緒等原因，脾胃功能會變得虛弱，導致食慾下降。

出現這種情況時，你越不吃，脾胃就越沒有東西可以運化成氣血，身體也就更受損，身體受損就導致你更不想吃東西。如此循環下來，你會一直處於病態。改變這種狀況最好的辦法就是開胃，讓你饑餓，想吃東西，恢復腸胃的正常功能。

然谷穴在足內側緣，是使人體產生饑餓感的重要穴位。「然谷」我們可以理解為「燃燒五穀」，燃燒就是消化，按摩然谷穴起到的作用就是增強脾胃功能、促進胃裏食物更好地消化。

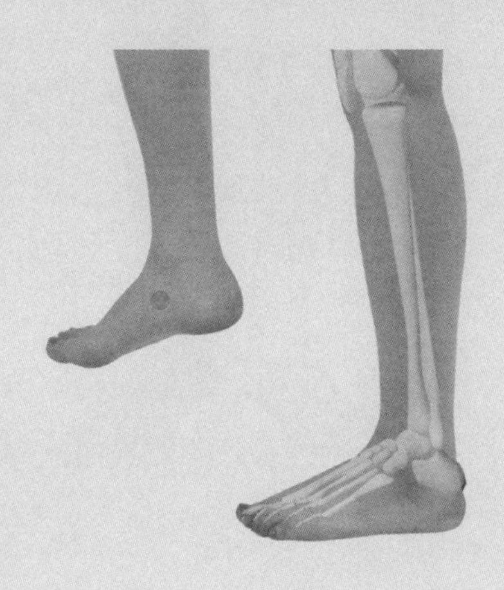

穴位定位	位於足內側緣，足舟骨粗隆下方，赤白肉際處。
功效主治	益氣固腎，清熱利濕。主治陽痿、遺精、月經不調。

大敦穴

心情不好的時候，看著可口的美食也會沒胃口，一般情況下是因為肝胃不和，這個時候可以按揉大敦穴。另外，精神不振也可以按揉大敦穴，情緒煩躁、食慾不振時按揉這個穴位還能夠緩解焦慮情緒，養肝開胃。

大敦穴是肝經上的一個重要穴位，位於肝經的起始處，按摩此穴對於氣鬱引起的閉經、痛經、崩漏等有很好的調理作用。

大敦穴疏肝理氣，對於肝火旺盛引起的目眩、腹痛、肌肋痛等有很好的緩解作用。

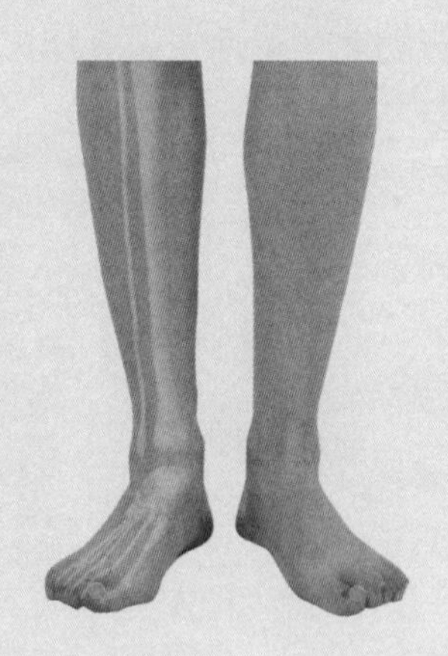

穴位定位	位於足大趾末節外側，距趾甲角 0.1寸（指寸）。
功效主治	回陽救逆，調經通淋。主治癲癇、疝氣、崩漏、閉經、月經不調、崩漏。

行間穴

行間穴是足厥陰肝經上的重要穴位，由瞭解它的位置，我們知道這個穴位緊挨著大敦穴。因為二者所歸屬的經絡是相同的，所以他們所治療的疾病也是基本相同的，因此，對於相同的疾病，可以同時使用這兩個穴位。

行間為肝經上的子穴，是火性穴位，最善治頭目之火。按摩行間穴對於疏肝理氣、調暢氣機很有幫助。臉色發黃的女性經常按摩這個穴位，有助於改善皮膚狀況。

對於肝病患者來說，按摩行間穴雖然不能根治肝病，卻能疏通肝經，調暢氣血，改善肝功能，對於緩解病情很有幫助。

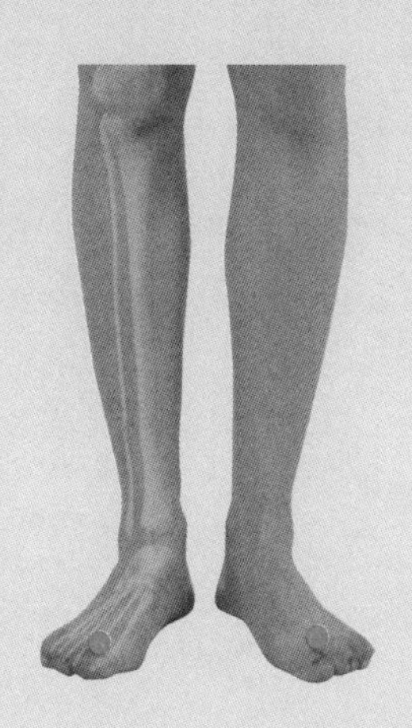

穴位定位	位於足背側，當第一、二趾間，趾蹼緣的後方赤白肉際處。
功效主治	清肝瀉熱，涼血安神。主治目赤腫痛、耳鳴、眩暈、胸脅脹痛、陽痿、崩漏。

太白穴

冬季氣候寒冷，人體受到冷空氣的按摩，機體處於應激狀態，血液中的組胺酸增多，會促進胃酸分泌增加，促使胃發生痙攣性收縮。此時，我們要注意適當保暖，多食用秋藕、栗子、扁豆、山藥、蓮子、核桃、芝麻等補脾胃的食物。

中醫認為，我們還可以選擇按摩太白穴來調理脾胃。太白穴屬於足太陰脾經重要穴位之一，也是調理脾胃功能的主要穴位。此穴是人體健脾要穴，能治各種原因引起的脾虛，如先天脾虛、肝旺脾虛、心脾兩虛、脾肺氣虛、病後脾虛等，並有雙向調節作用，如果常按揉此穴腹瀉可止，便秘可通。

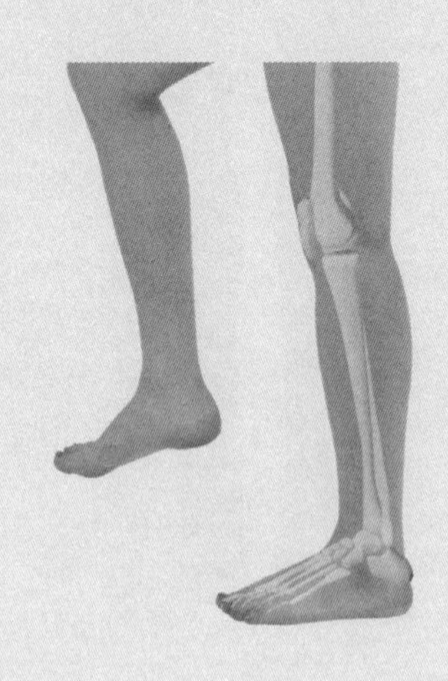

穴位定位	位於足內側緣，當足大趾本節（第一蹠趾關節）後下方赤白肉際凹陷處。
功效主治	健脾化濕，理氣和胃。主治腸鳴、腹脹、嘔吐、完穀不化、胃痛、便秘。

太衝穴

肝臟主要管理我們的情緒，如果出現發怒的情況，就會導致肝氣疏泄受到影響，這樣人體也會表現得易怒。

中醫學認為，太衝穴是肝臟的原穴，同時也是身體中十二經脈在腕部以及腳踝關節附近一個重要的穴位。太衝穴位於腳背側邊位置，對於肝臟具有很好的保健作用，日常按摩太衝穴具有很好的排出肝毒以及消火氣的作用。除此之外，日常身體出現生氣以及發怒情況也可以按摩這個穴位，能夠很好地平緩心情。

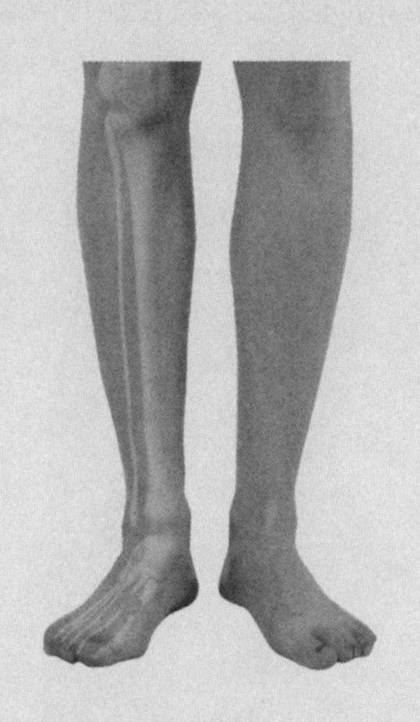

穴位定位	位於足背側，當第一蹠骨間隙的後方凹陷處。
功效主治	疏肝養血，清利下焦。主治頭暈、眩暈、目赤腫痛、遺尿、月經不調。

太谿穴

太谿穴是腎經的原穴，是腎經元氣經過和留止的部位，猶如匯聚腎經原氣的「長江」，補之則濟其虧損，泄之則祛其有餘。太谿穴古稱「回陽九穴之一」。

太谿穴在腳內踝後緣的凹陷處。揉太谿穴，歸根結底，就是要把氣血引到腳底的湧泉穴去，這樣就有健康的根基了。太谿穴是足診三脈「決生死，處百病」三大獨特要穴之一。

太谿穴重在補腎，善於治療腎臟疾病以及五官等方面的病症，對於陽虛引起的下肢病症亦有較好的療效。對於腎炎病人，按揉此穴可使高血壓有一定程度的降低，尿蛋白明顯減少。

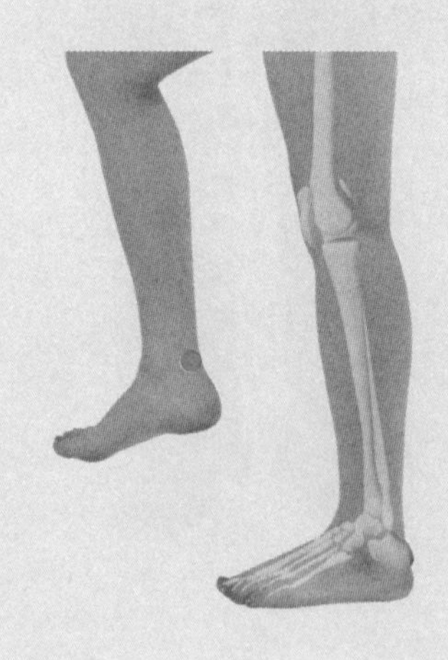

穴位定位	位於足內側，內踝後方，當內踝尖與跟腱之間的凹陷處。
功效主治	壯陽固腎。主治腎虛、耳鳴、頭痛、眩暈。

申脈穴

冬季氣溫很低，也是流感高發的季節，灸一灸申脈穴，既可預防流感，又可以增強免疫力，尤其是老人和體質偏寒的人更應經常按摩。

申脈穴，屬足太陽膀胱經，是足太陽經的八脈交會穴，通於陽蹻脈。申，八卦中屬金也，此指穴內物質為肺金特性的涼濕之氣。脈，脈氣也。該穴名意指膀胱經的氣血在此變為涼濕之性。申脈穴是陽中至陽，按摩這個穴位既能散除體內寒邪，又能使陽氣通達巔頂，對人體不僅起到平衡的作用，還可以使人步履輕健。

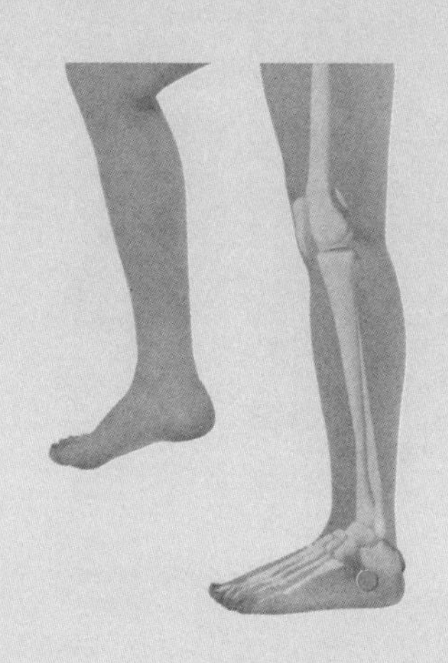

穴位定位	位於足外側部，外踝直下方凹陷中。
功效主治	申筋，利節，通脈。主治下肢麻木、轉側不利、癱瘓、目赤腫痛、失眠等病症。

丘墟穴

人體之中，膽屬於離火。保養膽，離不開足少陰膽經的原穴丘墟穴。此穴是膽經風氣的生發之源，善治肝膽諸症，「合治內腑」，經常按揉，對與膽相關的諸多疾病有很好的防治作用。

一般認為，實火多由於火熱之邪內侵或嗜食辛辣所致，而精神過度刺激、臟腑功能活動失調亦可引起實火內盛。虛火則多因內傷勞損所致，如久病精氣耗損、勞傷過度，可導致臟腑失調、陰血虛損而生內熱，內熱進而化虛火。丘墟穴能夠疏肝利膽瀉火，治療各種上火症狀。

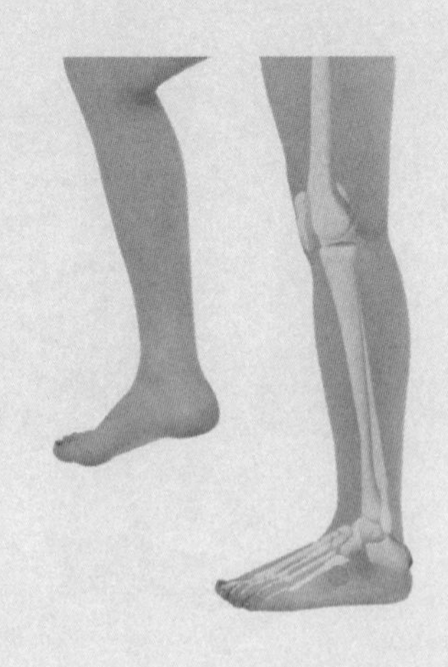

穴位定位	位於足外踝的前下方，當趾長伸肌腱的外側凹陷處。
功效主治	疏肝利膽，消腫止痛，通經活絡。主治頭痛、瘧疾、疝氣、膽囊炎、下肢痿痹。

疾病治療常用穴位匯總

穴名	定位
百會	位於頭部，當前髮際正中直上5寸，或兩耳尖連線的中點處。
四神聰	位於頭頂部，當百會前後左右各1寸，共四穴。
頭維	位於頭側部，當額角髮際上0.5寸，頭正中線旁開4.5寸。
顴髎	位於面部，當目外眥直下，顴骨下緣凹陷處。
魚腰	位於額部，瞳孔直上，眉毛中。
陽白	位於前額部，當瞳孔直上，眉上1寸。
承漿	位於面部，當頦唇溝的正中凹陷處。
廉泉	位於頸部，當前正中線上，喉結上方，舌骨上緣凹陷處。
上星	位於頭部，當前髮際正中直上1寸。
聽宮	位於面部，耳屏前，下頜骨髁突的後方，張口時呈凹陷處。
下關	位於面部耳前方，當顴弓與下頜切跡所形成的凹陷中。
翳風	位於耳垂後方，當乳突與下頜角之間的凹陷處。
天容	位於頸外側部，當下頜角的後方，胸鎖乳突肌的前緣凹陷中。
人迎	位於頸部結喉旁，當胸鎖乳突肌的前緣，頸總動脈搏動處。
扶突	位於頸外側部，結喉旁，當胸鎖乳突肌的前、後緣之間。
天柱	位於項部，約當後髮際正中旁開1.3寸。
風池	位於項部，枕骨之下，胸鎖乳突肌與斜方肌上端間的凹陷處。
翳明	位於項部，翳風穴後1寸處。
肩髃	位於肩部三角肌上，臂外展或向前平伸時，當肩峰前下方凹陷處。
乳根	位於胸部，當乳頭直下，乳房根部，第五肋間隙，距前正中線4寸。

續表

穴名	定位
大赫	位於下腹部，當臍中下 4 寸，前正中線旁開0.5寸。
大杼	位於背部，當第一胸椎棘突下，旁開 1.5寸。
命門	位於腰部，當後正中線上，第二腰椎棘突下凹陷中。
志室	位於腰部，當第二腰椎棘突下，旁開 3 寸。
三焦俞	位於腰部，當第一腰椎棘突下，旁開 1.5寸。
環跳	位於臀部，股骨大轉子最高點與骶管裂孔連線的外中 1/3 交點。
委中	位於膕橫紋中點，當股二頭肌腱與半腱肌肌腱的中間。
曲泉	位於膝部膕橫紋內側端，半腱肌、半膜肌止端前緣凹陷處。
風市	位於大腿外側部的中線上，當橫紋上 7 寸。
血海	位於大腿內側，髕底內側端上 2 寸，當股四頭肌內側頭的隆起處。
陽陵泉	位於小腿外側，當腓骨頭前下方凹陷處。
陰陵泉	位於小腿內側，當脛骨內側髁後下方凹陷處。
內膝眼	屈膝，位於髕韌帶內側凹陷處。
外膝眼	位於膝部，髕骨下方與髕韌帶外側的凹陷中。
足三里	位於小腿前外側，當犢鼻下 3 寸，距脛骨前緣一橫指（中指）。
三陰交	位於小腿內側，當足內踝尖上 3 寸，脛骨內側緣後方。

第三章 常見內科病症穴位保健按摩法

感冒、支氣管炎、哮喘、內傷發熱、食慾不振、慢性胃炎、慢性腹瀉、便秘、高血壓症、冠心病、糖尿病、甲狀腺功能亢進、肥胖症、脅痛、手足厥冷症、虛勞症

感　冒

認識感冒

感冒，是一種由病毒或細菌引起的急性上呼吸道感染疾病，中醫稱為「傷風」。本病春冬多發，體質較弱者易感。

一般病情較輕，病程較短，可自行痊癒，以鼻塞、流涕、咳嗽、頭痛、惡寒發熱、全身酸楚等為主症。嚴重者會引起嚴重的併發症，如併發肺炎、心肌炎、急性腎炎等。常因起居失常、冷暖不調、涉水淋雨、過度疲勞、酒後當風等導致機體抵抗力下降而發病，與人的體質強弱密切相關。

國醫大師看感冒

陽虛之體，易感受風寒；陰虛之體，易感受風熱、燥熱；脾虛痰濕者，易感受外濕。按摩相關穴位能補陽助陰，解表宣肺，清腦通竅。

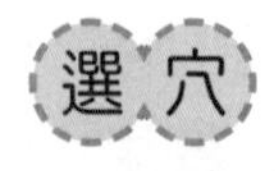

印堂、太陽、迎香、風池

體穴按摩法
1. **揉印堂：**用食指指腹揉按印堂穴 2 ～ 3 分鐘，力度適中，頭痛略有減輕即可。
2. **揉按太陽：**將雙手掌根貼於太陽穴，患者雙目自然閉合，做輕緩平和的揉動 30 次。
3. **揉按迎香：**用雙手食指指腹點按兩側迎香穴 100 次，以局部有酸痛感為度。
4. **按揉風池：**用拇指按揉風池穴 30 次，最後用拇指和其餘四指相對拿捏頸筋脈 2 分鐘。

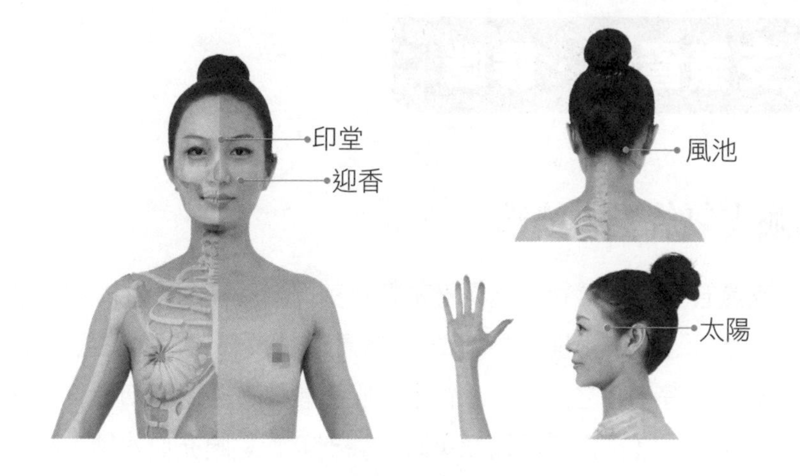

隨證加法

1. 無汗怕冷，鼻塞流涕者加：按揉風門，擦大椎，摩中脘，艾灸合谷、神闕。

2. 發熱，出汗，痰黃，咽喉腫痛和口渴者加：點按大椎，按揉肺俞和尺澤，拿按曲池。

3. 咳嗽，痰多而濃稠，胸悶，噁心，消化不良，食慾不振，頭暈，四肢沉重者加：按揉中脘、豐隆、三陰交。

4. 咳嗽，痰白，倦怠無力，氣短懶言，無汗或自汗，四肢不溫者加：揉按肺俞、脾俞、腎俞，按揉足三里，艾灸氣海。

大師有話說

1. 堅持自我保健按摩可增強體質，預防感冒。感冒患者可按上法自我按摩，每日 2 ～ 3 遍，一般 3 ～ 4 天痊癒。

2. 感冒 4 ～ 5 天未癒，高熱不退，或熱度雖不高，但極度虛弱者，應到醫院診治。

3. 平時注意保暖，防止受涼。感冒時多飲開水。

4. 按揉太陽、項部穴位時可先塗少量風油精。

支氣管炎、哮喘

認識支氣管炎、哮喘

支氣管炎是指氣管、支氣管黏膜及其周圍組織的慢性非特異性炎症，臨床上以長期咳嗽、咳痰、喘息以及反覆呼吸道感染為特徵。部分患者起病之前先有急性上呼吸道感染（如急性咽喉炎、感冒等）症狀。當合併呼吸道感染時，細支氣管黏膜充血水腫，痰液阻塞及支氣管管腔狹窄，可產生氣喘（喘息）的症狀。

本症因肺氣不足，寒邪侵入；或熱邪傷肺；或脾虛生痰，痰阻於肺；或年老、久病治腎虛肺弱。

國醫大師看支氣管炎、哮喘

本症因肺氣不足，寒邪侵入；或熱邪傷肺；或脾虛生痰，痰阻於肺；或年老、久病致腎虛肺弱。按摩相關穴位能利肺降氣，祛寒化痰，補腎健脾。

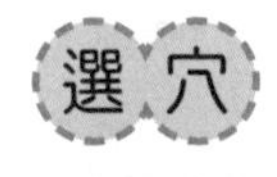

大椎、肺俞、膻中、中脘

體穴按摩法
1. **擦大椎：**用大魚際橫擦大椎穴 2～3 分鐘，以透熱為度。
2. **按揉肺俞：**將食指、中指併攏，把兩指指腹放於肺俞穴上，環形按揉 3 分鐘。
3. **揉膻中：**用大魚際或掌根貼於膻中穴，逆時針揉按 3～5 分鐘，以有脹麻感為宜。
4. **摩揉中脘：**將手掌置於中脘穴上，做順時針或逆時針摩揉，往返摩揉 20～30 次，以透熱為度。

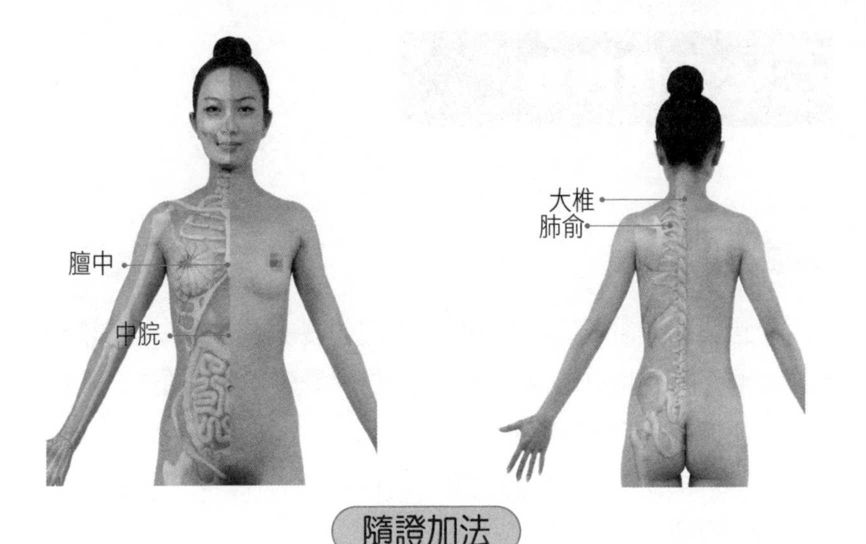

隨證加法

1. 起病急，咳嗽、痰白、發熱惡寒者加：按揉風門、風池和尺澤，點按風府。

2. 咳嗽痰黃、口乾咽痛、發熱惡風者加：按揉脾俞，拿按曲池和尺澤，按揉豐隆。

3. 咳嗽痰多、痰白而黏、胸脘脹悶、食少易困者加：按揉脾俞和豐隆，揉按三陰交，摩中脘，揉、擦章門。

4. 老年或久病體弱、咳嗽反覆發作、怕冷自汗、勞累後或夜間加重、少氣或氣喘者加：按揉肺俞和脾俞，揉擦腎俞和志室，揉氣海，揉按三陰交和太谿。

大師有話說

1. 對於吸菸引發的支氣管炎，患者需要積極治療，生活中需要注意飲食清淡，忌辛辣葷腥。

2. 避免精神緊張，以免加重病情。

3. 保持良好的空氣流通，保持一定濕度，控制有害的氣體和煙塵。適當地進行體育鍛鍊，增強體質，提高呼吸道的抵抗力。季節更替和寒冷時節注意保暖。

內傷發熱

認識內傷發熱

凡因臟腑氣血虛損或陰陽失調引起的發熱，稱為內傷發熱。以低熱多見，有時也可出現高熱。患者自覺發熱或五心煩熱，雖體溫正常，仍屬內傷發熱範疇。

內傷發熱的特點：發熱緩慢，病程較長，不惡寒，發熱時作時止或發有定時。

國醫大師看內傷發熱

中醫學認為：本症一因體陰虛或熱證經久不癒，或久瀉傷陰，致陰液能制火，陽氣偏盛；二因勞逸不均，飲食失調，致中焦氣虛而發熱；三因心情不暢、不鬱結，氣鬱化火；四因氣滯及外傷出血，瘀血停積於內，氣血鬱結不通而發熱。

按摩相關穴位能補益氣血，調整陰陽。

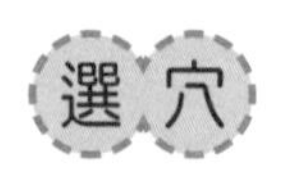

大椎、內關、外關、足三里、三陰交

體穴按摩法
1. **按揉大椎：**將食指、中指指腹放於大椎穴上，用力按揉 3～5 分鐘。
2. **按壓內、外關：**用拇指指腹按壓內、外關穴，用力均勻，持續 5 分鐘。
3. **按揉足三里：**用拇指揉按足三里穴 3 分鐘，揉動緩慢，按壓沉穩。
4. **揉按三陰交：**將拇指指端放於三陰交穴上，適當用力壓揉 3～5 分鐘。

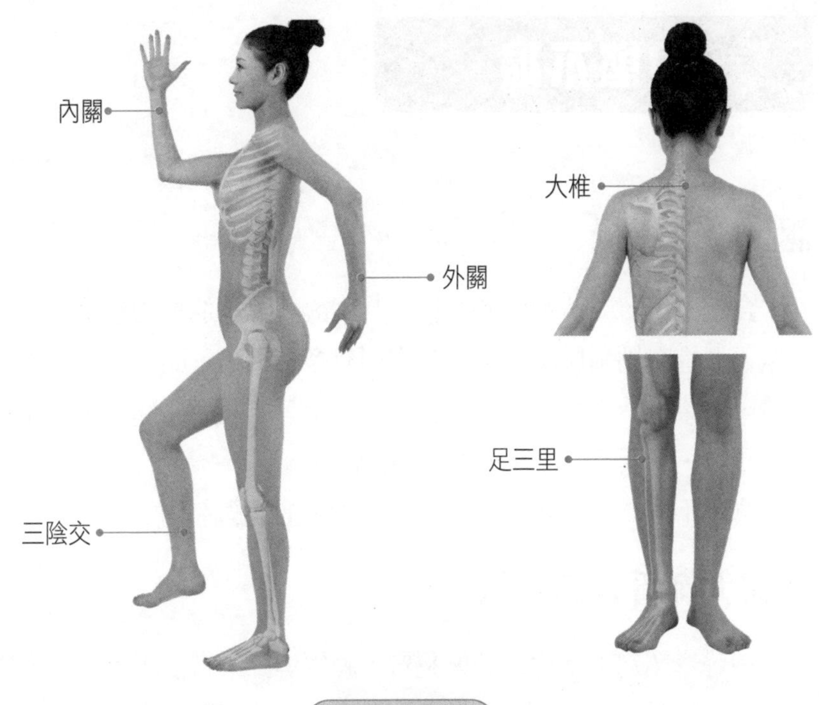

隨證加法

1. 午後或夜間潮熱，或手足心發熱，骨蒸顴紅，口乾咽燥者加：掐揉神門，拿揉太谿，擦湧泉。

2. 發熱或高或低，頭昏無力，氣短自汗，面色萎黃，易感冒者加：拿按手三里，揉膻中，掌揉氣海，按揉肺俞。

3. 身熱心煩，急躁易怒，口苦，脅脹，婦女經來腹痛、乳房發脹者加：指揉膻中，掌揉章門，拿按陰、陽陵泉，揉按太谿，點按太衝。

大師有話說

1. 內傷發熱又稱虛熱，較難治療。若堅持自我按摩，能使虛熱漸退。先請家人幫助足部按摩 30 次，每天 1 ～ 2 遍。

2. 按摩的同時應查清病因，可配合藥物治療。

食慾不振

認識食慾不振

食慾不振，《黃帝內經》稱之為不欲食，指進食的慾望降低。完全不思進食則稱厭食。後世醫家則有多種稱謂，如食慾差、不知饑餓、納呆、納滯納差、不思食、不能食等。甚者惡聞食味，見食物則噁心，乃至噁心欲吐，則稱惡食厭食。

食慾不振為一種常見症狀，多見於各種肝膽脾胃疾病。

國醫大師看食慾不振

中醫學認為：本症因肝氣犯胃，脾胃濕熱，胃陰不足，脾虛胃寒，脾腎陽虛所致。按摩相關穴位能健脾益胃、疏肝溫腎。

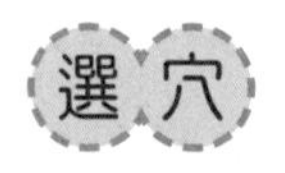

肝俞、脾俞、胃俞、氣海、合谷

體穴按摩法

1. **按揉肝俞：**用掌根按揉肝俞穴 2～3 分鐘。
2. **按揉脾俞、胃俞：**將拇指指腹放在脾俞、胃俞穴上，適當用力按揉 2～3 分鐘。
3. **揉氣海：**食指、中指、無名指三指併攏，放於氣海穴上，力度輕柔，以環形按揉 3～5 分鐘。
4. **掐按合谷：**用拇指端與食指相對成鉗形，掐按合谷穴，由輕漸重地掐揉 2～3 分鐘。

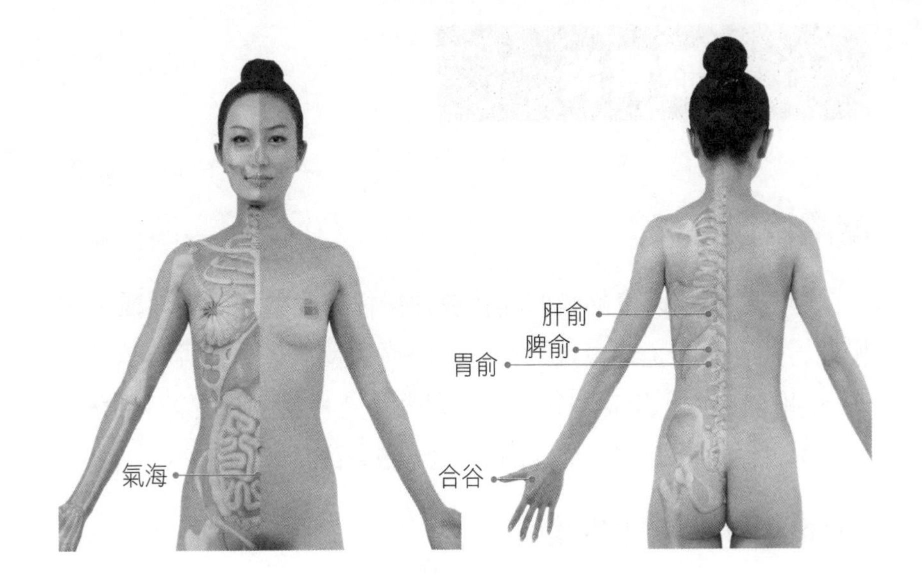

隨證加法

1. 不思飲食，呃逆噯氣，精神抑鬱，胸脅脹悶或脹痛者加：按揉期門、章門，擦胸脅，點按太衝、合谷。

2. 噁心厭食，脘腹痞悶，周身煩熱，大便溏，小便黃者加：點按合谷、曲池、尺澤、陰陵泉。

3. 饑不欲食，口渴喜飲，唇紅乾燥，大便乾結，小便短少者加：掌揉關元，按揉天樞，拿按三陰交。

大師有話說

1. 不明原因的不思飲食，建議到醫院查清原因。

2. 堅持自我按摩有很好的療效，早晚各做一次。早做體穴按摩，晚做足部穴位按摩。

3. 忌暴飲暴食，忌菸酒和辛辣、生涼之物。

4. 生活要有規律，注意勞逸結合。適當進行體育鍛鍊。

慢性胃炎

認識慢性胃炎

慢性胃炎是以胃黏膜的非特異性慢性炎症為主要病理變化的慢性胃病，臨床主要表現為慢性上腹疼痛及消化不良等，多見於20～40歲男性。40歲以後萎縮性胃炎多見。慢性胃炎除有原發性外，還可繼發於其他疾病，如肝硬化、嚴重貧血等。

國醫大師看慢性胃炎

中醫學認為：本症一因憂思惱怒，氣鬱傷肝，肝失疏泄，橫逆犯胃，致肝胃氣滯；二因嗜食辛辣、生冷食物，或暴飲暴食、酗酒以致損傷脾胃，再遇情志所傷，肝氣鬱結，鬱而化火，耗傷胃陰，致胃熱陰虛；三因脾胃素虛，又過食生冷食品，再傷中陽，或久病不癒，中氣不足，脾胃虛弱。按摩相關穴位能健脾益胃，疏肝瀉熱。

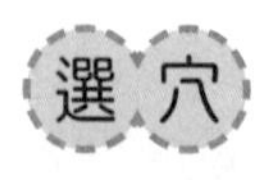

脾俞、胃俞、足三里、中脘、章門

體穴按摩法

1. **按揉脾俞：**將食指、中指併攏，兩指指腹放於脾俞穴上，環形按揉2分鐘。
2. **按揉胃俞：**將食指、中指併攏，兩指指腹放於胃俞穴上，環形按揉3分鐘。
3. **拿按足三里：**拇指與食指、中指、無名指三指相對成鉗形，將拇指指腹放於足三里穴上，用力拿按2分鐘。
4. **摩擦中脘：**將手掌置於中脘穴上，做旋轉往返摩擦5～10分鐘，以透熱為度。
5. **揉擦章門：**將手掌置於章門穴上，以掌面著力先揉後擦，反覆操作5～10分鐘，以透熱為度。

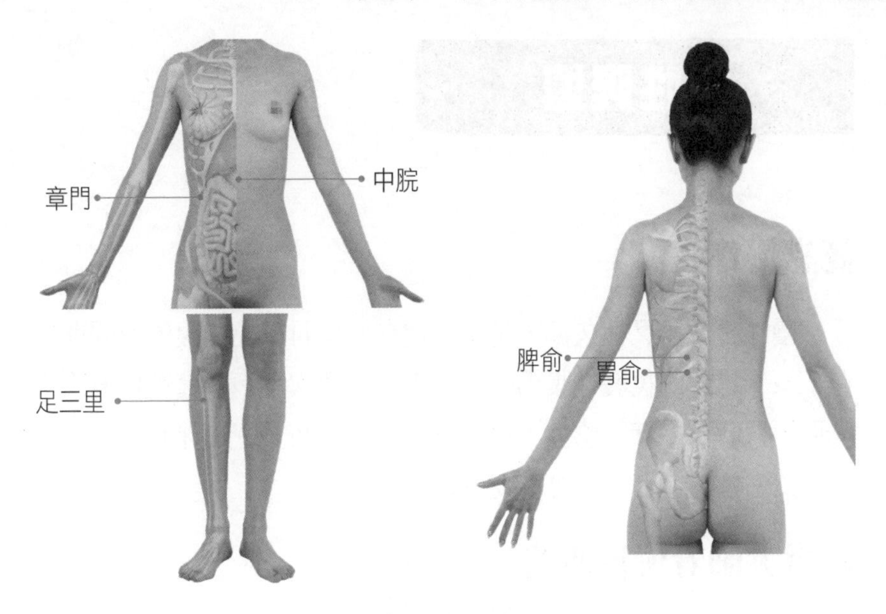

隨證加法

1. 胃脘脹痛，食後脹痛加劇，痛無定處，噯氣泛酸，情緒變化無常者加：拿按肩井，揉章門，拿陰、陽陵泉，點按太衝。

2. 胃脘燒灼樣痛，痛無定時，午後或空腹痛明顯，得食痛緩，或嘔吐血者加：拿陰、陽陵泉，點按內庭，掐揉太衝。

3. 胃脘隱隱作痛，揉按痛減，喜熱飲食，神疲乏力，四肢不溫者加：擦大椎，揉按腎俞，艾灸氣海、中脘。

大師有話說

1. 預防上要重視精神與飲食的調攝。患者要養成有規律的生活與飲食習慣，忌暴飲暴食、饑飽不勻。

2. 胃痛持續不已者，應在一定時期內進流質或半流質飲食，少食多餐，以清淡、易消化的食物為宜。

3. 忌粗糙多纖維飲食，儘量避免食用濃茶、咖啡、菸酒和辛辣等，進食宜細嚼慢嚥，慎用水楊酸、腎上腺皮質激素等西藥。

慢性腹瀉

認識慢性腹瀉

慢性腹瀉，又稱久瀉，是指病程在兩個月以上的腹瀉或間歇期在2～4週內的復發性腹瀉。主要表現為便次增多，糞質稀薄或不成形，有時伴黏液、膿血，反覆發作，病程較長，可伴有腹痛、腸鳴、食慾減退、全身乏力、腰膝酸軟等症狀。

國醫大師看慢性腹瀉

中醫學認為，腹瀉的主要病變在脾、胃與大、小腸。脾主運化，胃主受納，若飲食不節，勞倦內傷或久病纏身，均可導致脾胃虛弱型腹瀉；若脾胃較虛，復加憂思憤怒、精神緊張，引起肝氣鬱結，橫逆犯脾，致肝氣乘脾型腹瀉；年老體弱，陽氣不足或久病損傷腎陽，陽氣不足，脾失溫煦，運化失常，致腎陽虛衰型腹瀉。

按摩相關穴位能調肝理脾、溫腎止瀉。

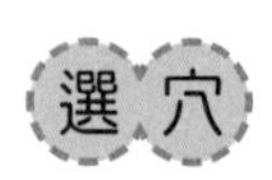

脾俞、腎俞、中脘、章門

體穴按摩法
1. **按揉脾俞**：將拇指指腹放在脾俞穴上，適當用力按揉2～3分鐘。
2. **揉擦腎俞**：將食指、中指併攏，兩指指腹放於腎俞穴上，環形按揉3～5分鐘。
3. **摩擦中脘**：將手掌置於中脘穴上，往返摩擦5～10分鐘，以透熱為度。
4. **按揉章門**：用大拇指按揉章門穴，以有脹痛感為宜，左右各按揉1～3分鐘。

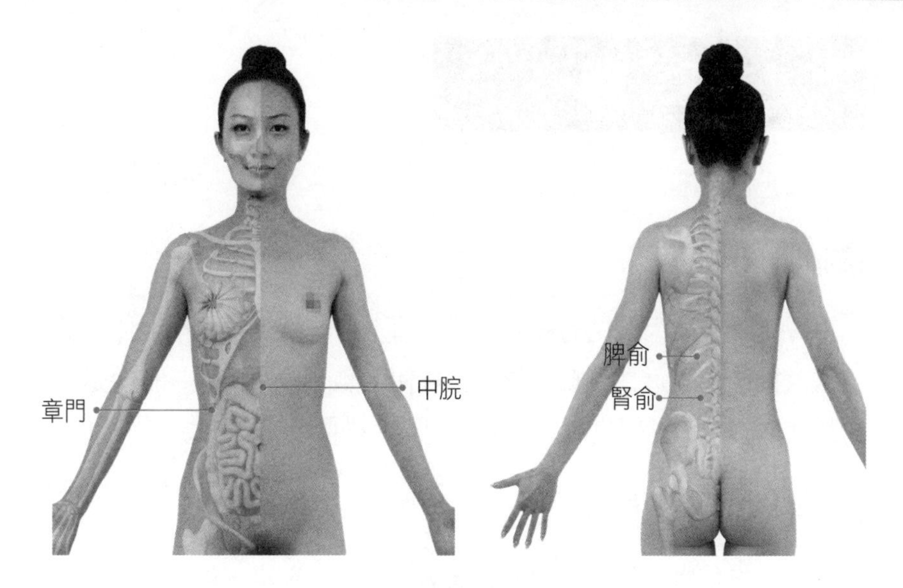

隨證加法

1. 大便時溏時瀉，食油膩物則加劇，面色萎黃，面浮足腫，神疲乏力者加：按揉胃俞，拿按手三里，艾灸中脘、天樞。

2. 腹痛泄瀉，大便不暢，胸脅痞悶，噯氣吞酸，往往與情緒變化有關者加：拿按內、外關，點按太衝。

3. 黎明之前腹中作痛，腸鳴即瀉，瀉後則安，形寒肢冷，腰膝酸軟者加：擦大椎，艾灸命門、神闕。

大師有話說

1. 患者應先到醫院做詳細檢查，以便確診。若腹瀉由腸結核引起，則應在自我按摩的同時服用抗癆藥物，這樣療效會更好。

2. 按摩對腸功能紊亂及結腸過敏者療效最好，對其他腹瀉也有一定療效。

3. 若腹瀉與情緒有關者，應穩定情緒；若腹瀉與飲食有關者，應防止暴飲暴食，禁食寒涼之品及肥甘之物。

便　秘

認識便秘

便秘，是臨床常見的複雜症狀，而不是一種疾病，指大便秘結不通或排便時間延長或雖有便意但排便困難的一種病症。主要是指排便次數減少、糞便量減少、糞便乾結、排便費力等。

國醫大師看便秘

中醫學認為：陽虛之體或素嗜酒辛厚味，致腸胃積熱；或熱病傷津，導致燥熱內結形成熱秘。身體素虛或年老體衰真陽虧損，溫煦無權，使陰寒凝結，形成冷秘。思慮過度，情志不暢，或久坐少動，以致氣機鬱滯，大腸傳導失常，糟粕內停為氣秘。勞倦內傷，或病後產後及年老體衰，精血不足，氣血兩虧，氣虛則大腸傳送無力，血虛則腸道失於滋潤，形成虛秘。

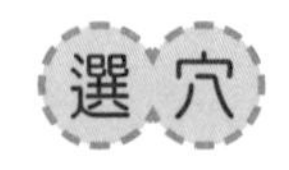

脾俞、胃俞、中脘

體穴按摩法
1. **按揉脾兪：**將拇指指腹放在脾俞穴上，適當用力按揉 2 ～ 3 分鐘。
2. **按揉胃兪：**將食指、中指併攏，用兩指指腹放於胃俞穴上，環形按揉 3 ～ 5 分鐘。
3. **下擦腰骶：**用手掌大小魚際推擦腰骶部，從上向下往返摩擦 2 ～ 3 分鐘。
4. **摩中脘：**將手掌置於中脘穴上，往返摩擦 5 ～ 10 分鐘，以透熱為度。

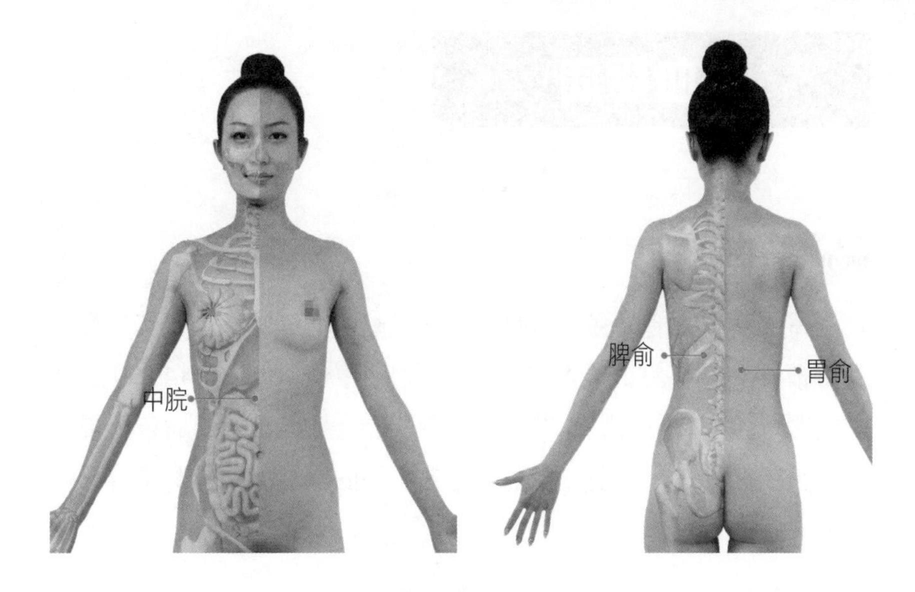

隨證加法

1. 大便秘結，小便短赤，面紅身熱，口乾口臭，心煩胸悶者加：拿按手三里，按揉支溝，點按太衝，掐、揉內庭。

2. 大便艱澀，排出不暢，小便清長，面色㿠白，四肢不溫或腰膝酸冷，腹中冷痛者加：擦大椎，艾灸關元，擦少腹，揉按三陰交。

3. 大便秘結，欲便不通，噯氣頻作，胸腹痞滿者加：拿揉支溝，擦章門，拿陰、陽陵泉，點按太衝。

大師有話說

1. 養成良好的衛生習慣，不飲生水，忌食腐餿變質食物，飲食不過量，不能貪吃肥甘、辛辣、生冷的食物。

2. 注意保暖，防止受涼。保持情緒平穩，心情愉悅，避免憂鬱惱怒，過度緊張。

3. 在夏季或梅雨季節，勿貪涼露宿，或久臥濕地，或冒雨涉水，以防濕邪侵襲，損傷脾胃，誘發腹瀉。

高血壓病

認識高血壓病

高血壓病又稱原發性高血壓，是以動脈血壓升高，尤其是舒張壓持續升高為特點的全身性慢性血管疾病。血壓高於140/90毫米汞柱即可診斷為高血壓。本病早期無明顯症狀，部分患者會出現頭暈、頭痛、心悸、失眠、耳鳴、乏力、顏面潮紅或肢體麻木等不適表現。

國醫大師看高血壓病

中醫學認為：本病一因長期精神緊張，或惱怒憂思，肝氣鬱滯，鬱久化火致肝火亢盛；二因勞傷過度或年老腎虧，腎陰虛損，肝失所養，陰虛陽亢；三因過食酒辣肥甘，損傷脾胃，脾失健運，生濕生痰，久蘊化火；四因久病，陰傷及陽，致陰陽兩虛。按摩相關穴位能滋腎健脾，平肝熄風，調整陰陽。

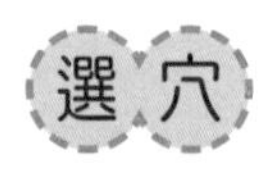

印堂、太陽、風池、天柱

體穴按摩法
1. **揉印堂：**兩手中指點按在印堂穴上，以順時針方向做迴旋動作1～2分鐘。
2. **揉按太陽：**兩手拇指指腹按在太陽穴上，以順時針方向揉按1～2分鐘。
3. **分推前額：**兩手四指併攏，從眉頭上方前額中部分別推至額部兩側，分推30次。
4. **按揉風池和天柱：**用食指指尖垂直揉按風池、天柱穴，以有酸麻脹痛感為宜，按揉1～3分鐘。

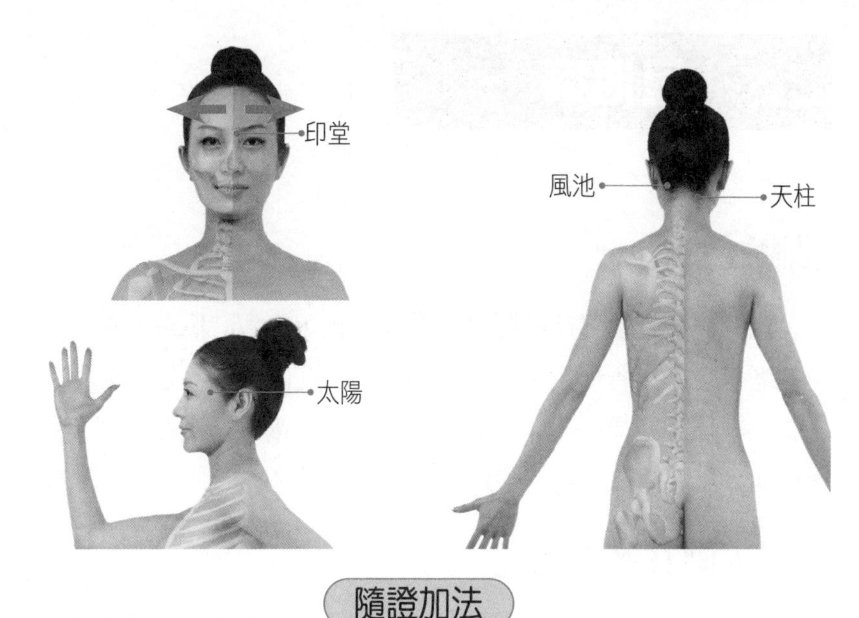

隨證加法

1. 頭痛目眩、面紅口苦、煩躁易怒、溲黃便秘者加：揉按百會，拿按陰、陽陵泉，點按太衝，揉按湧泉。

2. 眩暈頭痛、腰膝酸軟、耳鳴健忘、五心煩熱者加：揉按腎俞和志室，掐、揉太谿和太衝。

3. 頭暈眼花、失眠多夢、心悸氣急者加：拿內、外關和陰、陽陵泉，按揉脾俞和腎俞，掐揉神門。

大師有話說

1. 自我按摩能調整機體生理功能，使過高的血壓逐漸降至正常。

2. 血壓過高時容易發生腦血管意外，故平時應重視和堅持自我按摩。

3. 如果血壓急劇升高，病人自覺全身無力、頭痛加劇、眼前閃光，則須急送醫院診治。

4. 血壓過高的患者在自我按摩時應採取坐位，手法宜輕柔緩和，忌重手法。

冠心病

認識冠心病

冠心病，是由冠狀動脈發生粥樣硬化，導致心肌缺血的疾病，是中老年人心血管疾病中最常見的一種。在臨床上，冠心病主要特徵為心絞痛、心律不整、心肌梗塞及心力衰竭等，主要症狀有胸骨後疼痛，呈壓榨樣、燒灼樣疼痛。

國醫大師看冠心病

中醫學認為：本症一因過食膏粱厚味，致濕困脾陽，產生痰濁阻絡，使胸陽阻痹；二因七情所傷，怒傷肝，致肝氣橫逆，氣機不調，喜傷心，心氣不勻，氣血運行不暢思傷脾，脾虛則運化無權，不能運輸營養於全身，七情過傷，致氣滯血瘀；三因年老面衰，腎氣不足，又缺乏鍛鍊，氣血運行欠佳，瘀阻心經脈絡。

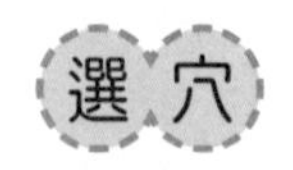

大椎、脾俞、腎俞、膻中、中脘

體穴按摩法

1. **擦大椎：**用大魚際橫擦大椎穴 2 ～ 3 分鐘，以透熱為度。
2. **按揉脾俞：**將拇指指腹放在脾俞穴上，適當用力按揉 1 ～ 3 分鐘。
3. **揉腎俞：**雙手指拇指腹同時按揉兩側腎俞穴，在微感酸脹後，持續按揉 2 分鐘。
4. **揉膻中：**食指、中指、無名指併攏，三指指腹放於胸前膻中穴上，按揉 1 ～ 2 分鐘。
5. **摩擦中脘：**將手掌置於中脘穴上，往返摩擦各 20 次，以透熱為度。

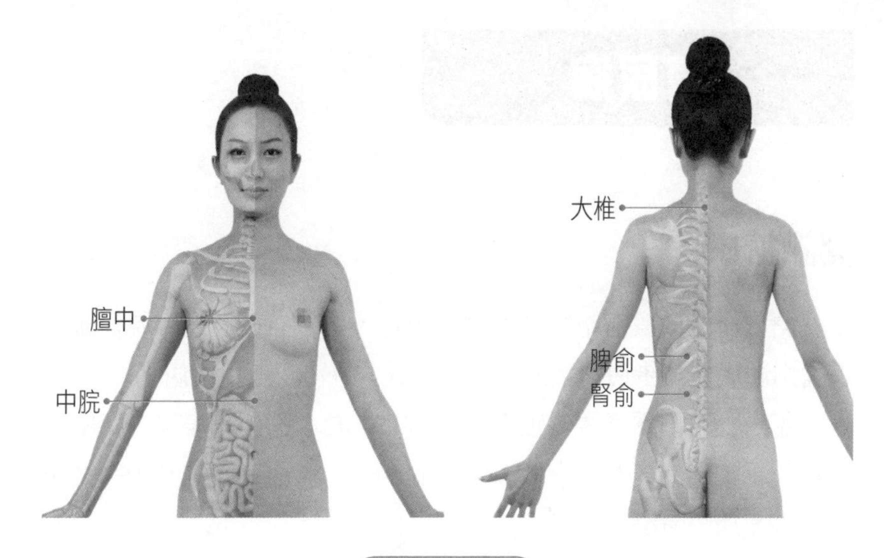

隨證加法

1. 心胸持續疼痛，痛徹背部，胸悶憋氣，心悸氣短，面色蒼白者加：揉氣海，拿按血海和三陰交，點按太衝。

2. 胸悶心悸，動則氣喘，頭暈噁心，腰背酸冷，面色蒼白者加：揉按肺俞、氣海。

3. 胸悶心悸，呼吸不暢，頭昏目眩，失眠健忘，神疲乏力，食慾不振，大便溏者加：揉、擦章門，揉關元，按揉手三里和尺澤。

4. 胸悶易怒，五心煩熱，耳鳴，腰膝酸軟，大便乾燥者加：揉志室，揉氣海，揉按三陰交，點按太衝。

大師有話說

1. 本症與情志有關，忌生氣、憂思，工作勿太勞累。

2. 冠心病患者在病情較穩定時應堅持自我按摩，每日早晚各一遍，能防止病情的發展；發作時可拿內、外關和合谷，按揉足三里，揉膻中，摩中脘。

3. 忌暴飲暴食、喝酒、吸菸及過食辛辣和膏粱厚味之品。

糖尿病

認識糖尿病

糖尿病是由於血中胰島素相對不足，導致血糖過高出現糖尿，進而引起脂肪和蛋白質代謝紊亂的常見內分泌代謝性疾病。

臨床上可出現多尿、煩渴、多飲、多食、消瘦等表現，持續高血糖與長期代謝紊亂等症狀可導致眼、腎、心血管系統及神經系統的損害及功能障礙或衰竭。

國醫大師看糖尿病

中醫學認為：長期精神刺激，導致氣機鬱結，進而化火，火熱旺盛，形成上消。長期食肥甘、醇酒厚味，致脾胃運化失衡，積熱內蘊，化燥傷津為中消。素體陰陽兩虧，加之房事太過，勞傷過度，導致腎陰虧虛或陰陽兩虛，形成下消。按摩相關穴位能清瀉三焦蘊熱，增強臟腑功能。

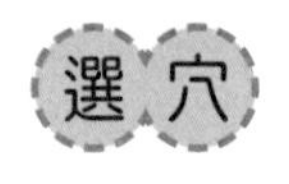

肺俞、胃俞、中脘、手三里

體穴按摩法

1. **揉按肺兪：**將食指、中指併攏，兩指指腹放於肺俞穴上，環形按揉 3 分鐘。
2. **揉按胃兪：**將食指、中指併攏，兩指指腹放於胃俞穴上，環形按揉 3 分鐘。
3. **摩中脘：**將手掌置於中脘穴上，往返摩擦各 20 次，以透熱為度。
4. **按揉手三里：**拇指指端放於手三里穴上，其餘四指附於手臂上，用力按揉 5 分鐘。

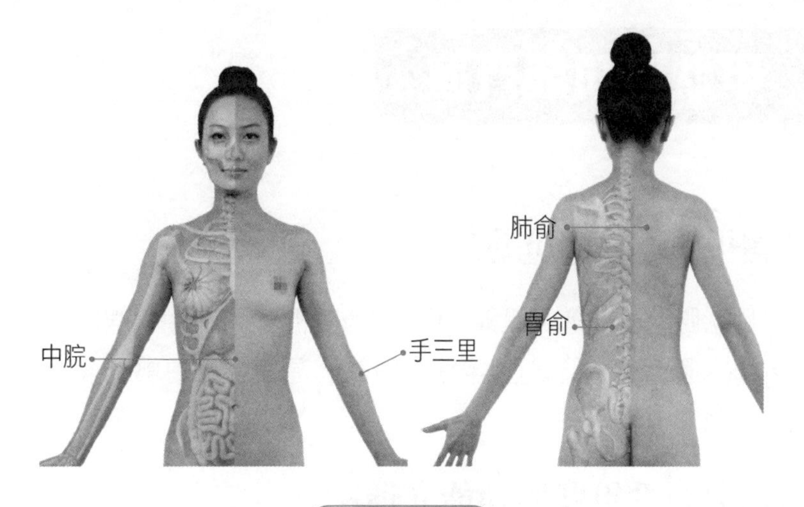

隨證加法

1. 煩渴多飲，口乾舌燥，尿頻而量多者加：點按大椎，拿按尺澤。

2. 多飲易餓，形體消瘦，大便秘結者加：拿揉豐隆和承山，點按太衝，掐、揉內庭。

3. 尿頻且量多、渾濁如脂膏，腰膝酸軟，五心煩熱，口乾舌燥，頭昏乏力者加：掐揉神門、太谿、照海。

4. 小便頻數，渾濁如膏，面色黑暗，腰膝酸軟，陽痿，月經量少，腰腹發涼者加：拿肩井，擦大椎，艾灸命門、氣海。

大師有話說

1. 堅持自我按摩，配合藥物治療，節制飲食，能使病情好轉或痊癒。

2. 自我按摩後，有的患者飲食量會增加，因此更需注意不能多食。以適量主食配以蔬菜、豆類、瘦肉和雞蛋為宜。忌食肥甘和辛辣刺激之品。

3. 避免心理過度緊張和精神刺激，節制性生活等。

甲狀腺功能亢進

認識甲狀腺功能亢進

甲狀腺功能亢進，簡稱「甲亢」，臨床表現有甲狀腺腫大、食慾亢進、體重減輕、心動過速、情緒容易激動、怕熱、多汗、手抖、眼球突出等。

國醫大師看甲狀腺功能亢進

中醫學認為：本症一因長期精神抑鬱，或突然遭受精神刺激，致使肝氣鬱結，氣滯，不能運行津液，津液凝聚成痰，痰氣交阻頸前，為氣滯凝痰；因肝氣久鬱化火，致肝火亢盛；火盛傷陰，肝陰不足，久必及心，致心肝陰虛，或素體陰虛，遇有氣火，肝火旺盛，又易傷陰。按摩相關穴位能理氣化痰、軟堅消腫。

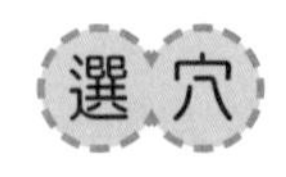

晴明、天柱、翳風、天容、人迎、扶突

體穴按摩法

1. **揉按晴明：**用雙手拇指或食指指端著力，分別按於兩眼晴明穴，進行反覆揉按 30 次，以局部有酸脹感為度。
2. **按揉天柱：**拇指與食指、中指相對捏揉左右天柱穴，以局部有酸脹感為宜。
3. **按揉翳風、天容：**用拇指指腹輕輕按揉翳風、天容穴，以出現酸、脹感為宜，左右各按揉 100 ～ 200 次。
4. **拿揉人迎、扶突：**用一手拇指與食中指指腹揉按人迎、扶突穴 100 ～ 200 次，力度適中，至潮紅發熱。

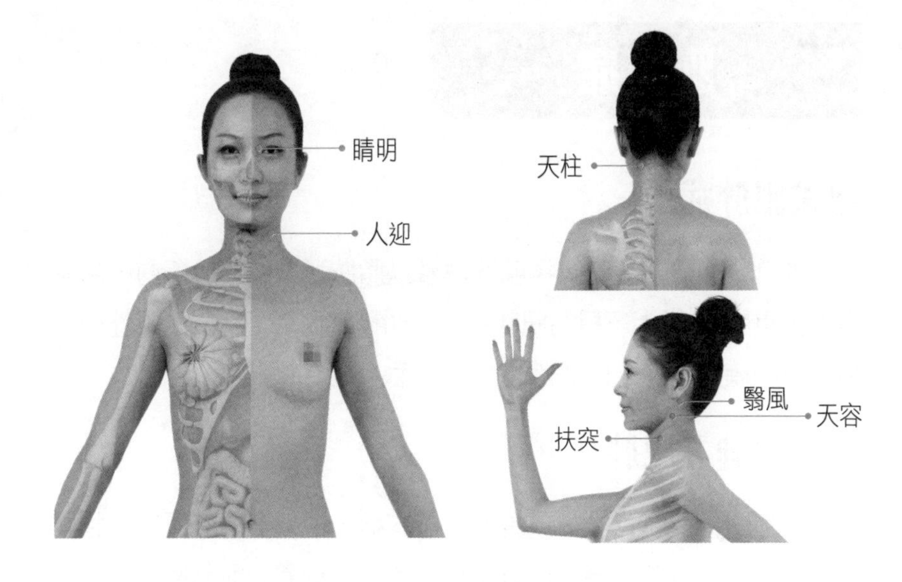

隨證加法

1. 頸腫，眼突，性急暴怒，面顴升火，怕熱多汗，口苦，目赤者加：按揉腎俞，揉、擦章門，點按太衝，搓湧泉。

2. 一側或兩側頸腫，日漸增大，軟而不痛，胸悶脅痛，乾咳聲啞，吞咽困難者加按脾俞，揉膻中，摩中脘，按豐隆。

3. 心悸怔忡，心煩不寐，頸脖粗大，視物模糊，多食易饑，手足震顫，消瘦多汗者加按揉安眠穴，揉、擦腎俞和志室，掌揉關元，拿按神門、太谿。

大師有話說

1. 甲狀腺功能減退者，可按照本法按摩，因為穴位能雙向調節。
2. 甲狀腺發炎期，頸部忌推拿，可做耳穴按壓和足底按摩。
3. 保持精神愉快，防止情緒激動和工作勞累。
4. 忌食肥、甘、辛辣刺激性食品和海鮮、羊肉、鵝肉之類食物。

肥胖症

認識肥胖症

進食量多於消耗量，多餘的熱量以脂肪形勢儲存於體內，超過標準體重 20% 以上，稱為肥胖症。無明確病因者，稱為單純性肥胖症；有明確病因者，稱為繼發性肥胖症。

國醫大師看肥胖症

本症一因飲食失調，或長期食慾亢盛，或偏食膏粱厚味、甘美甜膩食品，致脾運失健，助濕生痰，痰濕積於體內而肥胖；二因脾腎陽虛之體，復加勞倦傷，或飲食不節，脾氣受損，徒見形體肥胖，實則元氣已虛；三因七情所傷，如久思傷脾，虛則運化無權，致痰濕停留肌膚，或久怒傷肝，肝氣橫逆，氣機不調，氣滯血瘀；四因虛陽亢，內虛外實。

按摩相關穴位能健脾益氣，化痰通絡，調整機體平衡。

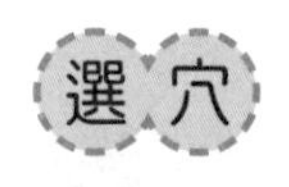

中脘、天樞、章門、膻中

體穴按摩法
1. **揉中脘**：雙手重疊緊貼於中脘穴上，先以順時針方向摩揉 1～2 分鐘，再以逆時針方向旋轉揉 1～2 分鐘。
2. **按揉天樞**：以食、中兩指分別置於天樞穴作雙指揉按 3～5 分鐘，以局部皮膚發熱微紅為度。
3. **搓擦章門**：將手掌置於章門穴上，往返搓擦 20 次，以透熱為度。
4. **推揉膻中**：用大魚際或掌根貼於膻中穴，推揉 1～3 分鐘，以有酸脹感為宜。

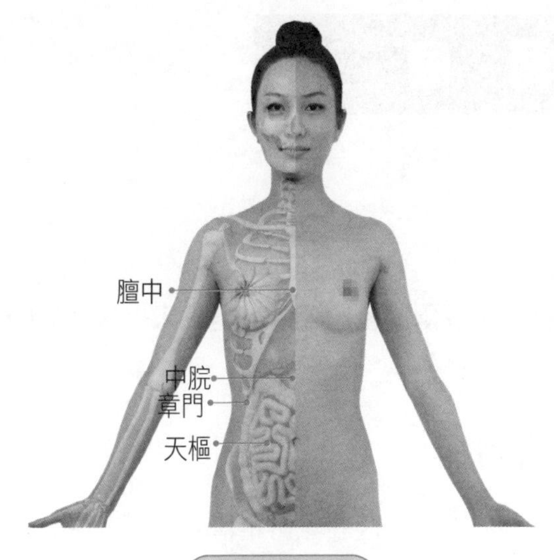

隨證加法

1. 心悸氣促，胸腹痞悶者加：推揉膻中，按揉上脘，揉少腹，按揉神門。

2. 形寒肢冷，面色蒼白者加：揉氣海，揉腎俞，揉脾俞，擦腰骶。

3. 煩躁易怒，面紅目赤者加：揉按印堂，揉太陽，按揉風池，點揉太衝、太谿。

4. 胸悶脅脹，肢體麻木者加：平推脅肋，按揉章門、期門，揉膻中，拿揉肩井。

大師有話說

1. 注意節制飲食，控制過多熱量攝入，特別是要控制動物性脂肪的攝入，多食蔬菜、水果及富含纖維的食品。晚上儘量少進食。

2. 按揉天樞時，須兩掌附於肋下，兩手拇指分別同時用力下按天樞直至腹深層，反覆操作 10 ～ 20 次。

3. 日常生活要有規律，起居有節，適當加強體育鍛鍊，保持大便通暢。

脅痛

認識脅痛

脅痛是指一側或兩側脅肋疼痛，是臨床上較常見的一種自覺症狀。

國醫大師看脅痛

中醫學認為，本症一因肝氣鬱結情志抑鬱或暴怒傷肝，疏泄不利，氣阻絡痹致脅痛；二因瘀血停積，氣鬱日久，血流不暢，瘀血停積，或強力負重，脅絡受傷，瘀血停留，阻塞脅絡；三因肝膽濕熱，外邪內侵或飲食失調，濕熱之邪蘊結於肝膽而失於疏泄；四因肝陰不足，久病體虛或勞動太過，致精血虧損，血虛不能養肝，絡脈失養而致脅痛。總之，肝居脅下，肝膽經脈布於兩脅，故本症與肝膽、脅肋疾病有關。

按摩相關穴位能養陰疏肝、活血通絡、止痛。

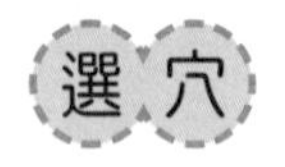

肝俞、腎俞、中脘、氣海

體穴按摩法
1. **按揉肝兪：**用雙手食指指腹按揉兩側肝俞穴，做順時針揉動 100 次。
2. **掌擦腎兪：**雙手掌面著力分別放在腎俞穴上，用手掌根部推擦 10～13 分鐘，力度由輕到重，以有溫感為度。
3. **掌摩中脘：**將手掌腹面置於中脘穴上，往返摩擦 20 次，以透熱為度。
4. **揉氣海：**用拇指指腹揉按氣海穴，力度適中，按揉 5～8 分鐘。

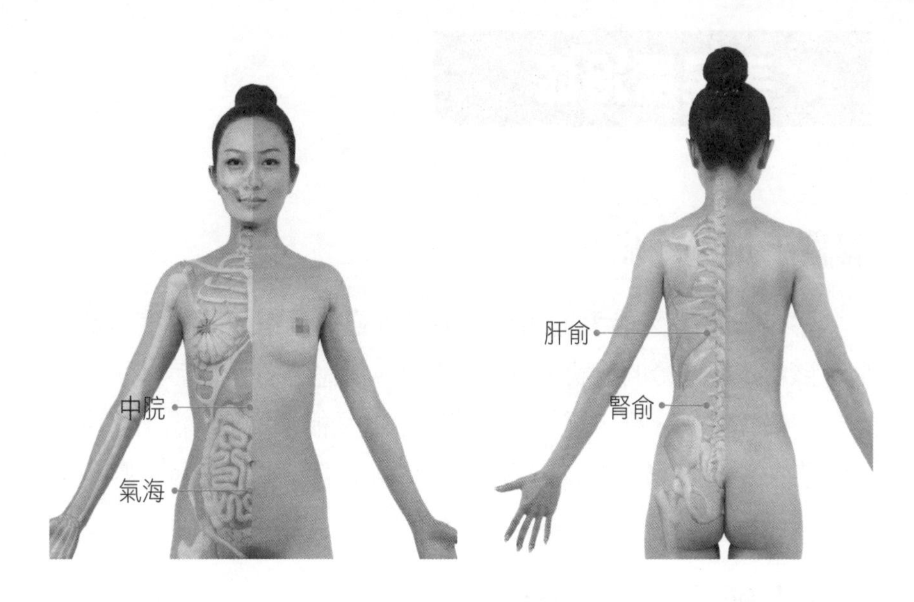

隨證加法

1. 脅肋部脹痛且痛處走竄不定，疼痛每因情緒不佳而加重，胸悶不舒，飲食減少者加：掐按內關、三陰交、行間。

2. 脅痛如刺，固定不移，入夜更劇，痛處拒按或在季肋處觸到痞塊者加：拇指按揉痛點，掌摩痛處（痞塊），拿按合谷，按揉血海、三陰交。

3. 脅持續隱痛，口乾，心煩，時覺煩熱頭暈、視力模糊者加：按揉神門、丘墟、三陰交、太谿、太衝、照海。

大師有話說

1. 若有膽結石，可手術或藥物治療。

2. 自我按摩有較好療效，早晨做體穴按摩，晚上做足部按摩，脅痛明顯者可按壓耳穴。

3. 平時不要生悶氣，忌大怒，以防傷肝。

手足厥冷症

認識手足厥冷症

手足厥冷，又稱手足逆冷、手足厥逆，是指四肢從手、足到肘、膝都出現寒冷的症狀，可見於傷寒、厥證、疝等病症。

一般冷至腕、踝，稱「手足清冷」，又稱「手足不溫」；冷至肘、膝，稱「四肢厥冷」，又稱「手足不溫」；冷至肘、膝，稱「手足厥冷」。

國醫大師看手足厥冷症

中醫學認為：本症與陽氣衰微、陽氣鬱阻、血虛受寒、痰濁內阻等有關。

按摩相關穴位能健脾補腎，養血祛寒，行氣化痰。

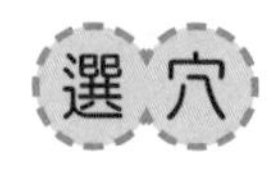

大椎、曲池、合谷、湧泉

體穴按摩法
1. **擦大椎：**用大魚際橫擦大椎穴 2～3 分鐘，以透熱為度。
2. **拿按曲池：**拇指與食指成鉗形拿按曲池穴，先左後右，各拿按 1～3 分鐘。
3. **拿按合谷：**用拇指指端按於合谷穴上，其餘四指置於掌心，適當用力由輕漸重拿按 1 分鐘。
4. **按揉湧泉：**用雙手握住患者腳背，兩拇指按揉湧泉穴 3～5 分鐘，患者感覺酸脹即可。

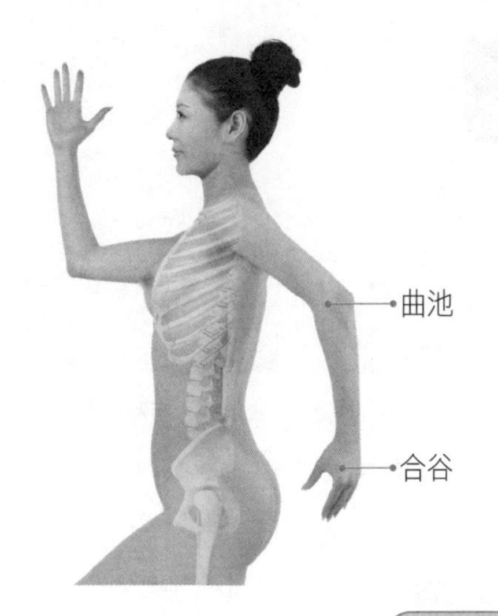

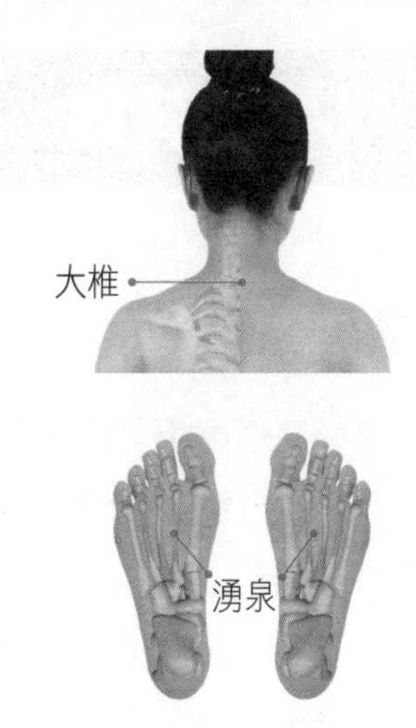

隨證加法

1. 形寒蹉臥，面色蒼白，精神萎靡，下利清穀，骨節疼痛者加：摩揉中院，重命門，艾灸丹田。

2. 胸脅苦滿，噯氣不舒，嘔吐不利，腹痛或小便不利者加：按揉足三里、陽陵泉，期門、章門，拿揉內關。

3. 四肢發涼，形寒身痛，皮膚青白，脘腹冷痛者加：擦大椎，按揉肺俞。

4. 胸脘滿悶，痰聲轆轆，嘔吐，饑不欲食者加：摩揉膻中，揉中脘、內關、豐隆。

大師有話說

1. 出現此種病症者應到醫院檢查有無貧血、甲狀腺功能減退、動脈硬化、性激素分泌不足等，以對症治療。

2. 要隨季節變化增減衣服，平時不要長久居住在陰暗潮濕的地方，以防寒邪、濕氣侵襲人體。

3. 少吃或不吃寒涼食品，如西瓜、香蕉、奇異果、甜瓜、番茄、橘子、柚子等。

虛勞症

認識虛勞症

虛勞又稱虛損，即虛損勞傷，容易疲倦，是臟腑虧損、元氣虛弱所致，以五臟虛證為主要臨床表現的多種慢性疾病的總稱。氣虛損者主要表現為面色萎黃、神疲體倦、懶言聲低、自汗、脈細；血虛損者主要表現為面色不華、唇甲淡白、頭暈眼花、脈細；陰虛損者主要表現為口乾舌燥、五心煩熱、盜汗、舌紅苔少、脈細數；陽虛損者主要表現為面色蒼白、形寒肢冷、舌質淡胖有齒印、脈沉細。

國醫大師看虛勞症

中醫學認為：本病多因先天不足、稟賦薄弱，後天失養；或煩勞過度、早婚多育、過度耗損五臟；或暴飲暴食、酗酒，損及脾胃；或大病之後傷及元氣等引起。

按摩相關穴位能補腎健脾，益氣生血。

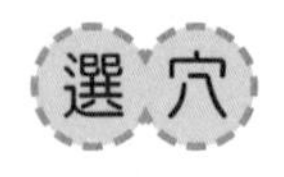

百會、中脘、氣海、脾俞、胃俞

體穴按摩法

1. **按揉百會：**用中指指腹按揉百會穴，感到酸脹時做順時針揉動 20 次，由輕到重再至輕。
2. **摩中脘：**將手掌置於中脘穴上，反覆摩擦 20 次，以透熱為度。
3. **揉氣海：**用掌指指腹揉按氣海穴，力度略重，按揉 1 ～ 3 分鐘。
4. **按揉脾俞、胃俞：**將拇指指腹或掌根放在脾俞、胃俞穴上，適當用力按揉 1 ～ 3 分鐘。

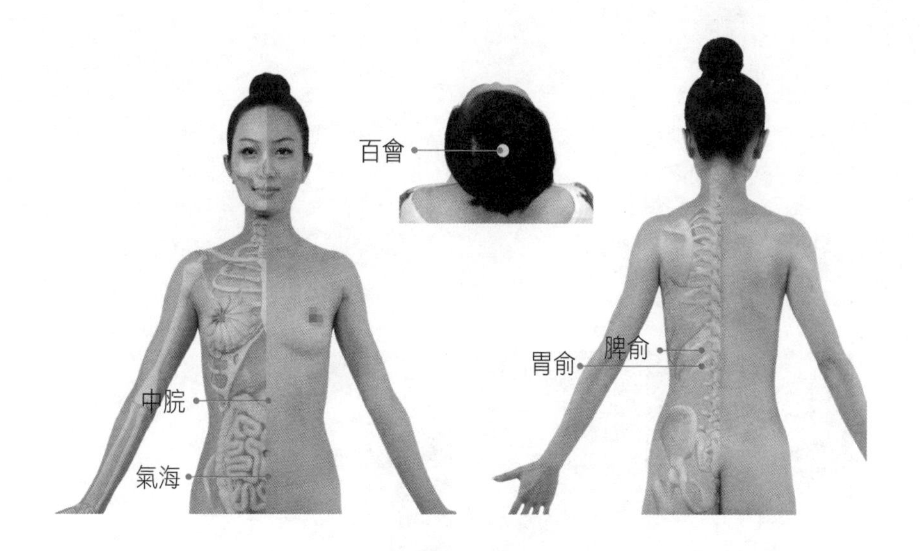

隨證加法

1. 不思飲食，倦怠無力，氣短自汗，易於感冒，大便溏薄者加：擦大椎，按揉肺俞、拿按曲池，艾灸神闕。

2. 心悸怔忡，失眠多夢，頭暈目眩，耳鳴，脅痛，婦女月經不調，甚則經閉者加：按揉神門、太谿、太衝、期門。

3. 心悸自汗，神倦嗜寐，形寒肢冷，面色蒼白者加：擦大椎，揉膻中，擦命門、腰骶，艾灸關元、命門。

4. 腰背酸痛，腹中冷痛，多尿或不禁，腸鳴泄瀉或五更瀉，遺精陽痿者加：擦脾俞、命門、腰骶，揉丹田，艾灸氣海。

大師有話說

1. 本症為慢性虛損性病症，須長時間按摩方可見效，最好查清病因，排除器質性病變。

2. 避免過度疲勞及精神刺激，防止憂慮和暴躁。

3. 忌菸酒，忌食寒涼和辛辣刺激食品。

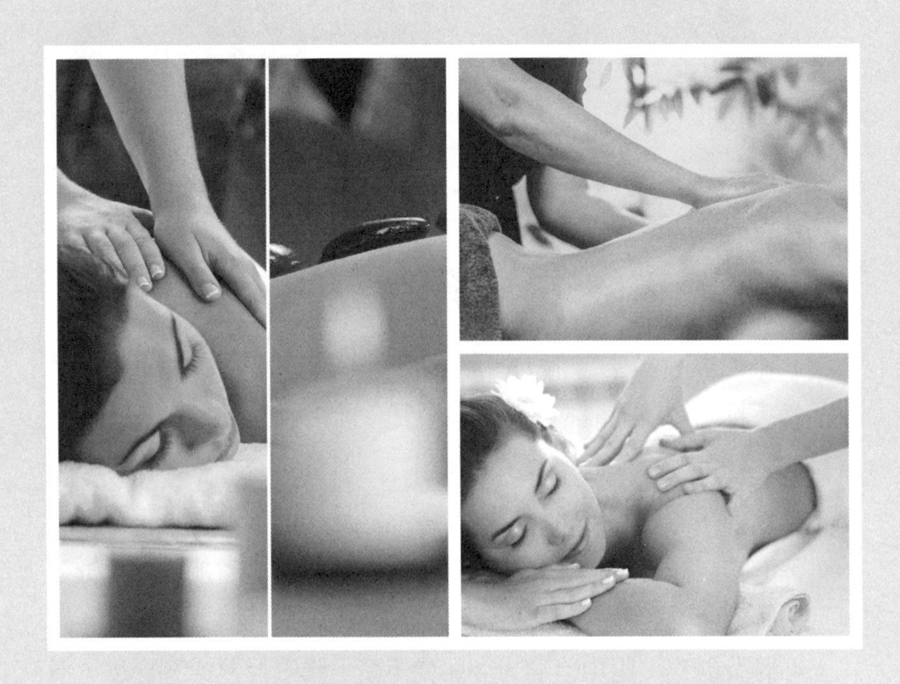

第四章 常見神經內科病症穴位保健按摩法

頭痛、眩暈、失眠、多夢、嗜睡症、健忘症、面肌痙攣、面神經麻痺、三叉神經痛、多發性神經炎、坐骨神經痛

頭　痛

認識頭痛

頭痛是指額、頂、顳及枕部的疼痛。頭痛為常見症狀，大多無特異性且預後良好，如急性感染時的頭痛，隨原發病的好轉而緩解。但有些頭痛症狀卻是嚴重疾病的信號，如高血壓、動脈硬化患者頭痛突然加劇，尤其是伴嘔吐時，須警惕腦出血的發生。

腦腫瘤、腦膿腫、腦外傷等引起的頭痛，如在病程中進行性加劇，常提示病情加重或惡化。

國醫大師看頭痛

本病可由風邪、積熱、肝陽上亢、痰濕和體質虛弱等原因引起。按摩相關穴位能益氣養血，平肝祛風，通絡止痛。

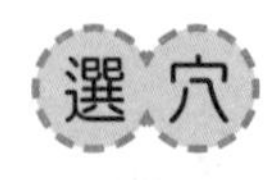

印堂、太陽、風池、天柱、百會

體穴按摩法
1. **揉印堂：**兩手中指點按在印堂穴上，以順時針方向做迴旋動作 1～2 分鐘。
2. **按揉太陽：**用手指指腹同時按揉兩側太陽穴，做環狀運動，力度適中，感覺酸脹即可，按揉 1～3 分鐘。
3. **按揉風池和天柱：**用拇指與食中指指腹揉按風池、天柱穴，反覆操作 1～3 分鐘，以有酸麻脹痛感為宜。
4. **揉按百會：**用食中指指腹按揉頭頂正中百會穴，做順時針或逆時針揉動 20 次，由輕到重再至輕，以有酸脹感為宜。

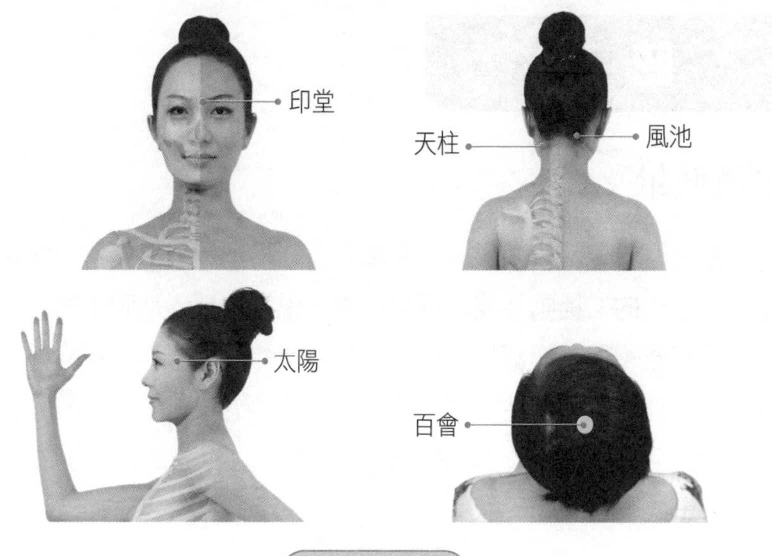

隨證加法

1. 痛處不定，遇風受涼加重，得熱可減者加：按揉風門，擦大椎，拿按手三里。

2. 頭痛劇烈，甚則筋脈暴起，目赤，心煩，口渴喜飲，受熱加重者加：點按胃俞，拿曲池，拿按手三里，點、揉太衝。

3. 頭頂暈而痛，煩怒加重，耳鳴眼花者加：揉按三陰交和太谿，點按太衝，擦湧泉。

4. 頭部空痛，疲勞痛甚，頭昏，心慌，面色萎黃者加：揉按脾俞和腎俞，揉氣海，按揉足三里和三陰交。

大師有話說

1. 頭痛患者要注意休息，保持安靜，儘量用溫水洗頭。

2. 查明病因後對症治療，不可盲目止痛，以免掩蓋病情。

3. 生活中避免頭、頸部軟組織損傷、感染。

4. 避免接觸及攝入刺激性食物、避免情緒波動等，同時還應及時診斷及治療繼發性頭痛的原發疾病。

眩　暈

認識眩暈

眩暈與頭暈有些相似，但本質不同。眩暈是因機體對空間定位障礙而產生的一種動性或位置性錯覺，患者自感「地動山搖」，有腳踩棉花感，但一切都是幻覺。它是一門綜合性學科，在臨床上將其分為真性眩暈和假性眩暈。眩暈多見於中老年人，亦可發於青年人。本病可反覆發作，妨礙正常工作及生活，嚴重者可發展為中風、厥證或脫證而危及生命。

國醫大師看眩暈

本症是因身體素虛，病後體弱，憂思鬱慮及過食辛辣、肥甘的食品，造成心脾氣血不足；或肝腎陰虛，不能上榮於腦；或風陽上擾或痰濁中阻，清陽不升而引起。按摩相關穴位能調補氣血，健脾燥濕，平肝潛陽。

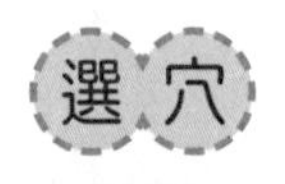

晴明、印堂、太陽、百會

體穴按摩法

1. **揉睛明：**用雙手食指指端著力，分別於兩眼睛明穴進行反覆操作 20 ～ 30 次，以局部有酸脹感為度。
2. **揉印堂：**兩手中指點按在印堂穴上，以順時針方向或逆時針方向做迴旋動作 1 ～ 2 分鐘，以有酸脹為宜。
3. **按揉太陽：**用手指指腹同時按揉兩側太陽穴，做環狀運動，力度適中，感覺酸脹即可，按揉 1 ～ 3 分鐘。
4. **揉按百會：**用中指指腹按揉頭頂正中百會穴，感到酸脹時做順時針揉動 20 次，由輕到重再至輕。

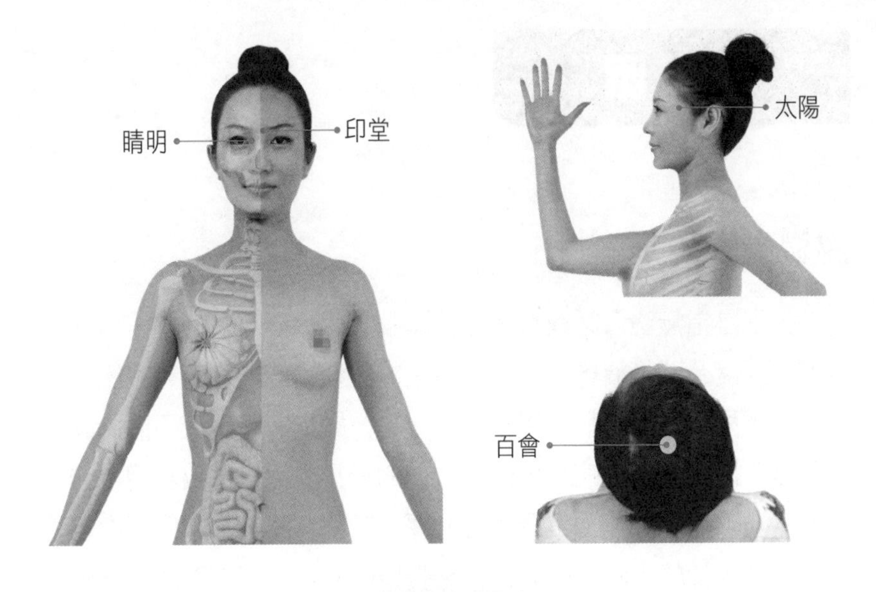

隨證加法

1. 頭暈眼花，動則加劇，神疲懶言，心悸失眠，氣短自汗，面色蒼白者加：擦大椎，揉關元，按揉脾俞，搓揉腎俞。

2. 眩暈腦空，午後加重，耳鳴失眠，腰酸，遺精，五心煩熱者加：按揉腎俞和志室，揉氣海，擦湧泉。

3. 眩暈耳鳴，頭痛且脹，面紅口苦，急躁易怒，四肢麻木者加：揉按腎俞，擦腰骶，按揉太谿，點揉太衝，揉按湧泉。

大師有話說

1. 眩暈輕微發作時，立即進行自我保健按摩會使眩暈症狀減輕。

2. 有眩暈史患者，平時應按本法堅持自我按摩，每天 1 ～ 2 遍，能防止眩暈發作。

3. 在堅持自我按摩的同時，高血壓病人應配合服降壓藥，貧血患者可服當歸養血膏等補氣血中藥。

失　眠

認識失眠

失眠是指無法入睡或無法保持睡眠狀態，即睡眠失常，以睡眠時間、深度及消除疲勞作用不足為主的一種病證。輕者入睡困難，或睡而不酣，時睡時醒，醒不易再入睡，嚴重者可整夜不能入睡。失眠雖不屬於危重疾病，但影響人們的日常生活，導致身體欠佳、記憶力減退等，並能加重或誘發心悸、胸痹、眩暈、頭痛、中風等病證。頑固性的失眠，給病人帶來長期的痛苦，甚至形成對安眠藥物的依賴，而長期服用安眠藥物又可引起醫源性疾病。

國醫大師看失眠

中醫稱失眠為「不寐」，《內經》中稱為「目不瞑」「不得眠」「不得臥」。思慮過多、飲食不潔、氣血不足、心神失養等都可導致失眠。按摩相關穴位能補益心、脾、腎，鎮驚安神。

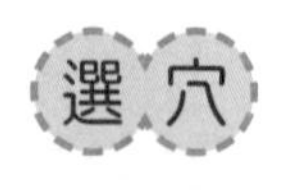

神門、內關、湧泉、氣海

體穴按摩法
1. **掐揉神門：**用大拇指指腹掐揉神門穴，力度由輕漸重，掐揉 1～2 分鐘。
2. **揉內關：**將拇指指腹放於內關穴上揉按，以局部有酸脹感為宜。
3. **擦湧泉：**用手掌來回搓擦湧泉穴，以有熱感為度。
4. **揉氣海：**用拇指指腹揉按氣海穴，力度略重，按揉 1～3 分鐘，以溫熱感為度。

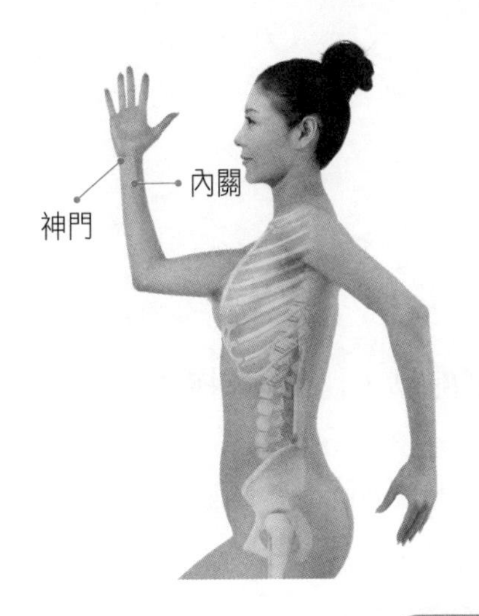

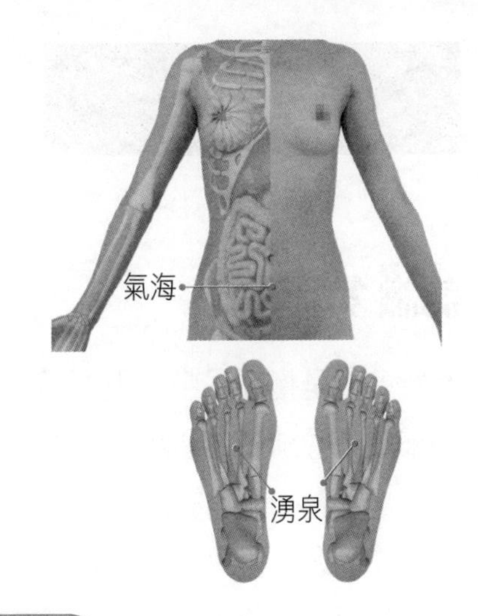

隨證加法

1. 多夢易醒，心悸健忘，面色蒼白，肢倦神疲者加：按揉脾俞，揉按百會。

2. 心煩不寐，頭暈耳鳴，腰酸夢遺，五心煩熱者加：揉腎俞和志室，按揉太谿。

3. 急躁易怒，目赤口苦，小便黃赤，大便秘結者加：按揉胃俞，拿陰、陽陵泉，揉按太谿，點按太衝，拿揉合谷。

4. 頭重，痰多胸悶，惡食噯氣，心煩口苦者加：按揉膽俞和胃俞，拿合谷，按揉豐隆。

大師有話說

1. 長時間堅持每晚做 1 遍保健按摩，對頑固性失眠有較好的治療作用。

2. 對某些器質性病變引起的失眠，如果同時配合藥物治療，就能收到滿意的療效。

3. 應消除發病的原因，如穩定情緒、飲食要有規律、不吃刺激性食物等。

多夢

認識多夢

多夢是指睡眠中出現夢幻紛紜的症狀，且多有恐怖之事，白天醒來則頭昏神疲、煩躁。

「夢魘」是指噩夢，夢驚擾奇怪之事而魘；「夢囈」是指說夢話；「夢遊」則是指「夜遊」「夢行」；「夢驚」是指夢中由於恐懼驚駭而突然驚醒。上述各症均在睡夢中發生。

國醫大師看多夢

中醫學認為，本症皆因心腎不交，心脾兩虛或膽氣虛怯，肝經鬱熱，心火亢盛等引起。按摩相關穴位能補脾益腎，調心益膽，瀉火安神。

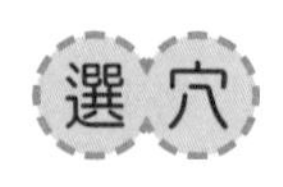

內關、脾俞、腎俞、氣海

體穴按摩法
1. 按揉內關：將拇指指腹放於內關穴上揉按，以局部有酸脹感為宜。
2. 揉脾俞：將拇指指腹放在脾俞穴上，適當用力按揉 1～2 分鐘。
3. 按揉腎俞：用雙手指拇指腹面分別按揉兩側腎俞穴，在微感酸脹後，持續按揉 2 分鐘。
4. 揉氣海：用拇指指腹揉按氣海穴，力度略重，按揉 1～3 分鐘，以溫熱感為宜。

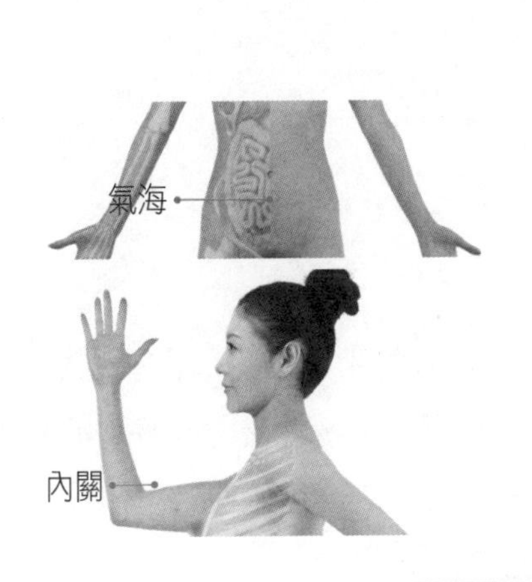

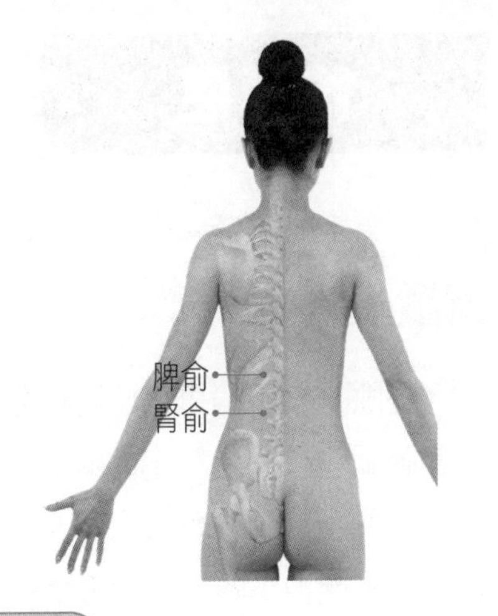

隨證加法

1. 失眠多夢，面色蒼白，心悸怔仲，遇事善忘，腹脹便溏，倦息無力者加：摩中脘，按揉足三里、三陰交，掐隱白。

2. 煩躁不眠，寐則多夢，煩熱心悸，腰膝酸軟，潮熱盜汗者加：按揉神門、間使、太谿。

3. 噩夢驚恐，時易驚醒，精神恍惚，情緒不寧，遇事善驚，心悸怔仲者加：按揉膽俞，拿按陽陵泉，點按太衝，揉神門。

4. 頭暈心悸，急躁易怒，痰多胸悶者加：掌擦中脘，按豐隆，點按行間、內庭。

大師有話說

1. 安眠穴：在耳垂後，翳風與風池連線之中點。主治失眠、多夢、眩暈、頭痛等。

2. 隱白穴：在足大趾末節內側，距趾甲角0.1寸。主治失眠、腹脹、精神病等。

3. 平時少吃辛辣刺激性食品，晚餐進食量要適當減少。

4. 工作不要太勞累，睡前最好做一些放鬆運動，如深呼吸法、數數法等均可催眠。

嗜睡症

認識嗜睡症

嗜睡是指不論晝夜時時欲睡，呼之即醒，醒後欲寐的症狀。過多的睡眠也會引起一定的痛苦，會引起職業、社交等社會功能和生活品質的下降，也會導致認知功能方面的改變，表現為近事記憶減退、思維能力下降、學習新事物能力下降等。

國醫大師看嗜睡症

中醫學認為：本症一因冒雨涉水、坐臥濕地，或過食生冷，或內濕素盛濕困脾陽；二因病後失調，思慮太過，或飲食不節，或失血，以致心脾兩虛；三因病邪直犯少陰，以致腎陽虛衰；四因勞傷過度，或久病不癒，或年高體衰，致腎精不足。

按摩相關穴位能補心益腎，健脾化濕。

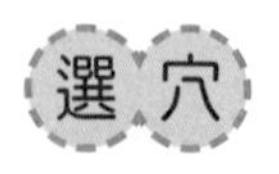

百會、風池、太陽、脾俞

體穴按摩法

1. **拍擊百會：**五指併攏，手掌成空心狀，拍擊百會穴 50 次，力度適中。
2. **按揉風池：**用雙手拇指指腹著力分別揉按兩側風池穴，力度適中，以有酸脹感覺為度，揉按 1～3 分鐘。
3. **揉按太陽：**將手掌置於中脘穴上，往返摩擦 20 次，以透熱為度。
4. **按揉脾俞：**用雙手拇指指腹面著力放在兩側脾俞穴上，適當用力按揉 1～3 分鐘。以有溫熱為度。

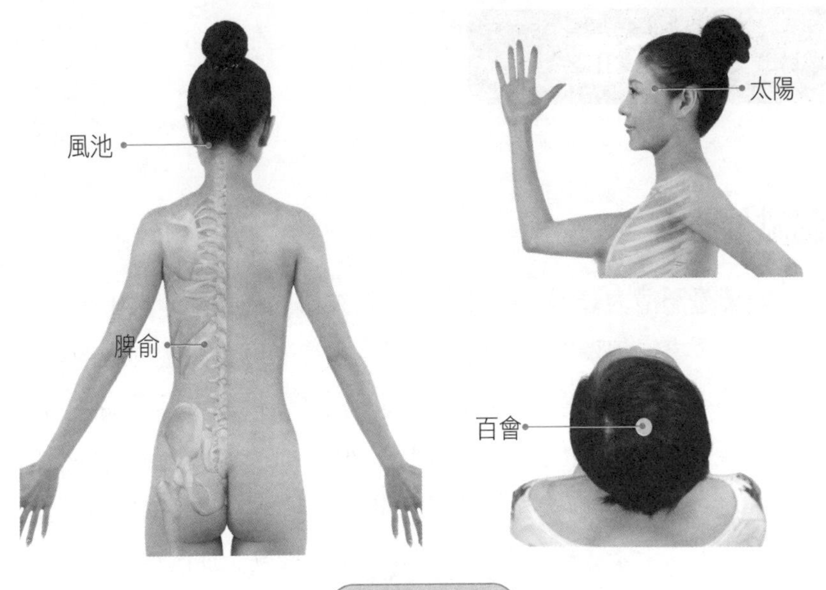

隨證加法

1. 頭重如裹，四肢沉重，大便稀薄者加：按揉曲池，叩擊風市、豐隆，按揉三陰交。

2. 神志憂驚，心怯喜眠，心悸氣短，納呆泄瀉者加：按揉間使，捶擊足三里，按揉三陰交、懸鐘。

3. 畏寒踡臥，腰冷身重，小便清長者加：擦搓大椎、命門、腰骶，揉關元。

4. 頭昏欲睡，神疲懶言，耳鳴眼花，腰酸膝軟者加：擦搓耳前、耳後諸穴，按揉太谿、照海，叩擊湧泉。

大師有話說

1. 避免長期居住在陰暗潮濕之處，洗髮後頭髮必須吹乾或擦乾。

2. 平時注意勞逸結合，多進行體育鍛鍊。忌食寒冷、肥甘、辛辣、海鮮之物。

3. 堅持早晚各自做 1 遍自我按摩，效果較好。

健忘症

認識健忘症

健忘是記憶力衰退的一種表現，對往事容易忘記，嚴重者言談不知首尾，事過轉瞬即忘。相對年輕人而言，40 歲以上的中老年更容易患健忘症。健忘多為神勞、腦萎、頭部內傷、中毒等腦系為主的疾病症狀。人的最佳記憶力出現在 20 歲前後，然後腦的機能開始漸漸衰退，25 歲前後記憶力開始正式下降，年齡越大記憶力越差。因此，二十多歲和三十多歲的人也容易被健忘症困擾。

國醫大師看健忘症

中醫學認為，本症因腎精虧虛，心腎不交，心脾兩虛，痰濁擾心，瘀血攻心所致。按摩相關穴位能健脾益腎，補心，化瘀，聰腦。

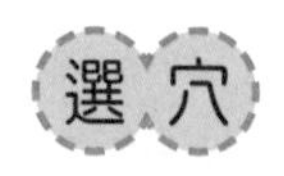

四神聰、印堂、肝俞、脾俞

體穴按摩法

1. **掌摩四神聰：**手掌置於四神聰穴上，掌心為著力點以順時針或逆時針方向每穴各摩動 30～50 次，以頭皮局部有溫熱感為度。
2. **按揉印堂：**用一手中指揉按在印堂穴上，以順時針方向或逆時針做迴旋揉動 1～2 分鐘。
3. **叩擊肝俞：**雙手微握拳，以小魚際為著力點叩擊兩側肝俞穴 30～50 次，以疏鬆感為宜。
4. **按揉脾俞：**用雙手將拇指指腹著力分別放在兩側脾俞穴上，適當用力按揉 1～3 分鐘，以舒服感為宜。

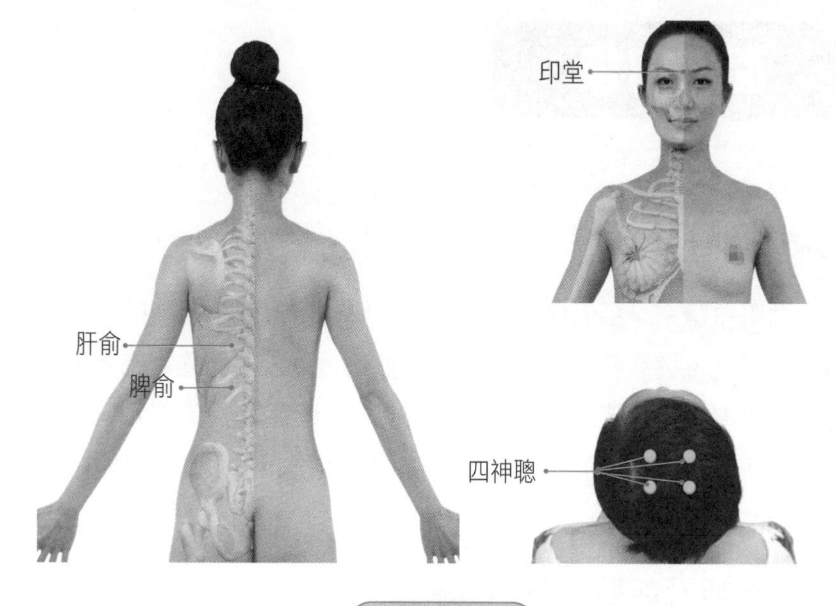

隨證加法

1. 恍惚健忘，精神呆滯，毛髮早白且枯脆易脫，齒浮動搖，骨軟乏力者加：按揉太谿、三陰交、合谷。

2. 常常善忘，虛煩不眠，心悸怔忡，頭暈耳鳴，腰酸腿軟，多夢遺精，潮熱盜汗者加：按神門、三陰交、太谿，擦搓湧泉。

3. 健忘怔忡，多夢少寐，氣短神怯，食少便溏，女性月經不調者加：按揉神門、內關、足三里，揉天樞。

大師有話說

1. 早晚各做 1 遍按摩，平時經常按揉頭面部和擦頸項，能增強頭面部血液循環，防止大腦老化、腦血管阻塞和腦萎縮。

2. 忌菸酒和辛辣刺激性食物，少吃或不吃生冷、寒涼食品。

3. 注意勞逸結合，進行一定的體育鍛鍊。

4. 老年人容易健忘，建議堅持讀書看報，適當參加集體活動。

面肌痙攣

認識面肌痙攣

面肌痙攣，又稱面肌抽搐，是指一側面肌出現不規則的抽搐，常呈陣發性。發病初期僅眼周間歇性抽搐，以後抽搐逐漸發展至面部其他肌肉，嚴重時口角也會一起抽動，並伴有面部不適感等。

本病多在中年後發生，常見於女性。起病多從眼輪匝肌開始，然後涉及整個面部。

國醫大師看面肌痙攣

中醫學認為：本症一因情志波動，暴怒傷肝，致肝氣抑鬱；二因肝血不足，不能養筋；三因風寒外襲，阻於面部陽明；四因肝氣素旺，上竄化風，擾動面部絡脈；五因風痰阻絡。

按摩相關穴位能補氣養血，平肝止痙。

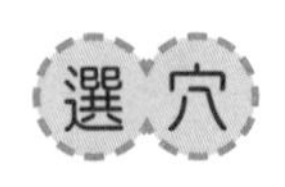

印堂、睛明、太陽、人中

體穴按摩法
1. **揉印堂**：將食指、中指併攏點揉印堂穴 30 次，以有酸脹感為度。
2. **揉睛明**：用雙手食指指端著力分別揉按睛明穴 30 次，以有酸脹感為度。
3. **揉按太陽**：將雙手拇指羅紋面著力於兩側太陽穴上，適當用力按揉 1 ～ 2 分鐘。
4. **揉掐人中**：用拇指端揉掐人中穴，以先掐後揉，掐 10 秒鐘，繼揉 5 秒鐘，如此連續掐揉操作 5 ～ 10 次，掐揉力度要因人、因症不同而施法，以免局部組織損傷。

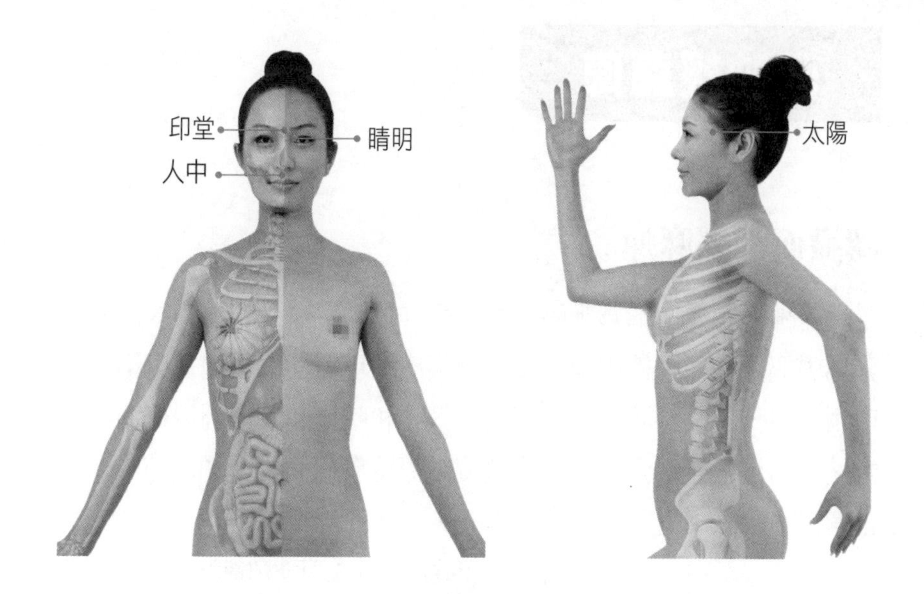

隨證加法

1. 面部痙攣，頭昏眼花，神疲懶言，心悸氣短，面色蒼白者加：揉按脾俞和腎俞，摩中脘，按揉足三里和三陰交。

2. 病程較長，頭昏耳鳴，五心煩熱，腰膝酸軟者加：按揉腎俞和志室，揉氣海，按揉三陰交。

3. 急躁易怒，怒則痙攣加劇，面紅口苦，四肢麻木者加：按揉腎俞，擦腰骶，揉按太谿，點按太衝，擦湧泉。

大師有話說

1. 本病病程較長，若堅持自我按摩，每日2～3遍，可獲得滿意效果。做面部按摩時手法宜輕柔，按摩四肢穴位時手法宜重。早做體穴按摩，晚做足部按摩，痛甚時加按耳穴。

2. 身體虛弱、面色蒼白者可配合當歸養血膏或參耆膏；頭昏耳鳴、五心煩熱者可配合服用六味地黃丸等。

面神經麻痺

認識面神經麻痺

面神經麻痺亦稱為「面癱」「面神經炎」「歪嘴巴」。本病可分為中樞性和周圍性兩類。其主要臨床表現有面部肌肉運動障礙、口角歪斜、說話漏風、口角流涎。鼓腮和吹口哨時，因患側口唇不能閉合而漏氣。進食時，食物殘渣常滯留於病側的齒頰間隙內，並常有口水自該側淌下，中醫稱為口眼歪斜。

面神經麻痺是一種常見病、多發病，不受年齡限制。

國醫大師看面神經麻痺

中醫學認為，本症因風邪外襲、肝風內動、肝氣鬱結、氣血雙虧及風痰阻絡所致。按摩相關穴位能疏通經氣，調和面部氣血。

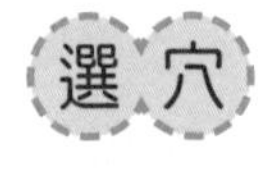

印堂、太陽、睛明、攢竹、迎香

體穴按摩法

1. **揉印堂：**一手中指端羅紋面著力，按揉印堂穴，以順時針或逆時針方向做迴旋揉動 1～2 分鐘。
2. **按揉太陽：**用雙拇指或食指指腹著力分別按揉兩側太陽穴，力度適中，感覺酸脹即可，按揉 1～3 分鐘。
3. **揉睛明、攢竹：**以雙手食指指腹放於兩側睛明、攢竹穴上，以順時針或逆時針方向揉按 1～2 分鐘，以有酸脹感為宜。
4. **揉按迎香：**用雙手食指羅紋面著力分別放於鼻翼兩側的迎香穴上，揉按 3 分鐘，以有酸脹感為度。

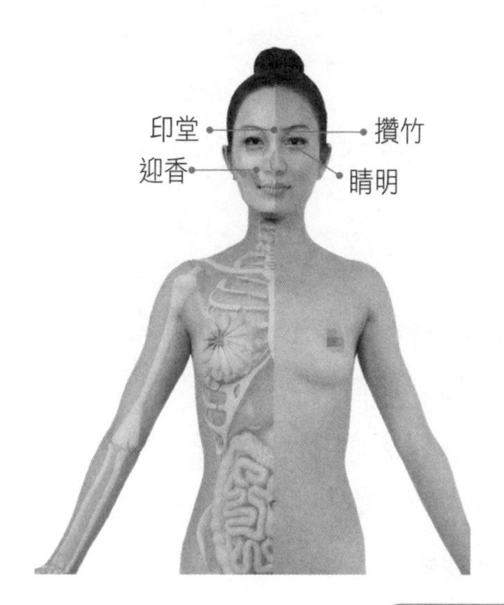

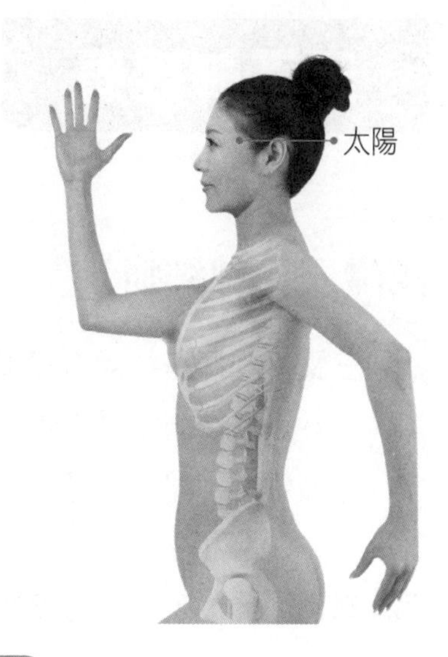

隨證加法

1. 突然起病，常於清晨起床後洗臉、漱口或吃飯時發現者加：摩中脘，按揉豐隆，揉按三陰交和足三里。

2. 病程長，恢復慢，兼頭暈、耳鳴、流淚、腰酸膝軟者加：按揉脾俞和腎俞，揉氣海，按揉三陰交和太谿，點按太衝。

3. 發病前耳內流膿或流水，耳周紅腫，進食咀嚼困難，口眼喎斜向一側者加：揉按翳風、翳明和聽會，按揉胃俞，拿陰、陽陵泉，點按丘墟、內庭。

大師有話說

1. 堅持穴位按摩對周圍性的面神經麻痺療效明顯。病情在3個月以內可獲痊癒；超過3個月者，堅持按摩也能收效。

2. 如果右眼不能閉合，口向左側歪，則右側臉部為患側，對患側即右側面部手法應較重，而對左面部手法宜輕。此法也可作為判斷病變部位和施術的參考。

3. 注意休息和面部保暖，忌酒，不食辛辣、寒涼食物。

三叉神經痛

認識三叉神經痛

三叉神經痛是指面部三叉神經分佈區內發生的陣發性灼燒樣疼痛。多數是以一側面部疼痛為主，故中醫稱「面痛」。

原發性疼痛呈陣發性，灼燒樣或鑽刺樣，每次持續數秒或1～2分鐘，每天可發作數次，間歇期不痛。繼發性疼痛呈持續性，面部皮膚感覺障礙，如針刺皮膚無疼痛感等。

國醫大師看三叉神經痛

關於三叉神經痛的病因，目前比較一致的認識為：一是外感風寒或風熱，二是內傷七情、飲食或勞倦。

按摩相關穴位能疏導面部經氣，祛風瀉火，止痛。

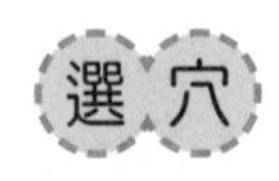

印堂、攢竹、下關、頰車、人中、承漿

體穴按摩法

1. **揉印堂、攢竹：**以一手中指羅紋面著力按揉印堂、攢竹穴，以順時針或逆時針方向做迴旋揉動作1～2分鐘。
2. **按揉下關、頰車：**用中指端羅紋面揉按下關、頰車穴1～3分鐘，以患者有酸麻脹痛感為佳。
3. **掐揉人中：**用拇指端揉掐人中穴，先掐10秒鐘，繼揉5分鐘，如此連續掐揉操作5～10次，掐揉力度要因人、因症不同而施法，以免損傷局部組織。
4. **按揉承漿：**用一手拇指指腹面著力順時針方向按揉承漿穴1分鐘，以有微微酸脹的感覺為佳。

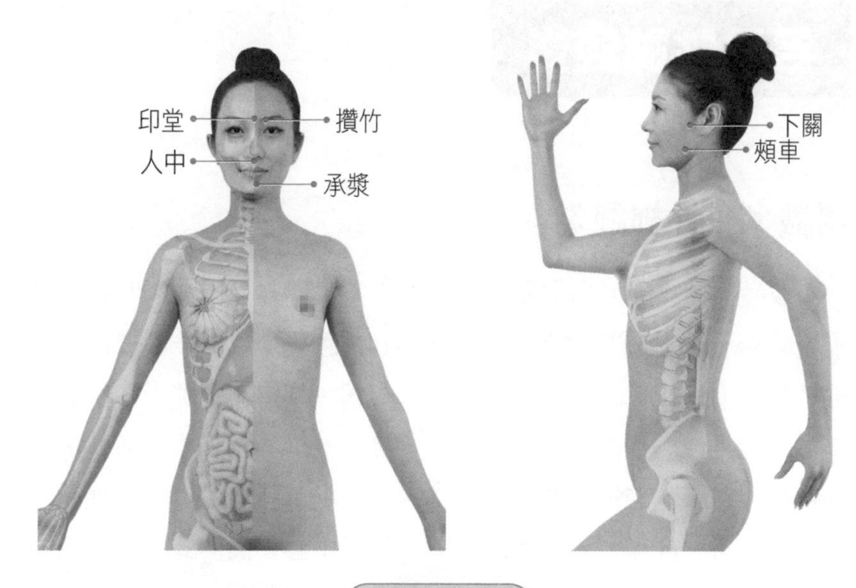

隨證加法

1. 受風寒而引起疼痛，惡風，陣發性加劇者加：按揉風門或大椎，拿內、外關。

2. 刀割樣疼痛，煩躁易怒，口渴，便秘者加：按揉胃俞，摩中脘，拿按支溝，點按內庭，拿承山和豐隆。

3. 鑽刺樣疼痛，形體消瘦，面部潮紅，五心煩熱者加：揉按腎俞和志室，揉氣海，拿內、外關，按揉三陰交，掐揉太衝，擦湧泉。

大師有話說

1. 穴位按摩對原發性三叉神經痛有較好的治療作用，堅持每日做 2～3 遍。面部穴位按摩按手法宜輕柔，四肢穴位按摩手法須重。痛甚時應按壓耳穴，或耳穴用王不留行子隨時按壓。

2. 注意休息，安定情緒，忌酒，忌食辛辣刺激性食品。禁用毒品止痛。

多發性神經炎

認識多發性神經炎

多發性神經炎又名周圍神經炎，主要表現為對稱性的四肢遠端感覺障礙，伴弛緩性癱瘓及營養吸收功能障礙。感染、損傷、中毒、營養不良和代謝障礙等均可引起本病。感冒、腮腺炎、白喉、傷寒等病毒性或細菌性感染和中毒（鉛、砷、二硫化碳、酒精、磺胺類等）對神經的損害較多見。本病常表現為肢體遠端對稱性感覺異常（疼痛、麻木、過敏、減退），常呈手套、襪套式，肢端皮膚發涼、蒼白、發紺或出汗障礙，皮膚可粗糙變薄等。

國醫大師看多發性神經炎

中醫學認為：本症與脾胃關係密切。因脾主四肢、主肌肉、主運化，脾胃虛弱則生濕，濕流四肢，阻滯經絡，氣血瘀滯而致病。

按摩相關穴位能健脾利濕，疏經通絡。

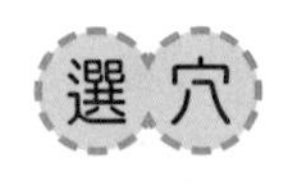

大椎、肩井、三焦俞、中脘

體穴按摩法
1. **揉擦大椎**：用大魚際著力揉擦大椎穴 2～3 分鐘，以透熱為度。
2. **拿揉肩井**：用雙手拇指與食指、中指指端羅紋面著力分別於兩肩井穴上，往返拿揉操作 1～3 分鐘，以有酸脹感為度。
3. **按揉三焦俞**：用拇指指腹著力按揉三焦俞穴 1～2 分鐘，至皮膚有溫熱感為宜。
4. **摩中脘**：將手掌置於中脘穴上，往返摩擦 1～3 分鐘，以透熱為度。

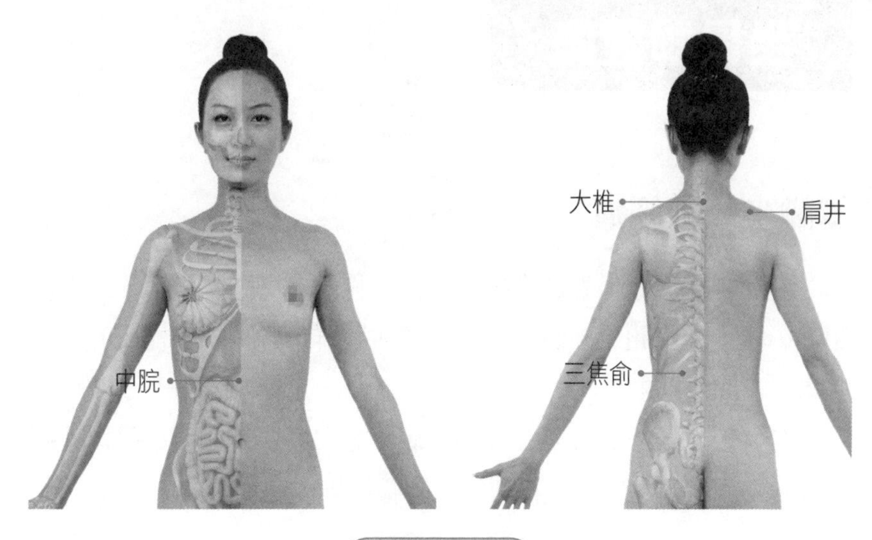

隨證加法

1. 上肢發病者加：按揉風池，揉按頸臂，按揉手三里、曲池和尺澤，擦上肢，捻抹手指。

2. 下肢發病者加：對拿陰、陽陵泉，拿按豐隆和承山，按揉丘墟，點按解谿，對拿太谿和崑崙，掐揉太衝，拳擊下肢，搓揉下肢。

3. 身體虛弱及病程較長者加：揉、擦腎俞和志室，揉關元。

大師有話說

1. 堅持本法按摩，療效明顯。發現有上述發病跡象時，應及時自我按摩，能控制病情發展，並逐步痊癒；對晚期患者也能收到一定效果。

2. 應重視病因治療。因感染引起者，應配合抗菌、消炎藥物的治療；因長期接觸鉛、砷等毒物所引起者，應採取預防措施等。

3. 加強營養，忌食肥、甘、寒涼、菸酒、辛辣刺激之食品，四肢忌下冷水。

坐骨神經痛

認識坐骨神經痛

坐骨神經痛指坐骨神經病變，沿坐骨神經即腰、臀部、大腿後側、小腿後外側和足外側發生的疼痛症狀群，多呈燒灼樣或刀刺樣疼痛，夜間痛感加重。

典型表現為一側腰部、臀部疼痛，並向大腿後側、小腿後外側延展。常因行走、咳嗽、打噴嚏、彎腰或排便而加劇。

國醫大師看坐骨神經痛

中醫學認為：本症因腎虛，風寒濕邪乘虛侵入，外傷至筋、骨、肌肉而發病。

按摩相關穴位能補腎健腰，疏導經氣，活血止痛。

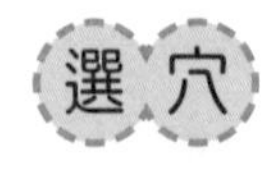

腎俞、環跳、委中

體穴按摩法

1. **揉擦腎俞：**雙手大魚際放於腎俞穴上，從中間往兩側用力揉擦 1 ～ 3 分鐘，以皮膚發熱為度。
2. **重擦腰骶：**用手掌大小魚際用力推擦腰骶部，從上向下往返摩擦 2 ～ 3 分鐘，以局部熱透入裏為度。
3. **點、揉患側環跳：**食指、中指緊併放於環跳穴上先點按，再用力揉按 1 ～ 3 分鐘，以局部有酸脹感為宜。
4. **按揉委中：**拇指按於患側委中穴，由輕漸重按揉 1 ～ 3 分鐘，以有酸脹感為度。

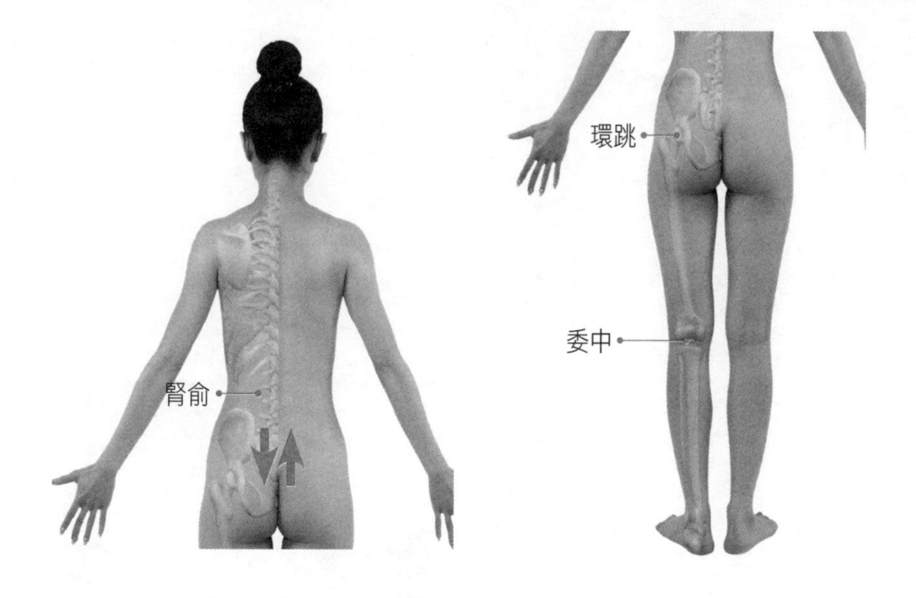

隨證加法

1. 腰腿痛時重時輕，平素頭昏耳鳴、面色蒼白、精神萎靡、四肢不溫，女子帶下綿綿、男子腰酸遺精者加：揉按命門，揉關元，拿按三陰交和懸鐘，艾盒薰灸腰臀部。

2. 腰腿冷痛較重，臥後起床時更覺不適，或上下竄痛，或沉重麻木，或痛甚伸屈不利，陰雨天時或受涼後加重者加：按揉風府，按、擦大椎，按揉足三里，拿按豐隆、承山。

大師有話說

1. 有腎虛現象者，平常應常用雙手摩腰骶部。

2. 穴位按摩對慢性腰腿痛有一定療效。若因腰椎間盤突出症、腰椎結核而引起的腰腿痛，則應配合其他方法治療，如艾灸、拔罐等。

3. 平常應防止腰腿扭傷、挫撞、跌傷。

4. 平時應忌坐涼地或睡臥涼處，腰腿忌吹電風扇和空調。

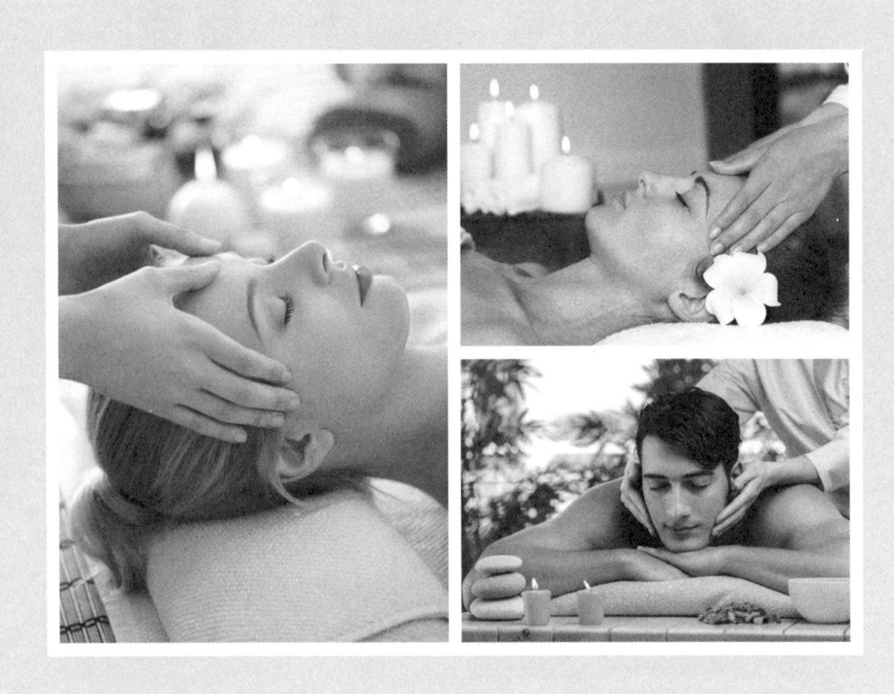

第五章

常見五官科病症穴位保健按摩法

耳鳴、耳聾、慢性鼻炎、過敏性鼻炎、萎縮性鼻炎、咽部異感症、慢性咽喉炎、聲音嘶啞症、視神經萎縮、眼乾澀症、流淚症、近視、牙痛

耳鳴、耳聾

認識耳鳴、耳聾

耳鳴耳聾在臨床上常同時並見，而且治療方法大致相同，故合併論述。耳鳴，即病人自覺耳內有各種響聲（如蟬鳴聲、「噗噗」的放氣聲、嗡嗡聲、哨聲、汽笛聲、海濤聲等），環境安靜時加劇，妨礙聽覺。耳聾，是指不同程度的聽力減退或全部喪失。

耳鳴耳聾是多種耳科疾病的症狀之一，亦可出現於內科、外科、神經科、精神科等疾病中。

國醫大師看耳鳴、耳聾

中醫認為，本症有虛實之分，因肝膽火旺，挾痰濁上擾屬實證；因腎虛，虛陽上潛所致的屬虛證。

按摩相關穴位能疏導經氣，補腎聰耳。

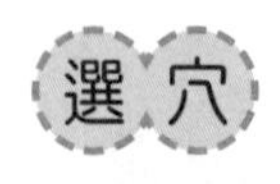

印堂、聽宮、翳風、百會、風池

體穴按摩法
1. **揉印堂：**兩手中指羅紋面定於印堂穴上，以順時針方向做迴旋揉動1～3分鐘。
2. **揉聽宮、翳風：**將食指羅紋面分別放在同側聽宮、翳風穴上，適當用力做迴旋揉動約1～3分鐘。
3. **揉按百會：**將中指羅紋面按壓在百會穴上，感到酸脹時做順時針迴旋揉動20次，力度由輕到重再至輕。
4. **按揉風池：**用拇指羅紋面按壓在一側風池穴上，做迴旋揉動1～3分鐘，力度適中，以有酸脹感覺為度。

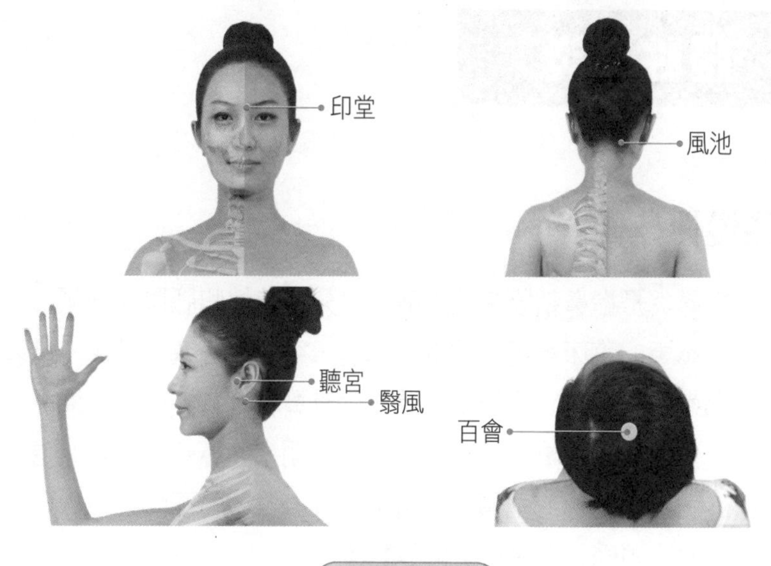

隨證加法

1. 耳聾耳鳴，倦怠乏力，納少，食後腹脹者加：掌摩中脘，按揉足三里、三陰交。

2. 日久不癒，畏寒肢冷，腰膝酸軟，尿多清長，納少便溏者加：按揉脾俞、命門，掌揉氣海。

3. 耳鳴如聞潮聲或如風雷聲，耳聾時輕時重，鬱怒後症狀加重，兼有頭痛、耳脹、口苦咽乾、脅痛、大便乾燥者加：點按大椎，拿內、外關，拿陰、陽陵泉，掐、揉太衝，點按丘墟。

大師有話說

1. 堅持保健按摩對神經性耳鳴、耳聾有較好的療效，每日早晚各做 1 遍。

2. 穩定情緒，防止暴怒、情志不暢。憂愁多慮會影響聽力。

3. 平素不要過食醇酒厚味和寒涼之物，注意勞逸結合，尤其防止房事過度。

4. 配合藥物治療則療效更好。

慢性鼻炎

認識慢性鼻炎

慢性鼻炎是指鼻黏膜慢性炎症，可分單純性和肥厚性兩類。慢性單純性鼻炎的臨床表現為間歇性鼻塞、交替性鼻塞、多涕，鼻塞時可有間斷嗅覺減退、頭痛不適及說話有鼻音等。慢性肥厚性鼻炎的臨床表現為鼻塞較重，多為持續性，有閉塞性鼻音，嗅覺減退，鼻涕不多，為黏液性或黏膿性，可出現耳鳴及聽力下降，多數患者還伴有頭痛、頭昏、失眠及精神萎靡等不適症狀。

國醫大師看慢性鼻炎

中醫學認為，本病由脾肺兩虛，外感風寒或風熱，使肺氣失和，鼻竅不能通利所致。按摩相關穴位能健補脾肺，通利鼻竅。

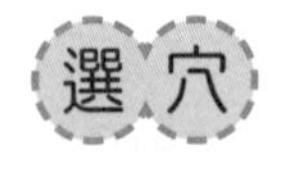

印堂、上星、迎香、百會

體穴按摩法

1. **揉按印堂：**以兩手中指羅紋面著力，分別放在在印堂穴上，以順時針方向做迴旋揉動 1～3 分鐘。
2. **按揉上星：**將食指、中指併攏，以手指羅紋面著力於上星穴，先按壓後做迴旋揉動 3～5 分鐘，以局部有酸脹感為宜。
3. **按揉迎香：**以雙手食指羅紋面著力，放於兩側迎香穴上，先按壓再做迴旋揉動 100 次，以重刺激手法操作。
4. **揉按百會：**以中指羅紋面著力於百會穴，感到酸脹時做順時針迴旋揉按 20 次，由輕到重再至輕。

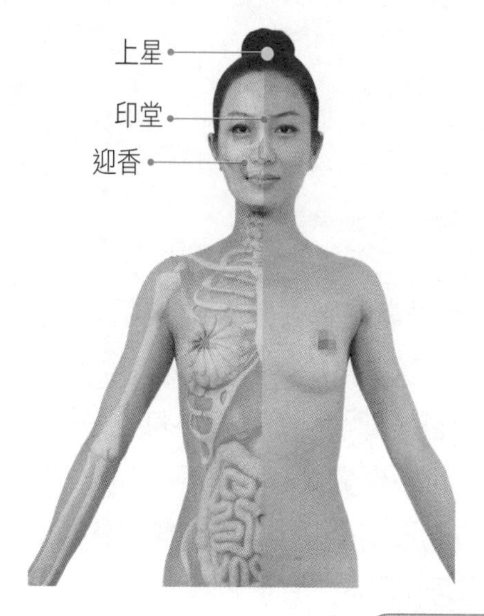

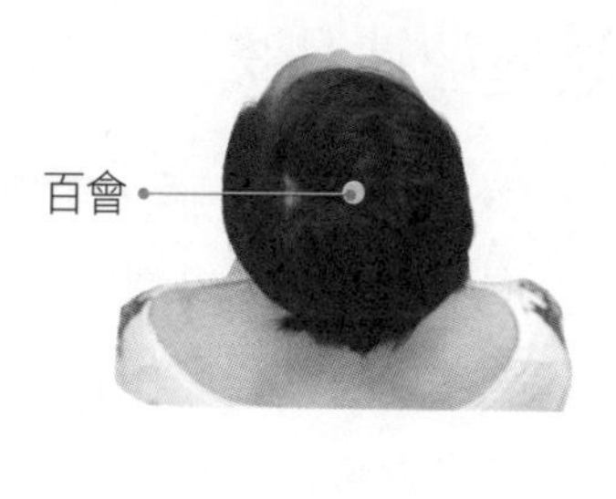

隨證加法

1. 鼻涕白黏，鼻塞或輕或重，嗅覺減退，遇風冷則鼻塞流涕加重，兼頭昏頭脹、形寒肢冷、氣短無力、咳嗽有痰者加：按揉肺俞，拿揉尺澤，揉膻中、氣海。

2. 鼻涕白黏或黃稠、量較多，鼻塞重，嗅覺減退，兼食少神疲、肢體無力、面色萎黃、食少便溏者加：按揉脾俞，摩中脘，按揉足三里，拿揉三陰交。

大師有話說

1. 保健按摩對慢性鼻炎療效很好，每日早晚各做1遍；若鼻塞不通，隨時可推拿鼻旁、頭面部穴位及拿揉合谷，即會感到鼻通輕鬆。

2. 慢性鼻炎屬於肺氣不足和脾氣虛弱所致。本法能補肺健脾、強壯身體，故又能預防慢性鼻炎。

3. 避免受涼，少食肥甘辛辣食物和寒涼之品，尤其鼻炎發作時應忌食。

過敏性鼻炎

認識過敏性鼻炎

本病也稱變態反應性鼻炎，是以鼻黏膜潮濕水腫、黏液腺增生、上皮下嗜酸細胞浸潤為特徵的一種異常反應。其起病突然，病癒也快。主要症狀為發作時鼻內有感，陣發性打噴嚏，每次多於3個，並流出大量水樣分泌物，有時可不自覺從鼻孔滴下；鼻腔一會兒通氣，一會兒又完全堵塞，有時為單側鼻塞，有時為雙側鼻塞；大多數患者鼻內發癢，花粉症患者可伴眼癢、耳癢和咽癢。

本病常與哮喘、蕁麻疹等同時存在。

國醫大師看過敏性鼻炎

中醫學認為，本病是因肺、脾、腎三臟虛弱，風寒乘虛入侵，犯及肺與鼻面發病。按摩相關穴位能健脾益腎，宣肺通鼻。

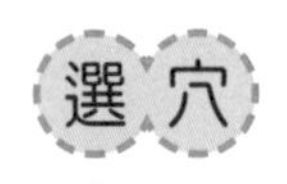

晴明、太陽、迎香、大椎

體穴按摩法

1. **揉睛明：**將雙手食指羅紋面放於睛明穴上，做迴旋揉動30次，以有酸脹感為度。
2. **揉按太陽：**雙手掌掌面緊貼在同側太陽穴上，適當用力迴旋按揉30秒～1分鐘，以局部發熱為佳。
3. **揉按迎香：**以雙手食指羅紋面分別著力於兩側迎香穴，做迴旋揉按100次，以重刺激手法操作。
4. **擦大椎：**將大魚際著力於大椎穴，沿直線做上下擦動2～3分鐘，以透熱為度。

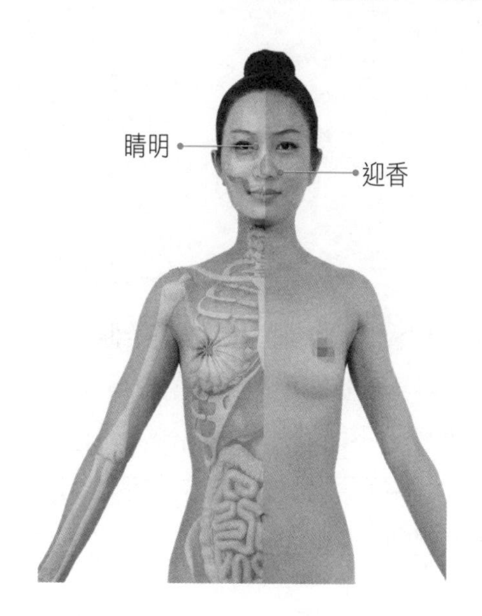

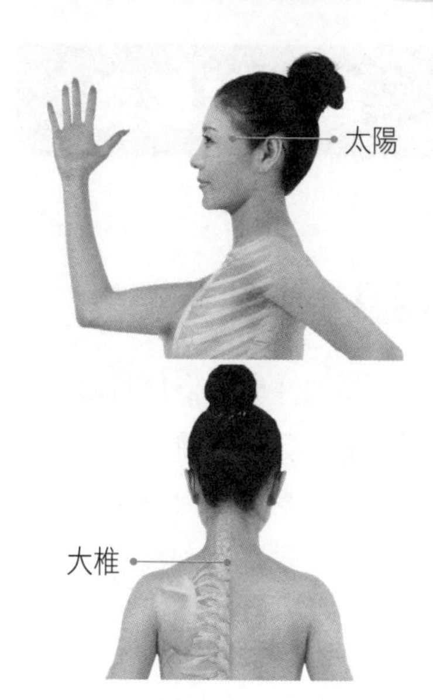

隨證加法

1. 面色蒼白，倦怠懶言，形寒肢冷，自汗氣短者加：按揉肺俞，擦命門，掐、揉太淵，按揉足三里，揉按三陰交。

2. 面色萎黃，食少腹脹，神疲肢軟，大便薄者加：按揉脾俞，摩中脘，揉氣海，揉按手三里，按揉足三里。

3. 頭暈耳鳴，腰膝酸軟，形寒怕冷，遺精，早洩，夜尿頻多者加：揉、擦腎俞和腰骶，揉關元，揉按三陰交，揉拿太谿。

大師有話說

1. 堅持保健按摩，早晨做體穴按摩，晚上做穴位按摩，每日2～3遍，能防治過敏性鼻炎。

2. 儘量避免接觸過敏物質，如魚、蝦、某些藥品、花粉、羽毛、塵土、化妝品、化學粉末等。

3. 注意勞逸結合，合理鍛鍊身體，注意保暖。

萎縮性鼻炎

認識萎縮性鼻炎

萎縮性鼻炎俗稱臭鼻子，是一種慢性病。其主要症狀是他人可聞到患者鼻內有種惡臭，而患者因自身嗅覺缺乏，卻無所覺察。

患者常因鼻內有大塊的痂皮而感到不通氣，當取出後又覺得過分通暢；常常感到鼻腔乾燥，用力擤鼻可引起出血。本病可累及咽喉引起不適及聲音嘶啞等，甚至引起咽部黏膜萎縮。

國醫大師看萎縮性鼻炎

本病因脾肺兩虛所致，肺虛久則耗傷陰津，脾虛不能化濕，濕熱薰灼，鼻膜乾萎。

按摩相關穴位能健脾、補肺、益腎、潤鼻、清熱。

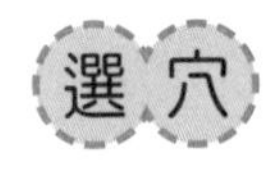

印堂、上星、迎香、合谷

體穴按摩法
1. **揉按印堂：**用兩手中指羅紋面著力於印堂穴，以順時針方向做迴旋揉動 1 分鐘。
2. **按揉上星：**將食指、中指併攏，以二指指端羅紋面著力於上星穴，做迴旋揉按 3～5 分鐘，以局部有酸脹感為宜。
3. **按揉迎香：**用雙手食指羅紋面著力於兩側迎香穴，做迴旋按揉 100 次，以重刺激手法操作。
4. **拿按合谷：**將拇指與食、中指指端對拿於合谷穴上，做對稱用力、一鬆一緊的拿按 30 秒～1 分鐘。

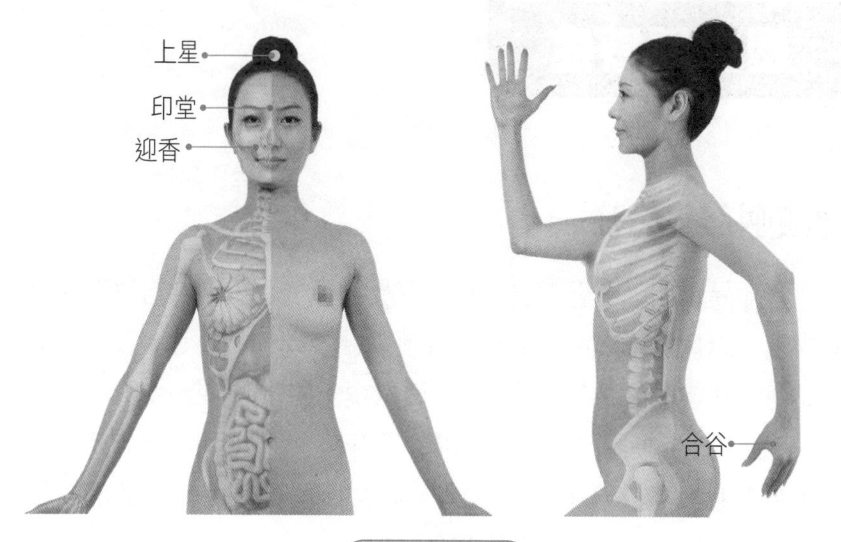

隨證加法

1. 鼻內乾燥明顯，鼻涕臭，呈黃綠色，痂皮多，擤鼻時可見少量血絲，兼咽癢、嗆咳、說話無力、聲音嘶啞、口乾咽燥者加：按揉肺俞，揉按腎俞，拿揉頸前，揉按尺澤，拿揉太谿，揉按三陰交。

2. 鼻涕如漿，色微黃淺綠，痂皮淡薄，鼻氣腥臭，兼少食腹脹、神疲無力、大便時溏者加：按揉脾俞，摩中脘，按揉足三里，拿揉三陰交。

大師有話說

1. 長期堅持按摩，早晨做體穴按摩，晚上做足底按摩，對本病有一定效果。

2. 可用棉籤蘸蜂蜜塗於鼻孔內，每日 3 次。

3. 做保健按摩時，先在鼻孔內塗少量金黴素眼膏，鼻旁及印堂、風池等穴位處塗少量風油精或清涼油。

4. 必須迅速治癒感冒及急性鼻炎。

咽部異感症

認識咽部異感症

咽部異感症，即患者自覺喉中有異物感。常表現為自覺咽中有異物感，或灼熱感，或阻擋感，或梗刺感，或憋氣感等，甚至自覺有如梅核樣球形物塞在咽喉，但不礙飲食。中醫又稱為梅核氣。

症狀的輕重與情志的變化有關。肝病、咽喉疾病、精神疾病時均可見此症。本病多發於中年人，以女性居多。因為咽喉部異物感，懷疑腫瘤就醫者不在少數。

國醫大師看咽部異感症

中醫學認為，本病因肝氣鬱結，循經上逆，結與咽喉所致。按摩相關穴位能疏肝健脾，行氣潤喉。

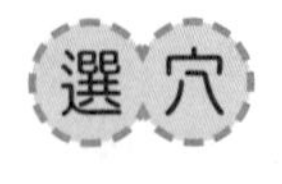

風池、天柱、大椎、翳明、膻中

體穴按摩法

1. **按揉風池和天柱：**用拇指羅紋面分別著力於風池、天柱穴，做迴旋揉按 1～3 分鐘，力度適中，以有酸脹感覺為度。
2. **擦大椎：**用大魚際著力於大椎穴上，沿直線做上下擦動 2～3 分鐘，以透熱為度。
3. **按揉翳明：**用拇指羅紋面著力於翳明穴上，做迴旋揉按 1～3 分鐘，力度適當。
4. **揉膻中：**將大魚際或掌根貼於膻中穴，做逆時針迴旋揉按 3～5 分鐘，以有脹麻感為宜。

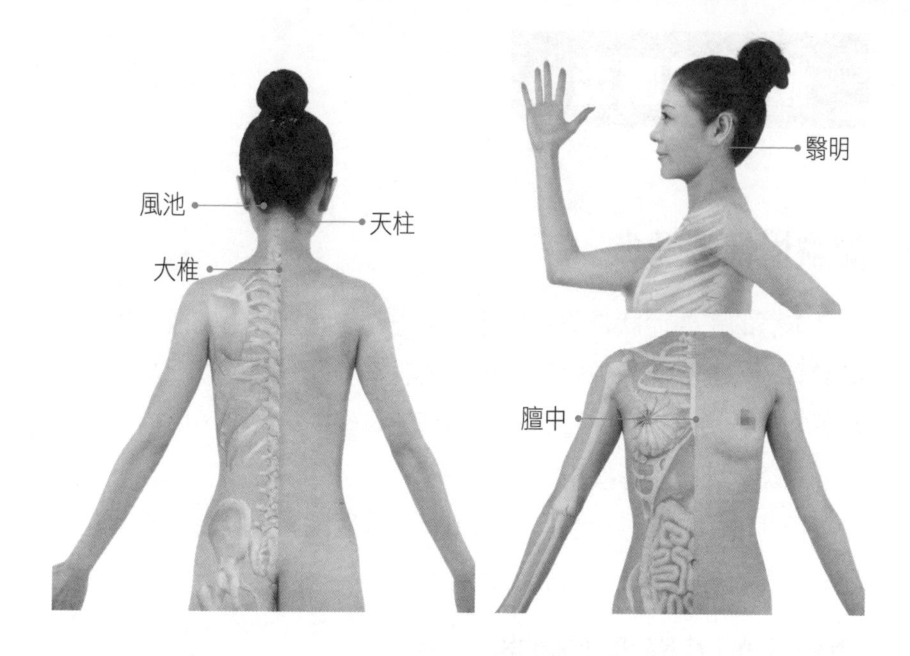

隨證加法

1. 精神抑鬱，多慮多疑，胸脅脹滿者加：拿內、外關，拿揉太谿、崑崙，掐、揉太衝，擦湧泉。

2. 頭昏目眩，面色萎黃，神疲乏力，食少腹脹，困倦消瘦，便溏者加：按揉脾俞，拿揉足三里，揉按三陰交，揉天樞、氣海。

大師有話說

1. 穴位按摩對因神經官能症、咽部慢性炎症引起本病者效果顯著，每日早晚各做 1 遍；平時有不適感也可隨時揉頸項前後，拿揉合谷。

2. 注意勞逸結合，忌食辛辣刺激食品和寒涼之物。

3. 感到咽部不適時應去醫院檢查，若查不出器質性病變，要放鬆精神。

慢性咽喉炎

認識慢性咽喉炎

本病的主要症狀是聲音粗糙、嘶啞或失音，晨起尤甚，喉內乾燥或有刺，常見咳嗽並咳出黏痰。演說家、歌唱家、教師及話劇演員等常用喉者易罹患這種職業性疾病。鼻炎、鼻竇炎、扁桃體炎、支氣管炎及肺結核等疾病能引起本病。

任何原因的鼻酸鼻塞、用口呼吸、過度飲酒或吸菸及經常在煙燻或乾熱環境中工作均易引起此病。

國醫大師看慢性咽喉炎

中醫學認為，本症與肺腎陰虛、氣滯血瘀有密切關係。按摩相關穴位能滋補肺腎，清音利喉。

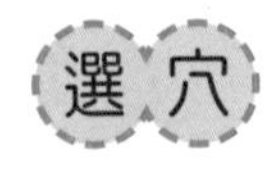

翳風、風池、天柱、大椎、合谷

體穴按摩法
1. **按揉翳風：**用拇指羅紋面著力於翳風穴，輕輕迴旋按揉，左右各按揉 100～200 次。
2. **按風池和天柱：**用拇指羅紋面分別著力於風池、天柱穴，做迴旋揉按 1～3 分鐘，力度適中，以有酸脹感覺為度。
3. **擦大椎：**用大魚際著力於大椎穴，沿直線上下擦動 2～3 分鐘，以透熱為度。
4. **拿揉合谷：**將拇指與食、中指指端對拿於合谷穴上，由輕漸重做對稱用力、一鬆一緊的拿按 30 秒 ～1 分鐘。

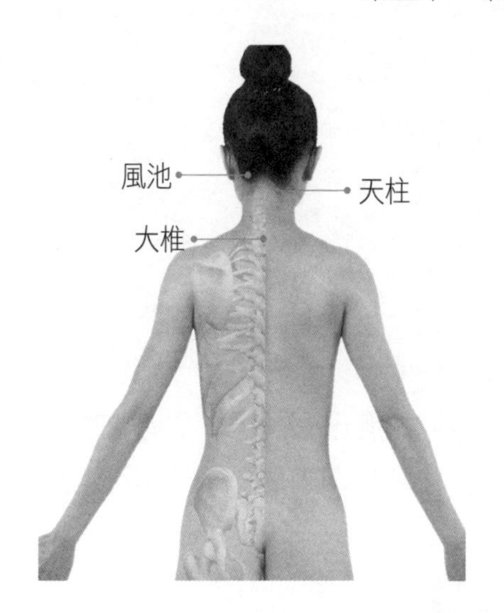

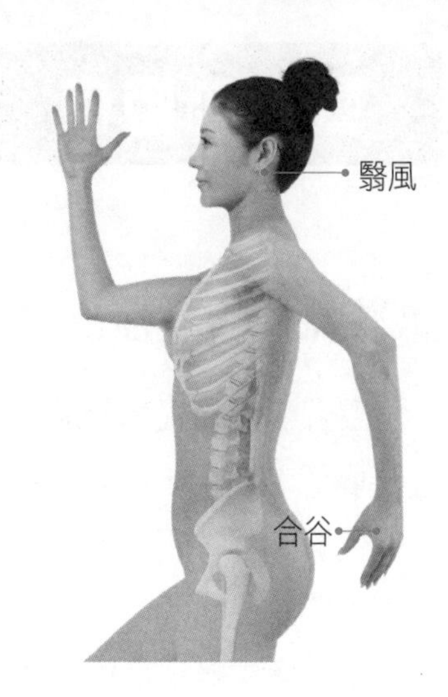

隨證加法

1. 顴紅，唇赤，頭暈，耳鳴，虛煩不眠，腰膝酸軟，手足心熱者加：揉、擦志室，揉關元，拿內、外關，拿按太谿、崑崙，掐太衝，搓湧泉。

2. 胸悶，兩脅脹痛，聲音嘶啞，喉部微痛，聲帶邊緣增厚者加：揉膻中，摩中脘，擦章門、期門，揉按尺澤，拿內、外關。

3. 咽乾口燥，喉癢，咳嗽，痰稠，精神疲乏，講話費力者加：按揉尺澤，掐、揉太淵，揉按三陰交，揉按太谿。

大師有話說

1. 堅持自我按摩對本病療效明顯。

2. 防止受涼，預防感冒。防止高聲大叫、過分歌唱等。發生呼吸系統疾病感染時，要及時治療。

3. 避免長期在煙燻及乾熱環境中工作。

4. 忌酒、菸及辛辣刺激食物，忌海鮮及生冷食品，少食燻烤食物。

聲音嘶啞症

認識聲音嘶啞症

聲音嘶啞症又稱聲嘶，是指發音時或嘶或啞的症狀，輕者僅見音調變低、變粗，重者發聲嘶啞甚至只能發出耳語聲或失音。由於工作性質關係，用嗓過度的現代職業人及長期處於粉塵等污染環境中的人群易患此病。

本病多由喉部病變所致，也可因全身性疾病所引起。

國醫大師看聲音嘶啞症

中醫學認為，本症因風寒或風熱犯肺，或肺腎陰虛，或血瘀痰聚所致。

按摩相關穴位能補益肺腎，驅寒散熱，化瘀除痰。

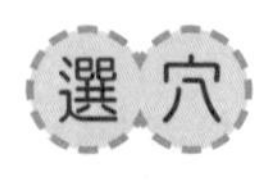

天突、廉泉、人迎、承漿

體穴按摩法

1. **按揉天突：**將右手食、中指併攏，以二指羅紋面著力，環形按揉天突穴 50 次，力度輕柔。
2. **按揉廉泉：**用拇指羅紋面著力於廉泉穴上，以順時針方向做迴旋按揉 50 次，以局部皮膚潮紅為宜。
3. **揉按人迎：**用手指羅紋面著力於人迎穴上，做迴旋揉按 100 ～ 200 次，力度適中，至潮紅發熱。
4. **拿揉承漿：**將拇指與食、中指對拿於承漿穴上，做對稱用力、一鬆一緊的拿揉 50 ～ 100 次，以有微微酸脹的感覺為佳。

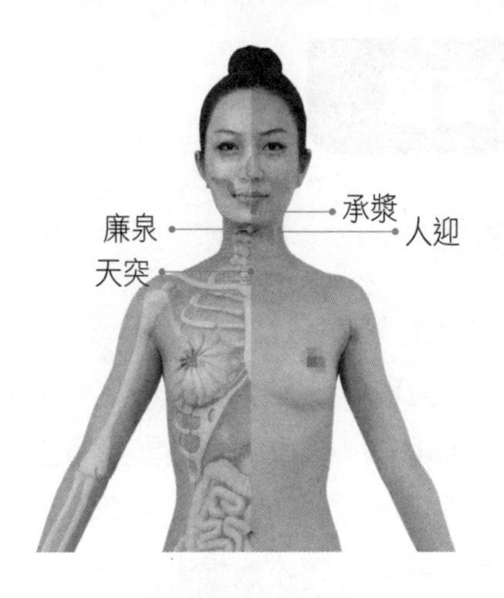

隨證加法

1. 音啞日久，咽喉乾痛，喉癢痰黏，聲帶微紅者加：揉按腎俞，揉神闕，按揉照海，搓湧泉。

2. 突然嘶啞，喉癢咳嗽，發熱惡寒，聲帶腫脹，充血者加：掐揉少商、尺澤、二間。

3. 聲啞咽痛，有灼熱感，伴有發熱、惡風，咳嗽有黃痰，聲帶充血水腫者加：按揉風池、豐隆，掐揉少商、太衝。

4. 聲啞日久，逐漸加重，或咽乾而痛，聲帶肥厚或有小結，或有息肉，或有喉間物者加：按揉足三里、豐隆、三陰交，捏揉二間、三間，搓湧泉。

大師有話說

1. 出現聲音嘶啞應到醫院查明原因，對症治療。可配合自我按摩，急性期做耳穴按摩和足部按摩會有一定療效，早晚各做 1 次。

2. 忌食海鮮、辛辣刺激食品和寒涼之物。

3. 忌菸酒和燻烤食品，多飲開水。

4. 平時注意生活調節，不要熬夜、著涼等。

視神經萎縮

認識視神經萎縮

視神經萎縮為視神經的退行性病變，屬於中醫「青盲」的範疇。其主要表現是視力顯著減退，甚至失明，但兩眼無痛癢感。

檢查見視野逐漸縮小，眼底視神經乳頭蒼白，境界模糊，生理凹陷消失，血管變細等，外觀與正常人一樣，重者目無神光、瞳孔散大等。視神經萎縮是視神經疾病損害的最終結果。一旦視神經萎縮，要使之痊癒幾乎不可能，但是其殘餘的神經纖維恢復或維持其功能是完全可能的。因此，患者應充滿信心，堅持治療。

國醫大師看視神經萎縮

中醫學認為：本病因肝腎陰虛，精血不能上榮於目，或氣血兩虧，或脾腎陽虛，津氣不能上輸於目而致。

按摩相關穴位能滋補肝腎，健脾養血，明目。

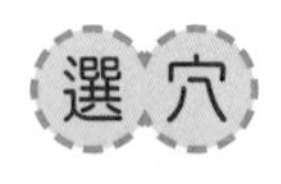

睛明、承泣、太陽、翳明

體穴按摩法
1. **揉睛明：**將雙手食指羅紋面放於睛明穴上，做迴旋揉動 30 次，以有酸脹感為度。
2. **揉承泣：**用食指羅紋面著力於承泣穴上，做迴旋揉按 100 次，以局部有酸脹感為度。
3. **揉按太陽：**雙手掌掌面緊貼在同側太陽穴上，適當用力迴旋按揉 30 秒～ 1 分鐘，以局部發熱為佳。
4. **按揉翳明：**用拇指羅紋面著力於翳明穴上，做迴旋揉按 1 ～ 3 分鐘，力度適當。

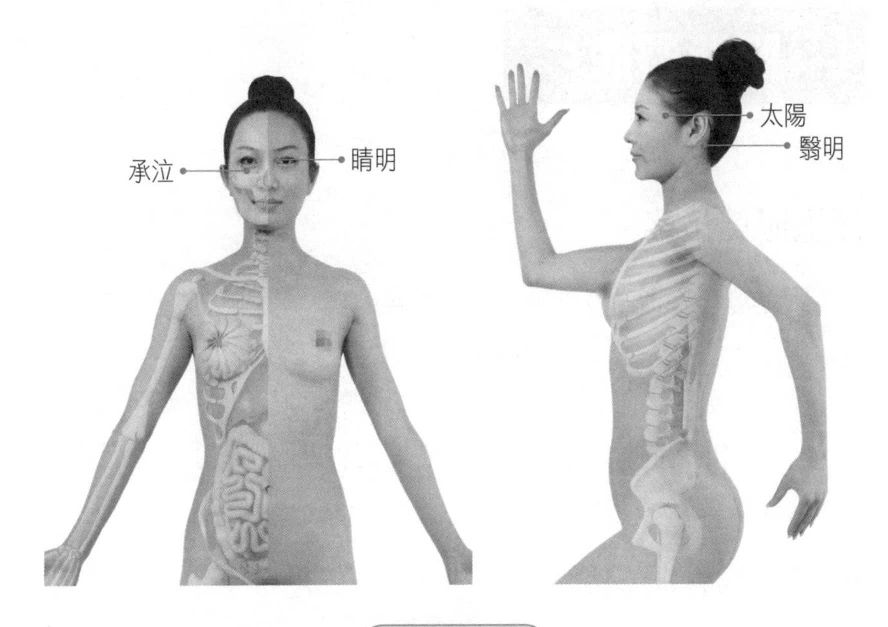

隨證加法

1. 眼內乾澀，頭暈目眩，耳鳴，咽乾，盜汗，遺精，五心煩熱，腰酸膝軟者加：揉、擦腎俞和志室，揉關元，揉按三陰交，拿太谿和崑崙。

2. 頭昏眼花，心悸，氣短，面色萎黃，倦怠無力者加：按揉脾俞，摩中脘，揉氣海，按揉足三里。

3. 面色蒼白，食減，神疲，形寒肢冷，腰膝酸軟，大便溏泄或黎明泄瀉（五更瀉），尿多而清者加：按揉脾俞，揉、擦腎俞和志室，揉關元，擦下腹，揉、擦章門和期門，揉按三陰交。

大師有話說

1. 穴位按摩對本病有一定療效，每日早、晚各做1遍，並忌菸酒、辛辣刺激性食物。保持精神愉快，切忌悲觀失望。

2. 注意鍛鍊身體，勞逸結合，房事勿頻。

眼乾澀症

認識眼乾澀症

眼乾澀症是指兩目乾燥少津，滯澀不爽，易感疲勞，又有「液竭目澀」「乾澀昏花」「白澀症」「目枯澀」等別稱。

本病常見於老年人，但隨著電子科技的發展及電子產品的大量普及，患者也趨向於年輕化，以長時間使用電腦、電子產品者及經常戴隱形眼鏡者居多。

國醫大師看眼乾澀症

中醫醫學認為：本症係陰虧血虛和燥熱傷津引發。按摩相關穴位能滋補肝腎，清熱潤燥。

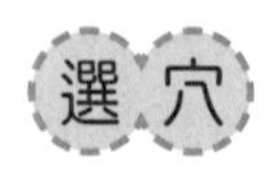

晴明、承泣、太陽、風池

體穴按摩法

1. **揉睛明：**將雙手食指羅紋面放於睛明穴上，做迴旋揉動 30 次，以有酸脹感為度。
2. **掐揉承泣：**用拇指指甲在承泣穴上反覆掐揉 30 次，以局部有酸脹感為度。
3. **按揉太陽：**用雙手手指指腹同時按揉兩側太陽穴，做環狀運動，力度適中，感覺酸脹即可，按揉 1 ～ 3 分鐘。
4. **揉風池：**用拇指羅紋面著力於一側風池穴上，力度適中，做迴旋揉按 1 ～ 3 分鐘，再換另一側揉按。

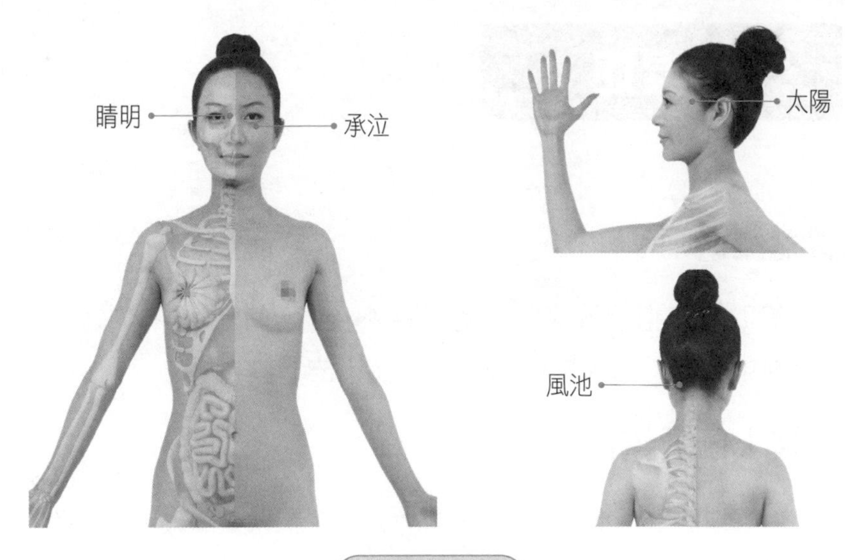

隨證加法

1. 目內乾燥少津，滯澀不爽，視物易感疲勞，面色萎黃者加：按揉脾俞，掌摩中脘，按揉足三里、三陰交。

2. 目乾澀無液，頭暈耳鳴，五心煩熱，失眠多夢，腰膝酸軟者加：按揉太谿、太衝、照海。

3. 目乾且癢，目熱且澀，乾咳少痰，口鼻乾燥，口渴欲飲者加：按揉尺澤、曲池、三陰。

4. 小便頻數，渾濁如膏，面色黑暗，腰膝酸軟，陽痿，月經量少，腰腹發涼者加：拿肩井，擦大椎，艾灸命門、氣海。

大師有話說

1. 避免情緒急躁，保持心情舒暢，適當參加體育活動，節制房事。

2. 忌食酸、辣、堅硬食物，戒菸、酒。

3. 不宜用過熱的水洗臉、薰目，否則會加重目乾澀症狀。平時多揉目、潤目。

流淚症

認識流淚症

流淚症是指淚液無制，溢出眼外，《素問・解精微論》有「風見則泣下」的記述，又稱「淚出」「泣下」。

國醫大師看流淚症

中醫學認為：本症有冷淚和熱淚之分，熱淚多因火，冷淚多因寒。熱淚中迎風流淚乃肝經蘊熱，復感風寒；無風時流淚乃肝腎陰虛。冷淚中迎風流淚乃肝血不足，風寒入侵；無風時流淚乃肝腎陰虛，目液不能制約。

按摩相關穴位能補益肝腎，祛風散熱。

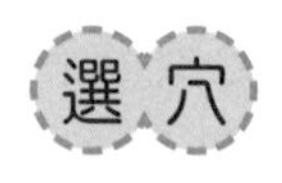

睛明、太陽、印堂、攢竹

體穴按摩法
1. **揉睛明**：將雙手食指羅紋面放於睛明穴上，做迴旋揉動 30 次，以有酸脹感為度。
2. **揉太陽**：用手指指腹同時按揉兩側太陽穴，做環狀運動，力度適中，感覺酸脹即可，按揉 1～3 分鐘。
3. **推揉印堂**：用中指羅紋面緊貼於印堂穴上，向兩邊推擠肌肉並作迴旋揉動 1～3 分鐘，用力均勻適中。
4. **掐揉攢竹**：用拇指指甲在攢竹穴上反覆掐揉 5～10 次，以有酸脹感為佳。

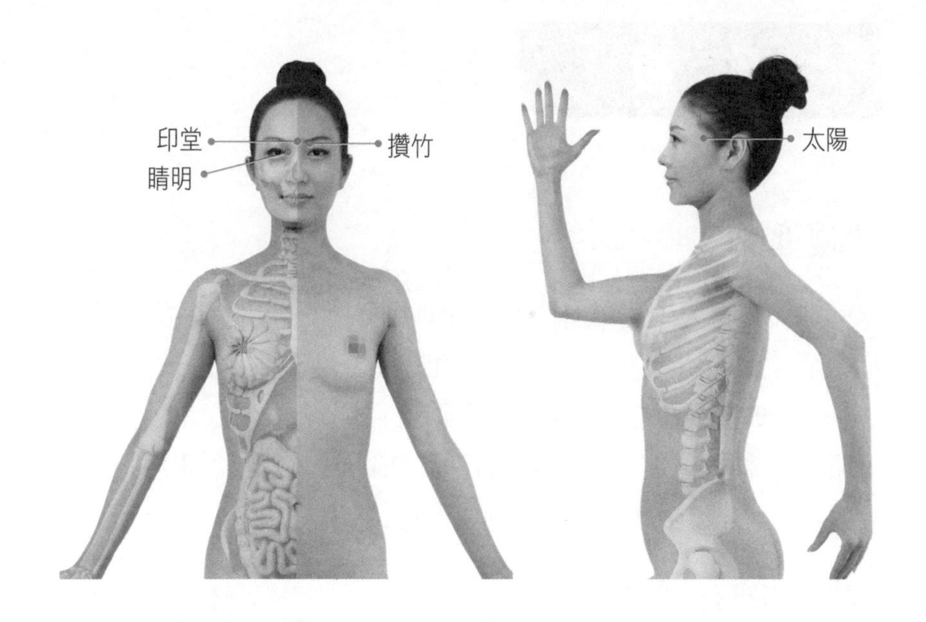

隨證加法

1. 冷淚頻頻，肢冷身涼者加：擦大椎，拿肩井，揉光明。
2. 兩目乾赤，口鼻乾燥者加：按揉三陰交，點揉太衝、合谷。
3. 腰膝酸軟，失眠，遺精者加：揉關元、神門、三陰交。
4. 頭暈目眩，兩目乾澀者加：按揉太谿，擦湧泉，摩眼眶。

大師有話說

1. 注意情志調節，保持心情舒暢。

2. 保護眼睛，避免強光、風寒、熱邪等。

3. 不斷流淚時應注意保護眼周皮膚，可塗金黴素眼膏。強光下須戴有色眼鏡。

4. 戒菸，忌酒及乾、硬、煎炸、辛辣食物，少食寒涼食物。

5. 遇強烈光線照射時佩戴合適的偏光眼鏡。

近　視

認識近視

古代醫籍對本病早有認識，稱為目不能遠視，又名能近怯遠症，至《目經大成》始稱近視。本病屬屈光不正性眼病。

近視的主要特徵是視遠物模糊不清，視近物仍為正常，常伴有眼脹、眼痛、頭痛、眼球突出等症狀。部分中度以上近視患者，近視眼日久可以導致集合功能不全而形成外斜視。

國醫大師看近視

中醫學認為，本症一因氣虛神傷，多由內傷勞倦，燈下閱讀，用眼過勞，耗氣傷神所致；二因肝腎虧虛，多由勞心竭思，房事不節，憤怒傷肝，或先天不足，肝腎精氣虛衰而致。

按摩相關穴位能養血明目，補益肝腎，調節視力。

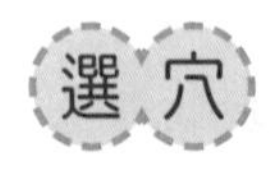

晴明、太陽、攢竹、四白

體穴按摩法

1. **揉睛明：**將雙手食指羅紋面放於睛明穴上，做迴旋揉動 30 次，以有酸脹感為度。
2. **按揉太陽：**用手指指腹同時按揉兩側太陽穴，做環狀運動，力度適中，感覺酸脹即可，按揉 1～3 分鐘。
3. **按揉攢竹：**將雙手食指羅紋面著力於兩側攢竹穴上，以順時針方向迴旋揉按 1 分鐘，再以逆時針方向迴旋揉按 1 分鐘。
4. **按揉四白：**用食指羅紋面著力於四白穴上，以順時針或逆時針方向做迴旋揉動 1～3 分鐘，以有酸脹的感覺為度。

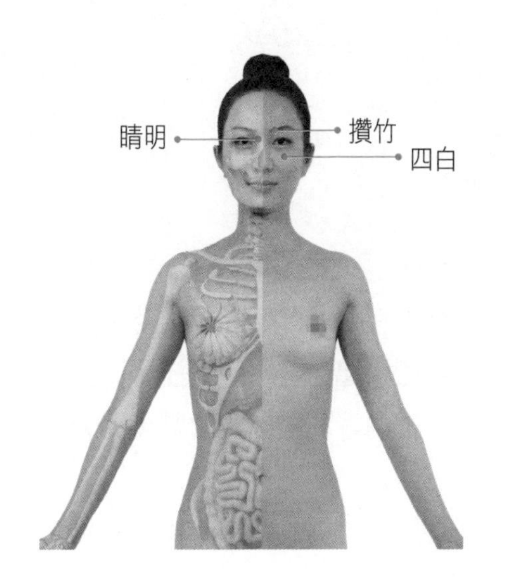

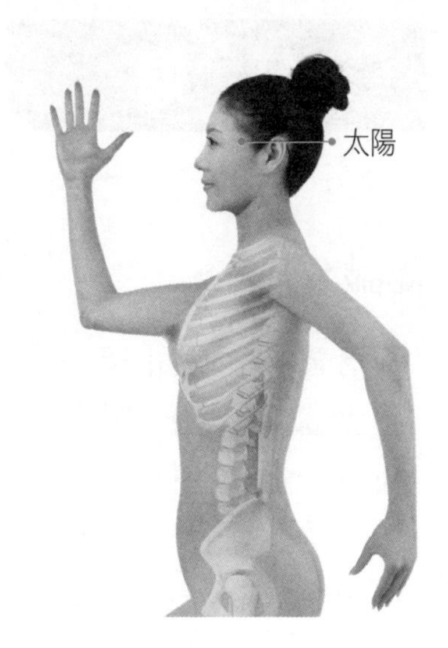

隨證加法

1. 頭痛者加：揉印堂，分抹前額，揉按痛點。

2. 夜寐多夢，恍惚健忘，心煩不寧，體倦無力者加：按揉防老、脾俞、神門，掌摩中脘。

3. 眼目昏暗，遠視不明，伴頭暈耳鳴、腰膝酸軟、夜夢遺精者加：按肝俞、腎俞，掌揉關元。

大師有話說

1. 本病以預防為主，堅持正確的用眼方法，看書或電視時保持適當距離。

2. 堅持按摩，早晨做體穴按摩，晚上做足部按摩，可預防近視或改善症狀。

3. 按摩眼周圍穴位時，手指應避免觸及眼球。平時多看遠處綠色樹木，少看紅色物體。

4. 中度近視以上者須戴眼鏡以矯正之。

牙痛

認識牙痛

牙痛是指牙齒因各種原因引起的疼痛，大多由牙齦炎、牙周炎、齲齒或折裂牙而導致牙神經感染所引起。若平時不注意口腔衛生，使牙齒受到牙齒周圍食物殘渣、細菌等物結成的軟質牙垢和硬質牙石的長期刺激，亦會導致牙痛。

其特點表現為以牙痛為主，牙齦腫脹、口臭，或時痛時止，遇冷熱刺激痛，面頰部腫脹。

國醫大師看牙痛

中醫學認為，牙痛有虛實之分，實者多因胃火引起，虛者多由腎陰不足所致。虛火上炎亦可引起牙痛。

按摩相關穴位能清熱瀉火，滋陰益腎。

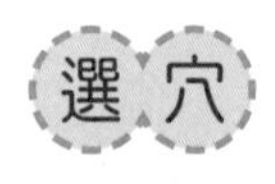

翳風、風池、太陽、合谷

體穴按摩法
1. **按揉翳風：**用拇指羅紋面著力於翳風穴上，輕輕迴旋按揉，左右各按揉100～200次。
2. **按揉風池：**用拇指羅紋面著力於一側風池穴上，力度適中，做順時針或逆時針迴旋揉按1～3分鐘，再換另一側揉按。
3. **揉按患側太陽：**用手指指腹同時按揉兩側太陽穴，做環狀運動，力度適中，感覺酸脹即可，按揉1～3分鐘。
4. **拿按合谷：**將拇指與食、中指對拿於合谷穴上，由輕漸重作對稱用力、一鬆一緊的拿按30秒～1分鐘。

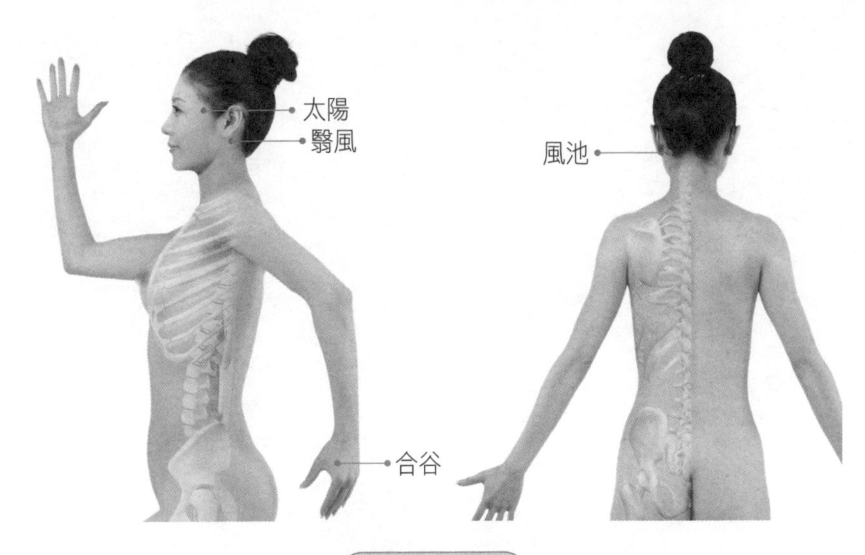

隨證加法

1. 牙齦紅腫，牙齒疼痛，得冷痛減，受熱痛增，兼有發熱、惡寒、口渴者加：按揉風門，點按大椎，按揉曲池，拿按內、外關。

2. 牙齦紅腫脹痛，牙痛較甚，腫連腮頰，嚴重者化膿滲血，兼有頭痛、口臭、口渴、大便秘結者加：按揉腎俞、大腸俞，按壓天樞，拿按豐隆，掐揉內庭。

3. 牙齒隱隱作痛，勞累後加重，牙齦微紅腫，久則齦肉萎縮，牙齒浮動，咬物無力，兼腰酸膝軟、頭暈、耳鳴者加：揉擦腎俞和志室，揉氣海，按揉太谿，擦搓湧泉。

大師有話說

1. 牙痛發作應該重視，及早治療，採用正確的療牙方法，可以提防併發症出現。

2. 堅持本法能防治牙齒病變和牙痛，每日早晚各做 1 遍。

3. 牙齦腫痛明顯或已化膿者或牙齒有齲洞者，應到牙科就診治療；牙齒浮動、頭暈耳鳴者應常服用六味地黃丸。

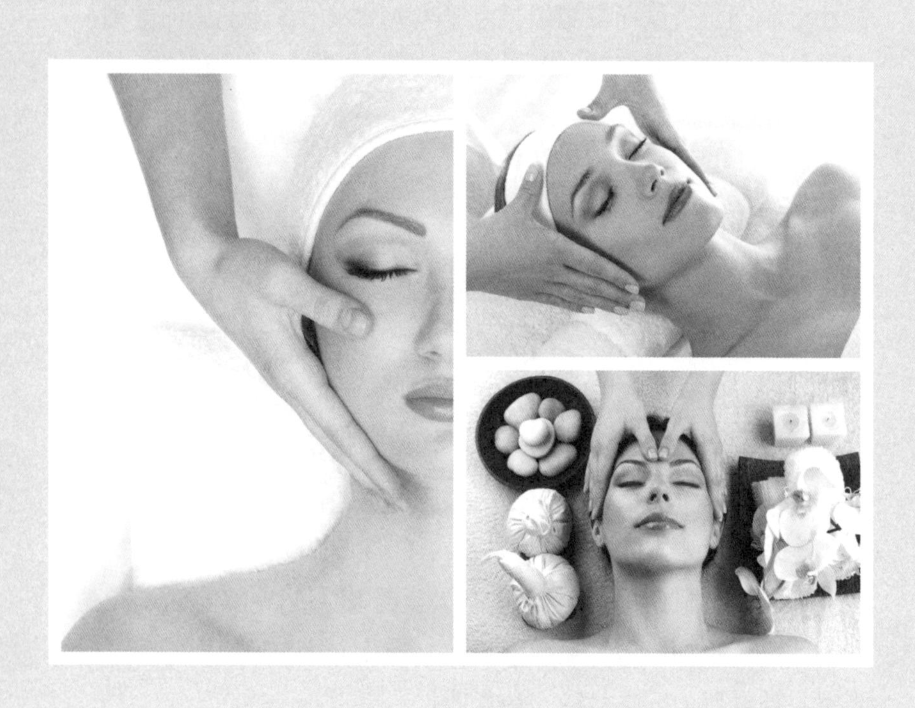

第六章

常見外科及皮膚科病症穴位保健按摩法

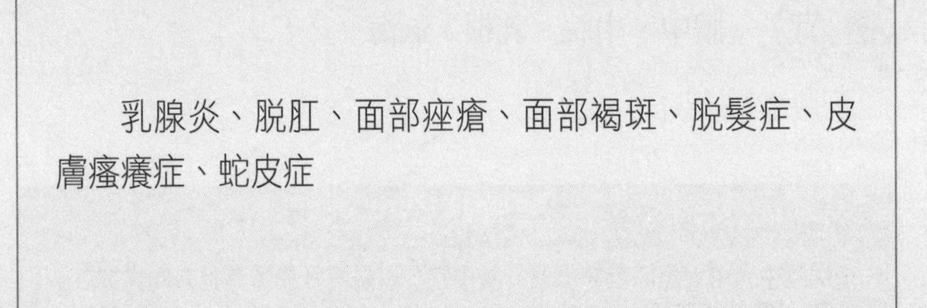
乳腺炎、脫肛、面部痤瘡、面部褐斑、脫髮症、皮膚瘙癢症、蛇皮症

乳腺炎

認識乳腺炎

乳腺炎，又稱奶癤或乳癰，是乳腺的急性化膿性感染，常發生於產後哺乳的婦女，初產婦尤為多見，一般在產後 2 ～ 4 週發生。

乳腺炎發生於妊娠期，稱為內吹乳癰；發生在哺乳期，稱為外吹乳癰；在非哺乳期和非懷孕期發生者，名非哺乳期乳癰。本病分為鬱乳期、成膿期、潰膿期三期。

國醫大師看乳腺炎

中醫學認為本症因血瘀、乳積、肝氣鬱結而致病。按摩相關穴位能消瘀散結，活血化瘀。

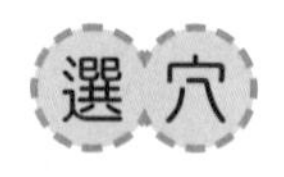

膻中、中脘、乳根、氣海

體穴按摩法
1. **按揉膻中：**用大魚際或掌根貼於膻中穴，以逆時針或順時針方向揉按 3 ～ 5 分鐘，以有脹麻感為宜。
2. **摩中脘：**將手掌置於中脘穴上，往返摩擦 3 ～ 5 分鐘，以透熱為度。
3. **揉乳根：**用拇指指腹揉按乳根穴 1 ～ 3 分鐘，力度略輕，可逐漸加力，做環狀揉動。
4. **揉氣海：**用拇指指腹揉按氣海穴，力度略重，按揉 1 ～ 3 分鐘。

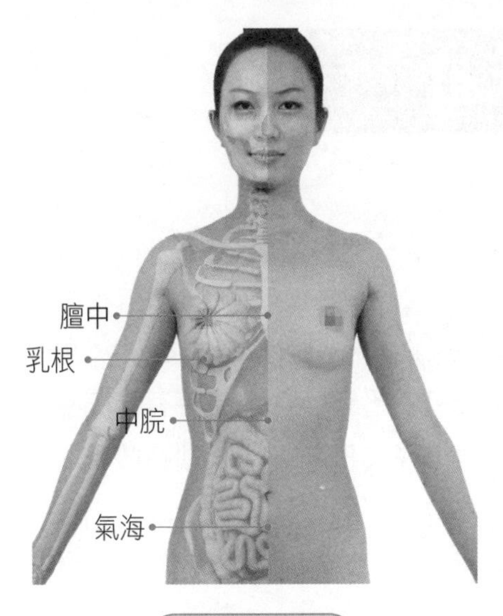

隨證加法

1. 乳房內有硬結，腫痛，惡寒，身熱者加：按揉血海，拿揉三陰交，點揉太衝，拿揉合谷。

2. 乳房脹痛，繼而灼熱紅腫，惡寒身熱，口渴煩躁者加：按揉曲池、合谷、外關、足三里，點按太衝。

3. 乳房腫脹不甚，結塊久不消散，身有微熱，脅痛者加：按期門、章門，拿內、外關、陽陵泉。初起可用艾灸腫塊，以活血散結。

大師有話說

1. 養成定期哺乳習慣，若乳汁過多，哺乳後尚未排盡，可用吸乳器或用手擠壓按摩乳房，使乳汁排出，防止淤積。

2. 不要讓嬰兒含乳頭睡，避免當風露乳，注意胸部保暖，哺乳後應輕揉乳房。

3. 斷乳前應逐漸減少哺乳時間，再行斷乳。

4. 忌菸酒及寒涼、辛辣、肥、甘食物。

脫　肛

認識脫肛

脫肛又稱直腸脫垂，多見於小兒和老年人。

本病發病緩慢，初起時僅在排便時有直腸黏膜脫出，在排便後即能自行回納。若體虛或日久失治，則在咳嗽、啼哭、站立或步行時也會脫出，且長時間不能自行回納，同時自覺下腹部有墜脹感及肛門周圍不適。

國醫大師看脫肛

中國醫學認為，本症多因肺脾氣虛，中氣下陷，腎陽虛衰或濕熱蘊積大腸而致病。

按摩相關穴位能補中益氣，舉陽升提。

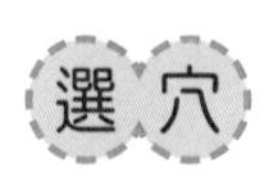

脾俞、命門、氣海、內關

體穴按摩法
1. **按揉脾兪：** 將拇指指腹放在脾俞穴上，適當用力按揉 1 ～ 3 分鐘，以局部有溫熱感為度。
2. **揉擦命門：** 將掌根放在命門穴上，來回揉擦命門穴 1 ～ 3 分鐘，以局部有溫熱感為宜。
3. **揉氣海：** 用拇指指腹揉按氣海穴，力度略重，按揉 1 ～ 3 分鐘。
4. **按揉內關：** 拇指指腹放於內關穴上，其餘四指附於手臂上，力度由輕漸重，揉按 1 ～ 2 分鐘，以局部有溫熱感為度。

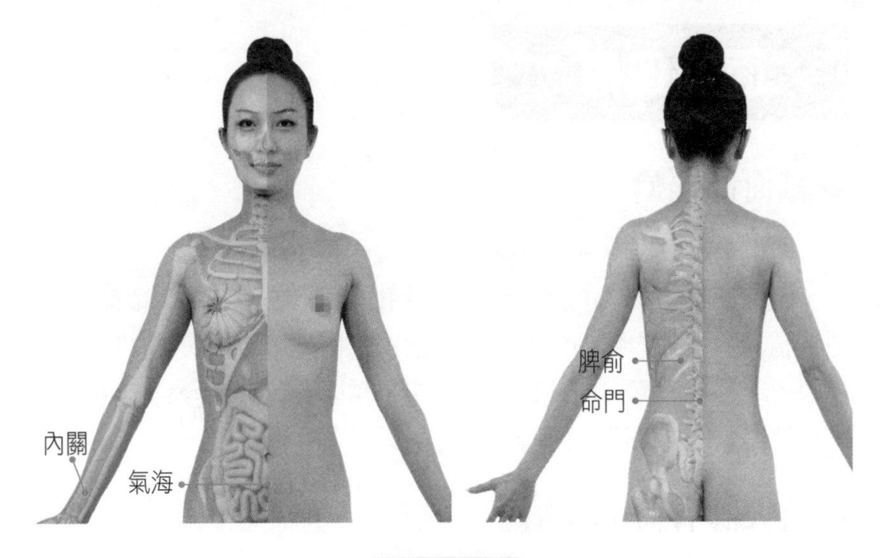

隨證加法

1. 咳嗽或大便時即脫出，需用手推送方能回納，面蒼白，氣短無力者加：按揉肺俞，艾灸氣海、命門。

2. 頭昏眼花，健忘畏寒，五更溏瀉，陽痿者加：艾灸天樞、關元，按揉足三里、三陰交。

3. 肛門脫出，紅腫疼痛，口渴，便燥，面赤唇紅者加：按揉曲池、合谷、天樞、太衝。

大師有話說

1. 堅持保健按摩對年老體弱、久病氣虛引起的脫肛有一定治療作用，尤其對直腸黏膜脫垂者療效顯著。如再配合服用補中益氣湯或丸，則療效更好。

2. 忌辛辣刺激食品和寒涼食物。

3. 平時注意保持大便通暢，大便時避免過於用力。習慣性便秘者，可同時做提肛運動，即吸氣時收腹肛門上提，每日 2～3 次，每次 8～10 分鐘。

面部痤瘡

認識面部痤瘡

痤瘡是美容皮膚科最常見的病症，多發於面部。

痤瘡的發生原因較複雜，與多種因素有關，如飲食結構不合理、精神緊張、內臟功能紊亂、生活或工作環境不佳、某些微量元素缺乏、遺傳因素、大便秘結等。主要誘因是青春期發育成熟，體內雄性激素水準升高，即形成粉刺。

國醫大師看面部痤瘡

本症因肺熱、胃熱、血熱、毒熱或濕毒血瘀引發，以肺熱痤瘡和血熱痤瘡為多見。

肺熱痤瘡：形如粟米大小，鼻周較多，亦可見於前額，間發有黑頭粉刺，輕度癢感，伴口鼻乾燥，大便乾。

血熱痤瘡：面頰部有散在潮紅色丘疹，如米粒大小，以口鼻周圍及兩眉間皮疹較多，遇冷及情緒激動時面部潮紅，有灼熱感，大便乾燥，小便黃赤。

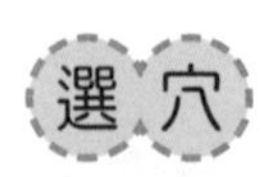

太陽、攢竹、迎香、陽白

體穴按摩法
1. **按揉太陽：**用雙手食指指腹面著力分別按揉兩側太陽穴，做環狀揉動，力度適中，感覺酸脹即可，按揉 1～3 分鐘。
2. 按揉攢竹：用兩手食指羅紋面著力分別按揉兩側攢竹穴 1～3 分鐘，以有酸脹感為佳。
3. **揉按迎香：**用雙手食指指腹按揉兩側迎香穴 1～3 分鐘，以有酸脹感為佳。
4. **揉陽白：**雙手食指放於兩側陽白穴上，其餘四指附於兩鬢，揉按 1～3 分鐘。以有酸脹感為宜。

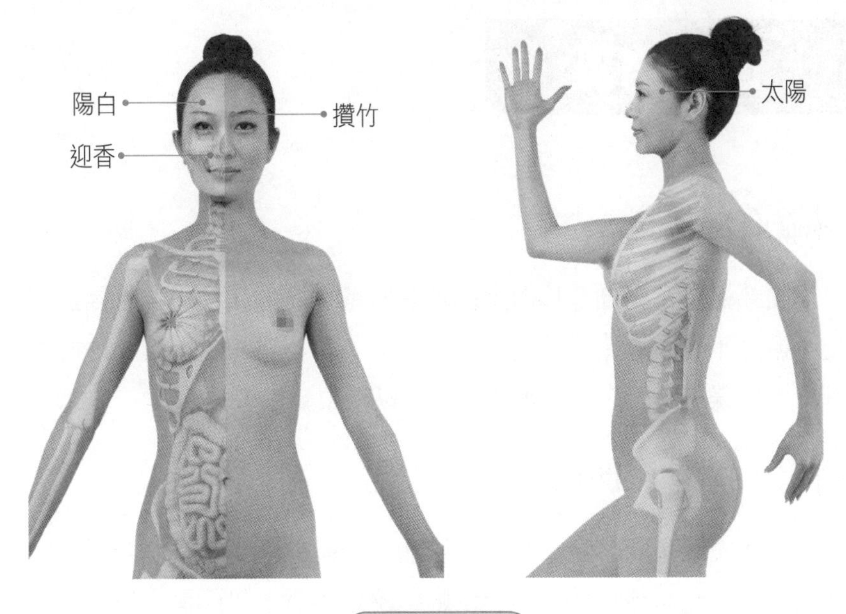

隨證加法

1. 口鼻乾燥，大便乾結者加：掐揉承漿，按揉尺澤。

2. 納多，口臭，口乾，喜冷飲者加：揉天樞，按揉足三里，點揉內庭。

3. 大便乾燥或秘結，小便黃赤者加：按揉天樞，摩揉中極，拿按陰陵泉。

大師有話說

1. 顏面局部紅腫熱痛，皮膚有損害時，切忌用手擠捏，以免感染發炎，首選做足部按摩和耳穴按摩，面部發痘時不要做面部按摩。

2. 洗臉時注意清除面部過多的油脂、污垢，保持皮膚清潔、毛囊通暢。

3. 克服急躁情緒，保持心情舒暢。

4. 忌食油膩、辛辣、刺激性食物，戒菸、酒。

5. 痤瘡感染、頭痛發熱者，應去醫院治療。

面部褐斑

認識面部褐斑

面部褐斑，指面部皮膚上出現點狀或片狀的褐色斑，不高出表皮，撫之不礙手。本症又有「黧黑斑」「黃褐斑」「肝斑」「妊娠斑」「蝴蝶斑」等之稱。臨床表現多以熱象為主。

國醫大師看面部褐斑

本病與肺、脾、腎、肝關係密切。肝鬱氣滯者，斑呈淺褐色或深褐色，呈點狀或片狀，境界清晰，邊緣不整，以顏面、目周、鼻周多見；濕熱內蘊者，呈褐色斑點或斑片，多見於前額、顏面、口唇、鼻部，境界不清，從邊緣向中心逐漸加深其色；陰虛火旺者，斑呈淡褐色或深褐色，點狀或片狀，多見於鼻、額、面頰部，大小不定，境界清楚，邊緣不整。

按摩相關穴位能補益肺腎，清肝瀉火，健脾化濕。

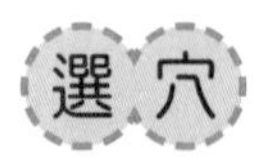

魚腰、太陽、顴髎、迎香

體穴按摩法

1. **掐揉魚腰：**用拇指指端掐揉魚腰穴 1 ～ 3 分鐘，以局部有酸脹感為度。
2. **按揉太陽：**用雙手食指腹面分別按揉兩側太陽穴，做環狀揉動，力度適中，感覺酸脹即可，按揉 1 ～ 3 分鐘。
3. **按揉顴髎：**用雙手拇指指腹分別按揉顴穴 1 ～ 3 分鐘，以局部有酸脹感為度。
4. **推揉迎香：**用雙手食指指腹面著力分別推揉兩側迎香穴 1 ～ 3 分鐘，以重手法刺激，量要適中，有酸脹感為宜。

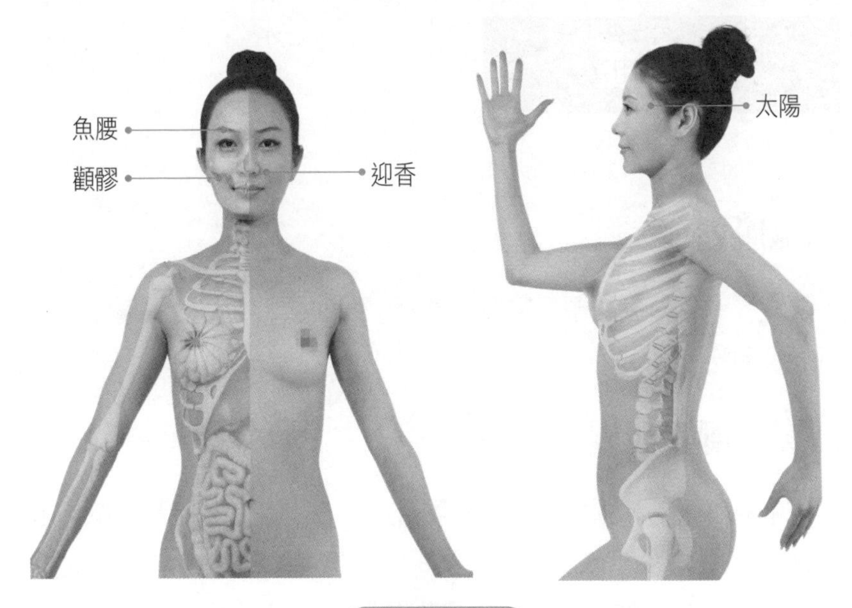

隨證加法

1. 兩脅脹痛，煩躁易怒，噯氣，納差者加：按揉、擦搓期門和章門，點按太衝、太谿。

2. 身重胸悶，渴不欲飲者加：揉膻中，摩中脘，按揉足三里、曲池。

3. 頭暈耳鳴，五心煩熱，心悸，失眠者加：按揉神門和照海，掌揉關元。

大師有話說

1. 堅持每天做保健按摩，早晨做體穴按摩，晚上做足部按摩，熱重者在耳穴上放血，能收到較好的療效。

2. 忌食油膩、辛辣、炙烤食物，戒菸忌酒。

3. 避免強烈日光暴曬及刺激顏面皮膚。

4. 注意選用合適的養顏護膚霜，切忌亂用化妝品，以免使褐斑加重。一般治療須堅持百日，方能祛斑。

脫髮症

認識脫髮症

脫髮，俗稱鬼剃頭，又有「髮墮」「油風」之稱。脫髮症狀可見於多種疾病。

國醫大師看脫髮症

中醫學認為，頭髮突然成片脫落，頭皮光亮者為血熱生風；頭髮油亮且頭屑多，經常脫落，伴耳鳴頭癢、腰酸肢乏者為陰血虧虛；頭髮細軟，乾燥，少華，呈均勻脫落，日漸稀疏，伴心悸怔忡、肢體麻木者為氣血兩虛；頭髮部分或全部脫落，或鬚眉俱落，伴頭痛、口渴欲飲不欲咽、面色晦暗者為瘀血阻滯。

按摩相關穴位能補益肺腎，清熱祛風，活血化瘀。

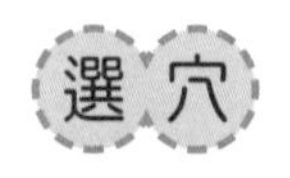

頭維、上星、百會、太陽、風池

體穴按摩法
1. **揉頭維、上星：**食指、中指併攏，將指腹放於頭維、上星穴上揉按 3～5 分鐘，以局部有酸脹感為宜。
2. **按揉百會：**用拇指或食中指羅紋面著力按揉百會穴，以順時針或逆時針方向揉動 1～3 分鐘，由輕到重再至輕，以局部有酸脹感為宜。
3. **揉太陽：**用雙手食指指腹面分別著力按揉兩側太陽穴，做環狀揉動，力度適中，感覺酸脹即可，按揉 1～3 分鐘。
4. **按揉風池：**用雙手拇指指腹面著力封閉揉按兩側風池穴，力度適中，揉按 1～3 分鐘，以局部有酸脹感為度。

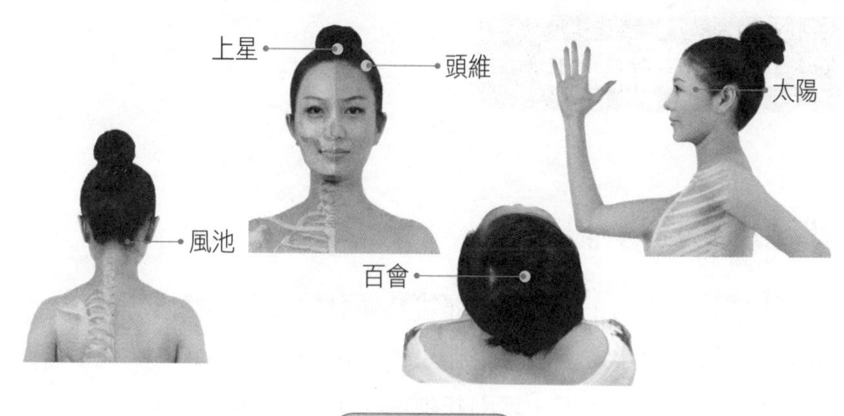

隨證加法

1. 心煩口渴，便秘尿黃者加：按揉曲池和內關，按揉太衝、陰陵泉，按血海。

2. 頭癢，耳鳴，腰酸肢乏者加：按揉腎俞，摩揉關元，按揉太谿。

3. 少氣乏力，語言低微，面色蒼白者加：按揉脾俞、三陰交、足三里、氣海。

4. 頭痛，面色晦暗，唇色紅紫者加：按血海、陽陵泉，拿合谷、內關。

大師有話說

1. 洗髮時要注意選用保護頭髮的洗髮液，梳頭動作要輕柔，優先選用木質梳或牛角梳。

2. 洗臉時注意清除面部過多的油脂、污垢，保持皮膚清潔、毛囊通暢。

3. 注意情志調節，保持精神舒暢，忌開夜車及長時間看書、看電視及玩電腦。

4. 多食富含蛋白質、鐵、鋅、碘等的食物，如牛奶、雞蛋、魚、動物肝臟等。

皮膚搔癢症

認識皮膚搔癢症

搔癢為本病的主要症狀，搔癢為陣發性，白天輕，夜間重，亦因飲酒、情緒變化、受熱、搔抓、摩擦後發作或加重。無原發性皮損，由於連續反覆搔抓，可引起抓痕、表皮剝脫和血痂，日久皮膚可出現肥厚、苔蘚樣變、色素沉著以及濕疹樣變。

本病多見於老年及青壯年，好發於冬季，少數也可夏季發病。

國醫大師看皮膚搔癢症

本症發生於青壯年，屬血熱；發於老年者，屬血虛；夏季受濕，發於青壯年者，屬風濕；發於春季，癢無定處，屬風盛；發於冬季，受寒者，屬風寒。

按摩相關穴位能補虛，瀉實，祛邪，止癢。

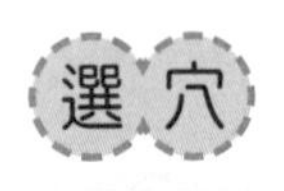

肺俞、風池、血海、三陰交

體穴按摩法
1. **按揉肺俞：**將雙手食指、中指併攏，分別放於肺俞穴上，以羅紋面著力環形按揉3分鐘左右，以局部有酸脹感為宜。
2. **按揉風池：**用雙手拇指指腹面著力分別揉按兩側風池穴，力度適中，揉按1～3分鐘，以局部有酸脹感為宜。
3. **按揉血海：**用一手拇指腹面著力按揉一側血海穴，也可用雙手兩側同時進行，按揉1～3分鐘。以局部有酸脹感為宜。
4. **按揉三陰交：**用雙手拇指指腹面著力分別揉按兩側三陰交穴，左右各揉壓1～3分鐘，以局部有酸脹感為宜。

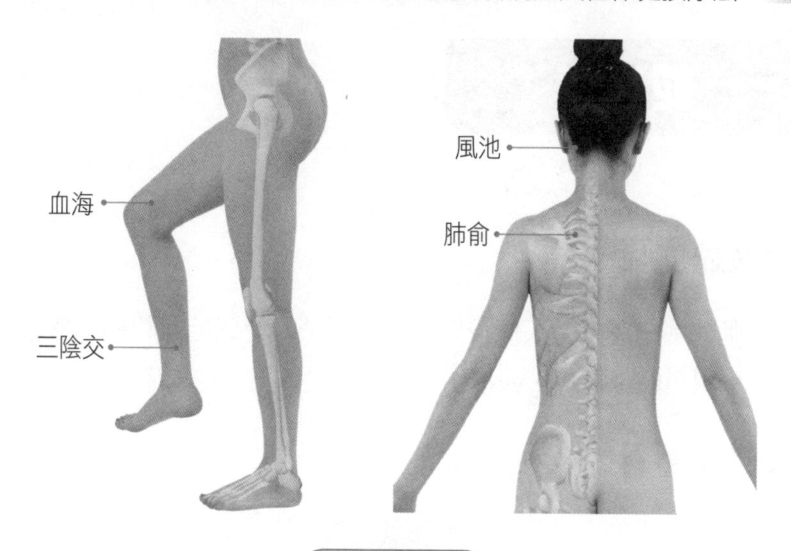

隨證加法

1. 年老體弱，面色無華，心悸失眠，頭暈目花，皮膚乾燥，遍身抓痕，皮膚脫屑如糠秕狀，或遍身血痂者加：摩中脘，揉氣海，按揉脾俞、腎俞。

2. 青壯年者皮膚瘙癢，抓破呈條狀血痕，夏重冬輕或遇熱加重，伴有口乾、心煩者加：拿按內關、外關、合谷、魚際。

3. 皮膚瘙癢，抓後起水疱或丘疹，流水或皮膚濕爛，多見於青壯年者，夏秋季節為甚者加：摩中脘，捶脾俞、胃俞，按揉陰陵泉。

4. 周身皮膚瘙癢，癢無定處，日久不癒，皮膚變肥厚呈苔蘚樣者加：按揉風門、風市、合谷，點揉太衝。

大師有話說

1. 瘙癢發作難以忍受時，先按壓耳部神門、肺穴，儘量少抓或不抓，以免抓傷皮膚。

2. 日常生活注意調節，忌食肥甘厚味、辛辣刺激和海鮮類食物。

蛇皮症

認識蛇皮症

肌膚甲錯症是指人體皮膚發生局限或廣泛的乾燥粗糙，觸之棘手，形似魚鱗、蟾皮、蛇皮的變化，故又稱為「蛇皮症」。

國醫大師看蛇皮症

本症多因先天不足，後天脾氣失養，使肌膚不得濡養；或青年稟賦血熱之體，緣由心緒煩擾，五志化火，血熱化燥生風；或過食辛香炙烤、肥甘厚味，使濕熱內蘊，絡脈阻遏，肌膚失養；或饑飽勞碌、思慮過度及五味偏嗜，傷及脾土，使津液輸布受阻，不能達於肌肝所致。

按摩相關穴位能補腎健脾，清熱除濕。

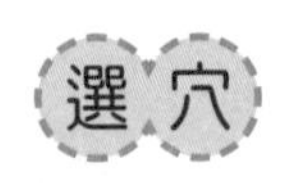

風池、大椎、足三里

體穴按摩法

1. **按揉風池：**用雙手拇指端羅紋面著力分別揉按兩側風池穴，力度適中，揉按 1 ～ 3 分鐘，以局部有酸脹感為宜。
2. **上推面頰：**用雙手拇指指腹分別從兩側下頜向上推面頰部 30 ～ 50 次，以局部有舒服溫熱感為度。
3. **按揉大椎：**用一手掌根或大魚際按揉大椎穴 1 分鐘，至有熱感為宜。
4. **按揉足三里：**用雙手拇指揉按兩腿足三里穴 3 分鐘，揉動緩慢，按壓沉穩，以局部有酸脹感為宜。

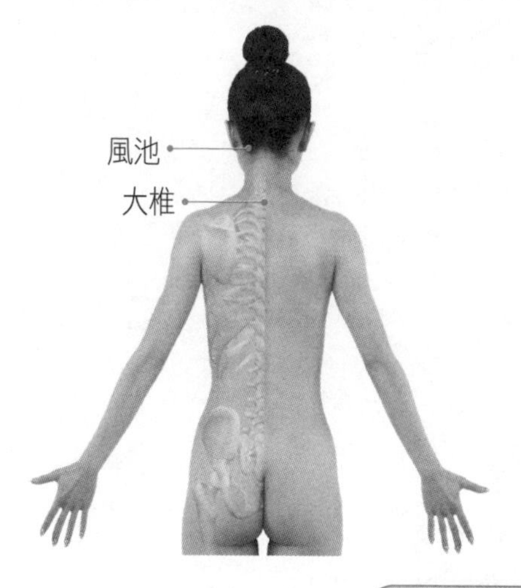

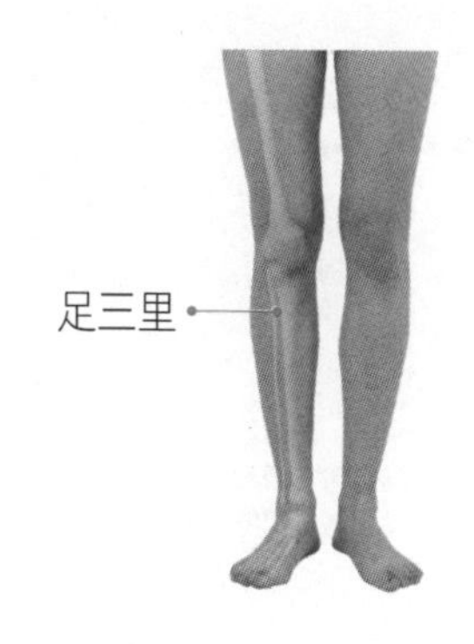

隨證加法

1. 皮膚逐漸變成灰色，乾燥粗糙，狀如蛇皮或蜥蜴皮，鱗屑與皮膚黏連緊密，呈污穢或白色片狀，四周向上翹起，按之棘手，可泛發全身，但面部少見，冬天加重，伴有口乾咽燥、汗液減少者加：按揉血海、三陰交、太衝。

2. 皮膚廣泛性粗糙，頸後、軀乾、肘膝處有密集的毛囊性、角化性丘疹，形似蟾皮，觸之堅硬棘手，有刀銼感，伴有目乾澀、眼昏花，發展緩慢，冬重夏輕者加：揉按肺俞，拿按曲池、尺澤、合谷、太谿。

大師有話說

1. 保持良好心情，尤其是青年血熱之體，忌大怒煩躁及情緒悲觀低落。

2. 養成良好的生活習慣，一日三餐正常化，忌過飽過饑及思慮傷心，以防傷及脾胃。

3. 保持皮膚清潔，忌用鹼性肥皂清洗。沐浴後可搽凡士林保濕霜，並按摩。

4. 戒菸、酒，忌食辛辣、寒涼、肥、甘、厚味之物，忌食海鮮。

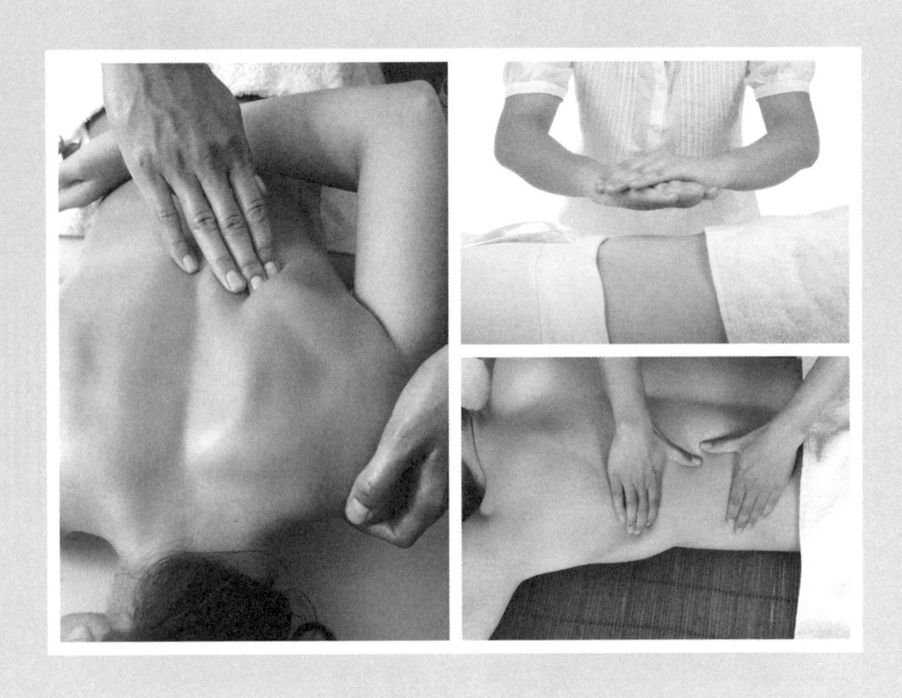

第七章

常見婦科男科病症穴位保健按摩法

月經不調、痛經、閉經、白帶增多症、慢性盆腔炎、產後缺乳症、子宮脫垂、尿瀦留、遺精、陽痿、性功能減退、夜間多尿症

月經不調

認識月經不調

月經是機體由於受到垂體前葉及卵巢內分泌激素的調節而呈現的有規律的週期性子宮內膜脫落現象。

月經不調是指月經的週期、經色、經質發生了改變。如垂體前葉或卵巢功能異常，就會引發月經不調。常見的月經不調有月經先期、月經後期、月經先後無定期、經量過多、經量過少、經期延長、經間期出血、崩漏、閉經、痛經等。

國醫大師看月經不調

中醫學認為，本症一因鬱怒憂思，過食辛辣、寒涼食物；二因經期感受寒濕，忽視衛生，以及多病久病等，導致氣血不調，臟腑功能失職，衝、任兩脈損傷所致。按摩相關穴位能健脾補腎，溫經散寒，調理衝任。

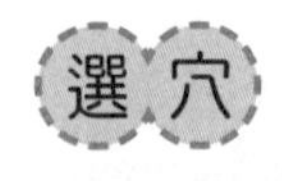

中脘、氣海、關元、足三里

體穴按摩法
1. **摩中脘：**用一手掌腹面置於中脘穴上，進行往返摩擦 1 ～ 3 分鐘，以透熱為度。
2. **揉氣海：**用一手拇指指腹面著力揉按氣海穴，力度適中，按揉 1 ～ 3 分鐘，以透熱為度。
3. **揉關元：**一手掌腹面置於關元穴上，用掌心揉按 2 ～ 5 分鐘，以透熱為度。
4. **按揉足三里：**用雙手拇指羅紋面著力分別揉按兩側足三里穴 3 分鐘，揉動緩慢，按壓沉穩，以局部有酸脹感為宜。

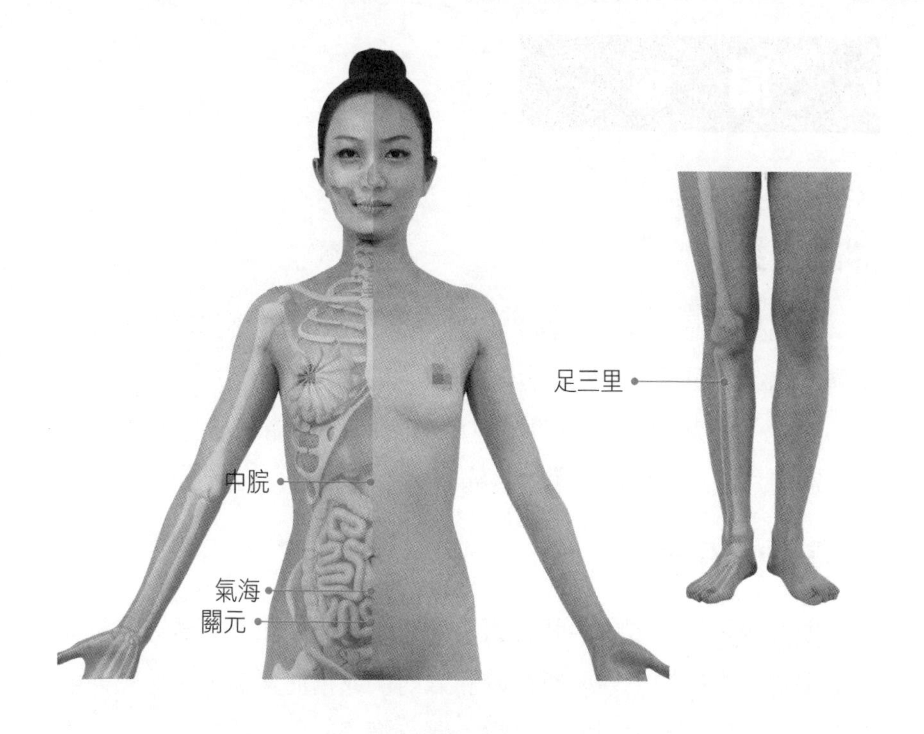

隨證加法

1. 煩熱，口乾渴，喜冷飲者加：點揉太衝，按揉太谿。
2. 經色暗淡，畏寒喜熱者加：擦推大椎，擦八髎，平推小腹。
3. 經色紫或淡，體虛面黃者加：揉脾俞、腎俞，擦腰骶。

大師有話說

1. 注意經期衛生，避免房事。體弱者及產後 2～3 個月忌房事。

2. 避免刺激，保持心情舒暢，忌急躁、憂思、發怒。

3. 月經期避免下冷水著涼或食生冷、辛辣食品。

4. 注意勞逸結合，適當參加健身運動。

痛　經

認識痛經

痛經是指婦女在行經期間或行經前後，小腹及腰部疼痛，甚至劇痛難忍，且隨月經週期性發作的一種疾病。

痛經又分為原發性和繼發性兩種。原發性痛經多見於青年婦女，常隨月經初潮發病；繼發性痛經多有生殖器官的器質性病變。

國醫大師看痛經

中醫學認為：本病由肝腎虧損，氣血虛弱，寒濕凝滯，或氣滯血瘀引起。本病的主要病機在於邪氣內伏或精血素虧，更值經期前後衝任二脈氣血的生理變化急驟，導致胞宮的氣血運行不暢，「不通則痛」，或胞宮失於濡養，「不榮則痛」，故使痛經發作。

按摩相關穴位能調補肝腎，溫通血脈，祛瘀止痛。

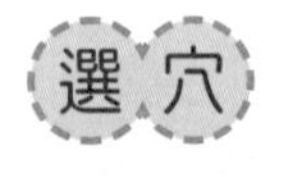

脾俞、腎俞、關元、合谷

體穴按摩法
1. **按揉脾俞：**用雙手拇指分別放在兩脾俞穴上，以指端羅紋面著力，適當用力按揉1～3分鐘，以局部有酸脹感為宜。
2. **揉擦腎俞：**用雙手大魚際著力揉擦腎俞穴，從中間往兩側用力揉擦1～3分鐘，以有熱感為佳。
3. **揉關元：**用一手掌腹置於關元穴上，掌心著力揉按20～50次，以透熱為度。
4. **拿按合谷：**以拇指與食指相對成鉗形，將拇指指端羅紋面放在合谷穴上，由輕漸重拿按30秒～1分鐘，以局部有酸脹感為宜。

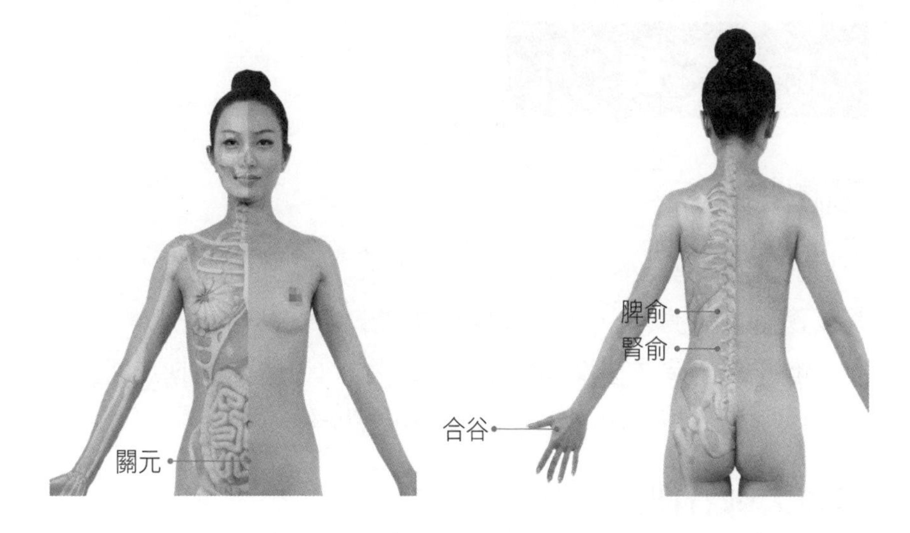

隨證加法

1. 經前或經期小腹脹痛，拒按，經量少而不暢，經血紫暗有血塊，排出後痛減，或伴有胸脅脹痛者加：按揉三焦俞，揉膻中，揉擦章門，拿揉血海，掐揉太衝。

2. 經前或經期小腹疼痛，經量少且色紫暗，手足不溫者加：擦大椎，摩中脘，揉擦章門。經前 1 週，每日用艾條灸神闕 2 次。

3. 經期或經後小腹綿綿作痛，喜按，月經色淡、量少、質清，神疲乏力，面色蒼白者加：擦大椎，摩中脘，揉按血海。

大師有話說

1. 本法可於經前 1 週開始進行，每日 2 遍。若長期堅持保健按摩則效果更好，並有助於強身健體。

2. 按摩對原發性痛經療效好，對由器質性病變引起的繼發性痛經也有一定效果，但須配合藥物治療。

3. 經期忌房事、涉水及用冷水洗浴，避免下身受涼，不食生冷、辛辣刺激之物。

閉　經

認識閉經

閉經，古稱「女子不月」「月事不來」「經水不通」「經閉」等。發育正常的女子，一般在 14 歲左右來潮。

年過 18 歲尚未來潮者稱為原發性閉經；不在妊娠期或哺乳期內，月經中斷 6 個月以上者，稱為繼發性閉經。

國醫大師看閉經

中醫學認為，本病因肝腎不足、氣血虛弱、氣滯血瘀、痰濕阻滯所致。肝腎不足則腎精虧損，衝任氣血不足，血海不能滿溢，遂致月經停閉。氣血虛弱則衝任血少，血海不能滿溢，遂致月經停閉。氣滯血瘀，瘀阻衝任，氣血運行受阻，血海不能滿溢，遂致月經停閉。痰濕阻滯，氣血運行受阻，血海不能滿溢，遂致月經停閉。按摩相關穴位能補益腎氣，通調衝任，活血調經。

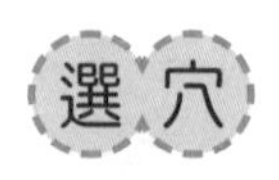

腎俞、關元、曲泉、三陰交

體穴按摩法
1. **揉擦腎俞：**用雙手大魚際部著力分別放於腎俞穴上，先揉後擦，從中間往兩側用力揉擦 1～3 分鐘。以有溫熱感為宜。
2. **揉關元：**用一手掌部著力置於關元穴上，用掌心揉按 2～3 分鐘，以透熱為度。
3. **按揉曲泉：**用雙手拇指端羅紋面分別按揉兩側曲泉穴 2～3 分鐘，以局部有酸脹感為度。
4. **揉按三陰交：**用雙手拇指指端羅紋面著力分別揉按三陰交穴，左右各揉壓 1～3 分鐘，以有酸脹感為宜。

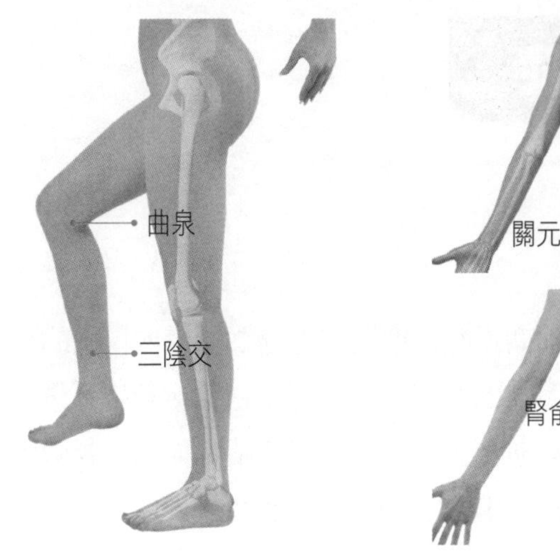

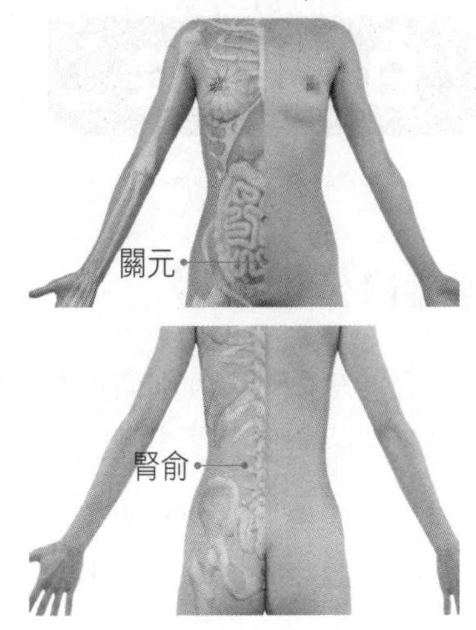

隨證加法

1. 初次月經較遲，月經量少色淡，漸至經閉，兼有頭昏耳鳴、腰膝酸軟、口乾咽燥、五心煩熱者加：揉擦志室，揉按太谿，點按太衝，揉擦湧泉。

2. 月經由後期量少而漸至停經，兼面色蒼白、頭昏目眩、神疲乏力、氣短便溏者加：摩中脘，拿揉手三里，按揉足三里，艾灸氣海。

3. 月經數月不行，精神抑鬱，煩躁易怒，胸脅脹滿，小腹脹滿或拒按者加：揉膻中，揉擦章門，拿內、外關，點按太衝。

大師有話說

1. 診斷本病必須先排除早期妊娠，確診後再查清引起閉經的原因（如嚴重貧血、結核病、腎炎、心臟病、子宮卵巢發育不全及腫瘤等），並採取相應措施。

2. 堅持保健按摩有很好的效果，且能增強體質。

3. 安定情緒，防止暴怒、憂思；節制房事。

4. 不要過食肥甘厚膩及辛辣、寒涼之物。

白帶增多症

認識白帶增多症

在青春期、月經前期或妊娠期間，從婦女陰道內排出的少量無特殊氣味的白色或淡黃色的黏液，即為正常白帶。若帶下量多，顏色深黃或淡黃，或混有血液，質黏稠如膿或清稀如水，氣味腥臭，則為白帶增多症。本病往往兼見其他全身症狀。

國醫大師看白帶增多症

中醫學認為，本病與肝膽濕熱、脾虛濕阻、腎氣不足有密切關係。按摩相關穴位能健脾補腎，調節衝、任、帶脈。

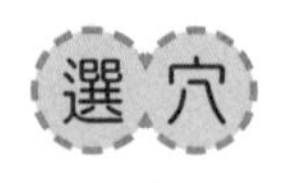

脾俞、三焦俞、三陰交、關元、合谷

體穴按摩法
1. **按揉脾俞**：用雙手拇指羅紋面著力分別放在兩側脾俞穴上，適當用力按揉1～3分鐘，以局部有酸脹感為宜。
2. **按揉三焦俞**：用拇指指端羅紋面按揉兩側三焦俞穴1～3分鐘，至穴位處皮膚有發熱為度。
3. **揉按三陰交**：用拇指指端羅紋面揉按三陰交穴，左右各按揉1～3分鐘，以有酸脹感為宜。
4. **揉關元**：用一手掌腹面置於關元穴上，用掌心揉按1～3分鐘，以透熱為度。
5. **拿揉合谷**：將一手拇指與食指相對成鉗形，放在合谷穴上，相對用力，進行一鬆一緊的拿揉，由輕漸重拿揉1～3分鐘。

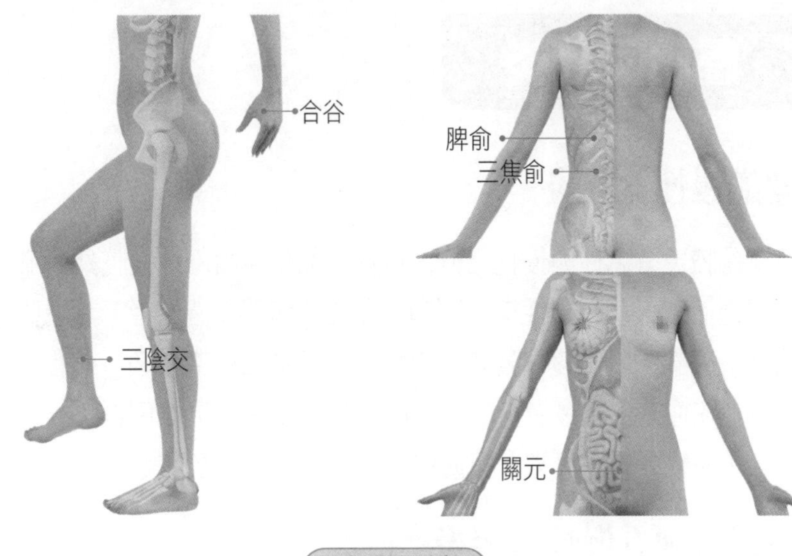

隨證加法

1. 帶下量多，質稠，色黃綠如膿，或夾有血液，或白如豆漿樣，有穢臭味，陰中瘙癢且局部紅腫，伴頭痛、口苦、大便乾燥、小腹疼痛者加：按揉大椎，拿肩井，拿揉手三里、陰陵泉、陽陵泉，按揉丘墟，掐揉太衝。

2. 白帶增多，綿綿不斷，色白或淡黃，質黏稠，無臭味，面色萎黃，四肢不溫，神疲乏，食少，便溏，兩足浮腫者加：擦大椎，揉擦章門，拿揉陰陵泉、陽陵泉，擦腰骶，艾灸氣海。

大師有話說

1. 堅持按本法操作，對身體虛弱引起的白帶增多症療效顯著；對陰道炎、宮頸炎、外陰炎或急性盆腔炎等引起的白帶增多也有效果，如配合藥物治療效果更佳。

2. 平時少食肥甘辛辣和寒涼食物。

3. 症狀重者，須及時去醫院診治。若因滴蟲或黴菌所引起者，須用藥物治療。

慢性盆腔炎

認識慢性盆腔炎

盆腔炎有急性與慢性之分。慢性盆腔炎多由急性盆腔炎治療不當遷延而致。也有急性期不明顯，開始發病即為慢性者。其主要症狀為下腹部墜脹、疼痛及腰骶部酸痛，經量和白帶增多，或有不規則陰道流血，病程長者可出現精神不振、失眠、胃納不佳等。

本病較為頑固，當人體抵抗力下降時，常易急性發作。

國醫大師看慢性盆腔炎

中醫學認為，本症一因經期、分娩或流產後，不注意衛生保健，濕熱邪毒乘機從陰道而入，蘊結胞宮，阻滯胞絡；二因治療不當，正氣漸虛，濕熱未除，更見氣滯血瘀；三因日久不癒，身體虛弱，影響脾腎，而致脾腎兩虛。

按摩相關穴位能健脾益腎，理氣散寒。

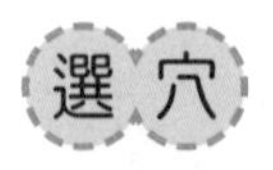

脾俞、腎俞、關元、章門

體穴按摩法

1. **按揉脾俞：**用雙手拇指指端羅紋面著力於兩側脾俞穴上，適當用力按揉1～3分鐘，以有酸脹感為宜。
2. **揉擦腎俞：**雙手大魚際部著力於兩側腎俞穴上，從中間往兩側用力揉擦1～3分鐘，以局部有酸脹感為宜。
3. **揉關元：**用一手掌腹面置於關元穴上，用掌心揉按1～3分鐘，以透熱為度。
4. **揉擦章門：**用手掌腹面著力於兩側章門穴上，揉擦1～3分鐘，以透熱為度。

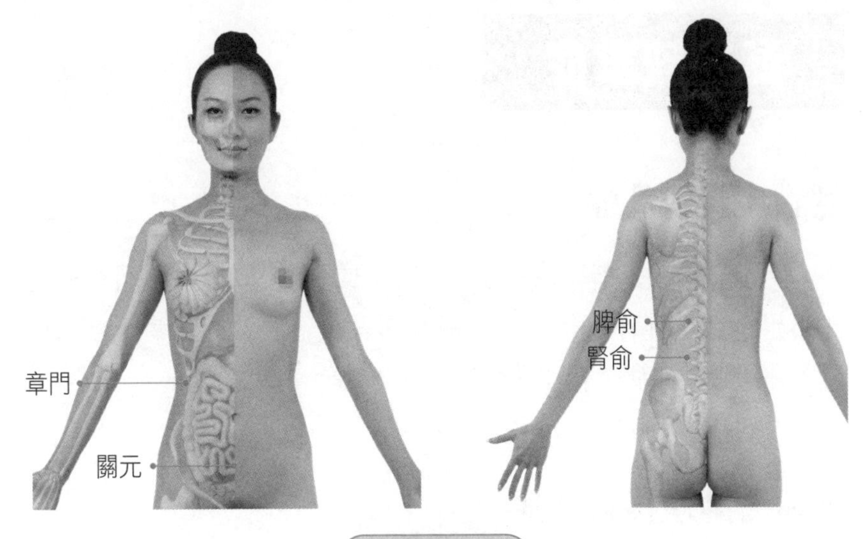

隨證加法

1. 下腹部或其兩側持續隱痛，有墜脹感或刺激感，白帶多、色黃如膿者加：按揉三焦俞，拿內、外關，按揉血海，拿陰、陽陵泉，點按太衝。

2. 頭昏，肢冷，神疲乏力，食少，便溏，帶多、色白、連綿不休，腰骶酸痛，小便頻數者加：擦大椎，按揉命門，艾灸中脘、關元。

3. 小腹一側或兩側隱痛、發涼、喜按喜暖，頭昏目眩，面色萎黃，腰酸痛，尿清長者加：摩中脘，艾灸氣海，按太衝，揉按太谿。

大師有話說

1. 慢性盆腔炎雖然較難治癒，但只要堅持保健按摩，也能控制其發展，促使病情好轉。

2. 月經期及產褥期（坐月子）內要注意下身衛生，禁止房事，並防止受涼、受潮濕等。

產後缺乳症

認識產後缺乳症

產後缺乳症是指孕婦產後乳汁甚少或全無，亦稱「缺乳」「乳汁不足」或「乳汁不行」。一般乳房柔軟、乳汁清稀者，多為虛證；乳房脹硬而痛，乳汁濃稠者，多為實證。

本症在整個哺乳期均可出現。

國醫大師產後缺乳症

產後氣血虛弱或肝鬱氣滯是本病的致病原因。素體氣血虛弱，或因產時失血耗氣，氣血虧虛，或脾胃虛弱，氣血生化不足，以致氣血虛弱無以化乳，則產後乳汁甚少或全無。素性抑鬱，或產後七情所傷，肝失條達，氣機不暢，氣血失調，以致經脈澀滯，阻礙乳汁運行，因而缺乳。

按摩相關穴位能補氣養血，疏肝理氣，活血化瘀。

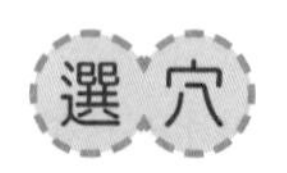

膻中、肺俞、中脘、乳根

體穴按摩法

1. **揉膻中：**用一手大魚際或掌根貼於膻中穴，逆時針或順時針揉按 3～5 分鐘，以有寬胸氣暢感為宜。
2. **揉肺俞：**將雙手食指、中指併攏，兩指指腹著力分別放於兩側肺俞穴上，環形按揉 3 分鐘，以局部有酸脹感為宜。
3. **摩中脘：**用一手掌部置於中脘穴上，往返摩擦 1～3 分鐘，以透熱為度。
4. **揉乳根：**雙手拇指指腹著力分別揉按兩側乳根穴 1～3 分鐘，力度宜輕，做環狀揉動，以有酸脹感為宜。

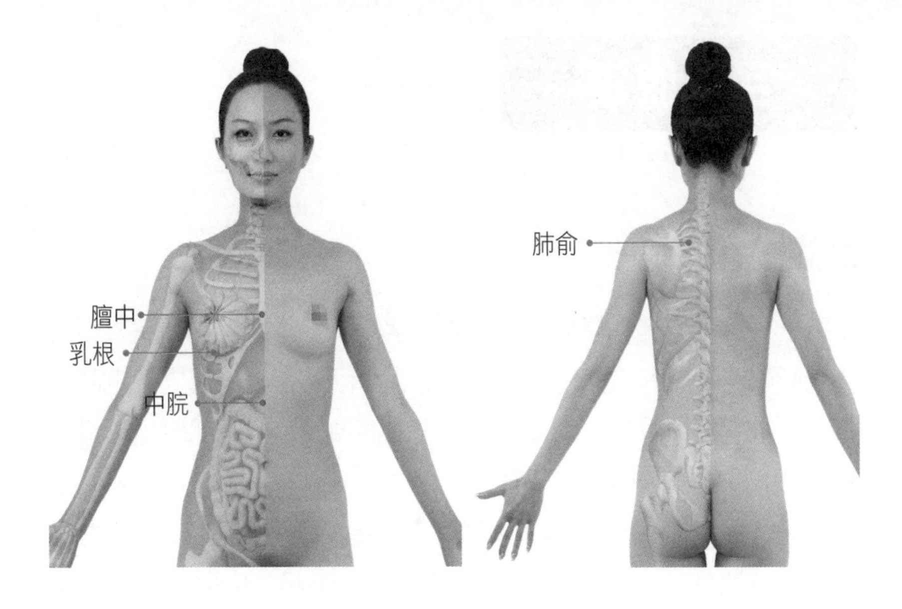

隨證加法

1. 面色無華，神疲食少者加：揉天樞，按揉足三里、三陰交。

2. 胸脅脹悶，食慾不振者加：揉期門、章門，按揉行間，點揉太衝，按胃俞。

3. 可同時點燃 2 支艾條灸膻中、乳房區，灸至乳房發脹。每日灸 2 次，每次 20 ～ 30 分鐘。

大師有話說

1. 注意穩定情緒，保持睡眠充足，適當增加營養。

2. 宜吃催乳食物，如鯽魚、老母雞、豬蹄、骨頭湯、黃花菜，最好保證餐餐有湯水。

3. 定時餵乳，母乳餵養 10 ～ 12 個月斷奶為宜。

子宮脫垂

認識子宮脫垂

子宮脫垂俗稱「掉氣」，主要症狀是自覺陰部有物下墜。輕者僅覺腰酸，下腹有重墜，下墜物一般在平臥時上縮，起立行走時下墜；較重者宮頸脫出於陰道口外；重者宮頸及宮體全部脫出陰道口外。患者往往兼有其他全身症狀。

子宮脫垂可由生育過多或接生不合理、產後過早參加體力勞動、長時間站立或下蹲、慢性咳嗽等原因引起。中醫稱之為「陰挺」「陰茄」「陰痂」。

國醫大師看子宮脫垂

中醫學認為：本症與氣虛下陷、腎不固攝關係密切。按摩相關穴位能補氣升提，溫陽益腎。

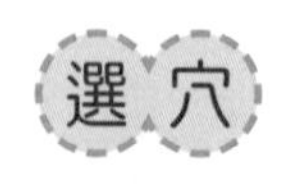

百會、大椎、肩井、合谷

體穴按摩法
1. **揉百會：**用中指指腹或掌心部按揉百會穴，做順時針或逆時針揉動 1～3 分鐘，由輕到重再至輕，以有溫熱感為宜。
2. **擦大椎：**用大魚際或手掌部橫擦大椎穴 1～3 分鐘，以透熱為度。
3. **揉拿肩井：**將雙手拇指與食指、中指相對，拇指指腹放於肩井穴上揉拿 3 分鐘，以局部有酸脹感為宜。
4. **拿揉合谷：**將一手拇指與食指相對成鉗狀，拇指羅紋面著力於合谷穴上，由輕漸重拿揉 1～3 分鐘，以局部有酸脹感為宜。

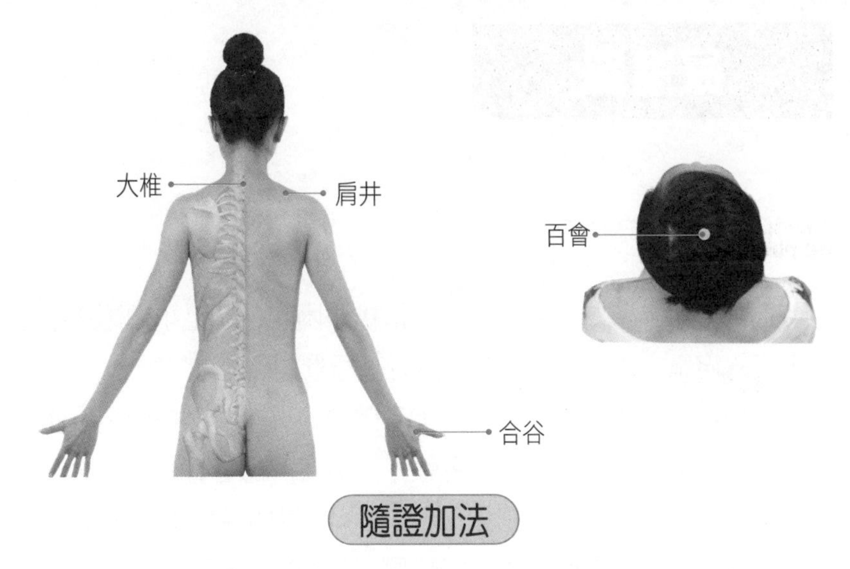

隨證加法

1. 本症兼有面色無華，神疲乏力，食少，氣短，白帶增多、質稀、色白者加：摩中脘，按揉足三里，艾灸關元。

2. 本症兼有腰酸膝軟，小腹下墜，小便頻數、夜間尤甚，頭昏耳鳴，形寒怕冷者加：艾灸命門、關元，按揉曲泉，揉按太谿，擦湧泉。

3. 子宮脫出，紅腫疼痛，或夾有血性分泌物，伴有發熱、口渴、小便短黃澀痛、白帶增多而腥臭者加：點按大椎，拿按曲池，摩中脘，按揉足三里，掐揉太衝。

大師有話說

1. 保健按摩對輕度子宮脫垂療效明顯，早晨做體穴按摩，晚上做足底按摩。

2. 注意陰部衛生，月經期及產褥期禁止同房，並避免重體力勞動。

3. 建議到正規醫院婦產科分娩。

4. 患者若素體虛弱，可配合內服補中益氣湯或長期服用補中益氣丸；若兼有紅腫痛癢或子宮脫出部位破潰流水者，應以藥物治療為主，也可配合足底按摩。

尿瀦留

認識尿瀦留

中醫稱尿瀦留為「癃閉」，是指排尿困難，甚至小便閉塞不通為主症的疾患。「癃」與「閉」兩者有輕重緩急之分。

病勢緩，小便不利，點滴而下者謂之「癃」；病勢急，小便不通，欲溲不下者謂之「閉」。急性尿瀦留時，患者有強烈的尿意，膀胱區脹痛難忍，但排不出尿來。如為結石引起者，可見有血尿，同時有明顯疼痛，輾轉不安。慢性尿瀦留多由各種神經性功能障礙所致，膀胱雖脹滿，但病人比較安靜。

國醫大師看尿瀦留

中醫學認為，本病可因下焦濕熱、中氣不足、腎氣虛弱、肝氣鬱結或溺道瘀阻所致。按摩相關穴位能運行下焦，疏調膀胱。

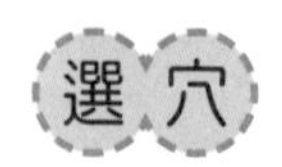

三焦俞、腎俞、氣海、中極、內關、外關

體穴按摩法
1. **按揉三焦俞：**用雙手拇指指腹分別按揉兩側三焦俞穴，至穴位處皮膚有溫熱為宜。
2. **揉擦腎俞：**用雙手大魚際掌腹面著力於兩腎俞穴上，從中間往兩側用力揉擦 1～3 分鐘，以有溫熱感為宜。
3. **揉氣海、中極：**用雙手拇指指腹揉按氣海、中極穴，力度和中，按揉 1～3 分鐘，以局部有酸脹感為宜。
4. **拿內、外關：**將拇指與食指、中指相對成鉗形，以拇指指腹拿內、外關穴，用力均勻，持續 2 分鐘，以有明顯酸脹感為宜。

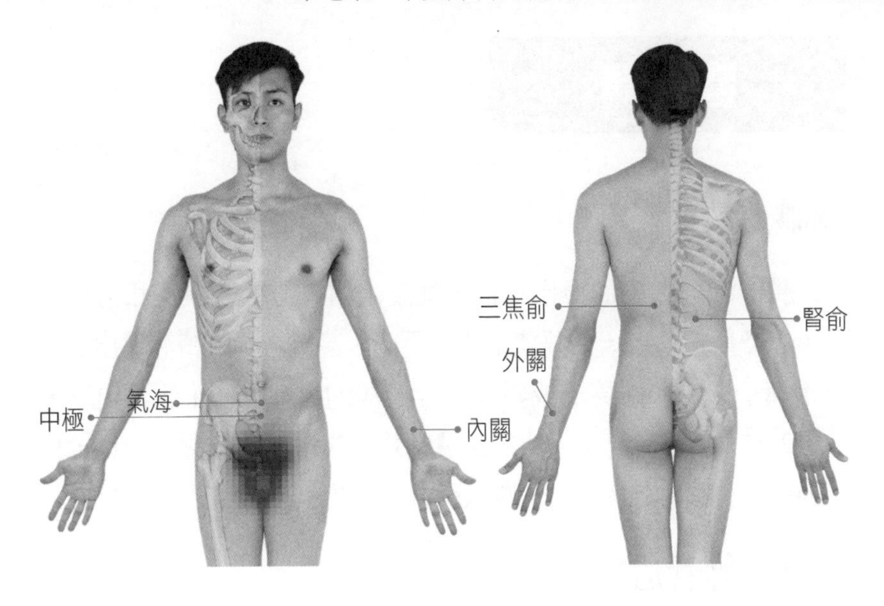

隨證加法

1. 小便淋漓不暢或量極少而短赤灼熱，小腹脹滿，口苦咽乾或大便不暢者加：拿揉曲泉，點按和捶擊膀胱俞，點按太衝、合谷。

2. 小腹墜脹，時欲小便而不得出或量少而不爽利，神倦乏力，氣短納差者加：擦大椎，按揉肺俞，揉按脾俞，按揉足三里。

3. 小便不通或點滴不爽，排出無力，面色蒼白，腰膝酸冷，倦怠無力者加：擦大椎，點揉命門，拿按太谿、陰谷和委陽，艾灸關元。

大師有話說

1. 穴位按摩對慢性尿瀦留有明顯的療效，且能益腎強身。每天按上法按摩 2～3 遍。

2. 發生急性尿瀦留時，患者可按上法自行按摩。若自我按摩無效時則應到醫院檢查引起尿瀦留的原因。

遺 精

認識遺精

男子未經性交而泄出精液，稱為遺精。遺精有夢遺和滑精之分。有夢而遺精者，為夢遺；無夢而遺，甚至清醒時精液流出者，為滑精。成年未婚男子或婚後夫妻分居的男性，在1個月內夢遺1～2次，屬正常現象。若每週遺精達2次以上或清醒時流精，伴有頭昏、失眠、神疲乏力、腰膝酸軟等症狀，則屬於異常現象。

國醫大師看遺精

中醫學認為，本病的發病多由於房室不節、先天不足、用心過度、思慾不遂、飲食不節、濕熱侵襲等所致。君相火旺，擾動精室；濕熱痰火下注，擾動精室；勞傷心脾，氣不攝精；腎精虧虛，精關不固而精液頻繁遺泄。

按摩相關穴位能助陽培元、補腎固精、清熱利濕。

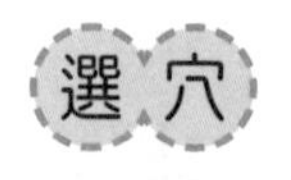

脾俞、腎俞、命門、氣海、大赫、三陰交

體穴按摩法
1. **按揉脾俞：**用雙手拇指指端腹面著力於兩側脾俞穴上，適當用力按揉1～3分鐘。
2. **擦腎俞、命門：**雙手大魚際部或掌腹面放於腎俞、命門穴上，從中間往兩側用力揉擦1～3分鐘，以有溫熱感為宜。
3. **揉氣海、大赫：**以拇指指腹羅紋面著力揉按氣海、大赫穴，力度適中，按揉1～3分鐘，以有溫熱感為宜。
4. **按揉三陰交：**以雙手拇指指端羅紋面著力揉按三陰交穴，左右兩側各揉按1～3分鐘，以局部有酸脹感為宜。

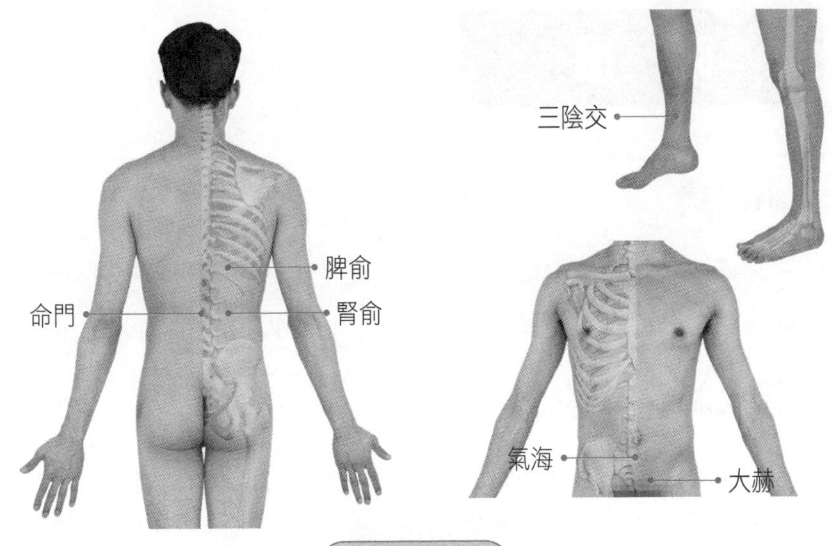

隨證加法

1. 睡眠不安，夢中遺精，精神不振，小便黃短而有熱感者加：揉按翳明，拿按內關，掐揉神門，拿揉太谿、陰陵泉。

2. 遺精頻發或小便時有精液外流，心煩失眠，口苦或乾渴，小便黃赤或不爽者加：摩中脘，揉按曲泉，拿按陰陵泉、合谷。

3. 遺精過多甚至滑精，頭昏目眩，耳鳴，腰酸，面色少華，畏寒肢冷者加：擦大椎，按揉風池，揉按肺俞，拿按陰、陽陵泉，艾灸關元。

大師有話說

1. 穴位按摩對本病療效很好，堅持按摩還能強身健體。

2. 對於已婚成年人或中年體弱者，若按摩效果差，可採用鐵襠功療法。

3. 治療期間節制性生活，勿用腦過度，保持精神愉快，不必恐慌。

4. 中年人遺精過頻，有可能為脊髓刺激性損害的早期症狀，要加以重視，應去醫院詳細檢查病因。

陽 痿

認識陽痿

陽痿即勃起功能障礙，是指在企圖性交時，陰莖勃起硬度不足以插入陰道，或陰莖勃起硬度維持時間不足以完成滿意的性生活。

國醫大師看陽痿

中醫學認為，本症與腎陽不足，命火衰微，或心脾受損，恐懼傷腎，或濕熱注於下焦有密切關係。房勞太過，或少年誤犯手淫，或早婚，以致精氣虧虛，命門火衰，發為陽痿；若憂愁思慮不解，飲食不調，損傷心脾，病及陽明衝脈，以致氣血兩虛，宗筋失養，而成陽痿；大驚卒恐，驚則氣亂，恐則傷腎，恐則氣下，漸至陽道不振，舉而不堅，導致陽痿；過食肥甘，傷脾礙胃，生濕蘊熱，濕熱下注，熱則宗筋弛縱，陽事不興，可導致陽痿。

按摩相關穴位能補益脾腎，清熱利濕。

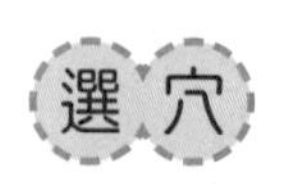

脾俞、腎俞、關元、陰陵泉、陽陵泉

體穴按摩法
1. **按揉脾俞：**以拇指指端羅紋面著力於兩側脾俞穴，適當用力按揉 1 分鐘，以有酸脹感為度。
2. **按擦腎俞：**雙手大魚際部著力於腎俞穴，從中間往兩側用力揉擦 1～3 分鐘，以有溫熱感為度。
3. **揉關元：**將手掌置於關元穴上，用掌心揉按 20～50 次，以透熱為度。
4. **拿揉陰陵泉、陽陵泉：**將一手或兩手拇指與食指、中指相對成鉗形，拿揉陰陵泉、陽陵泉穴，用力要適中，以有酸脹感為度，左右各按揉 1～3 分鐘。

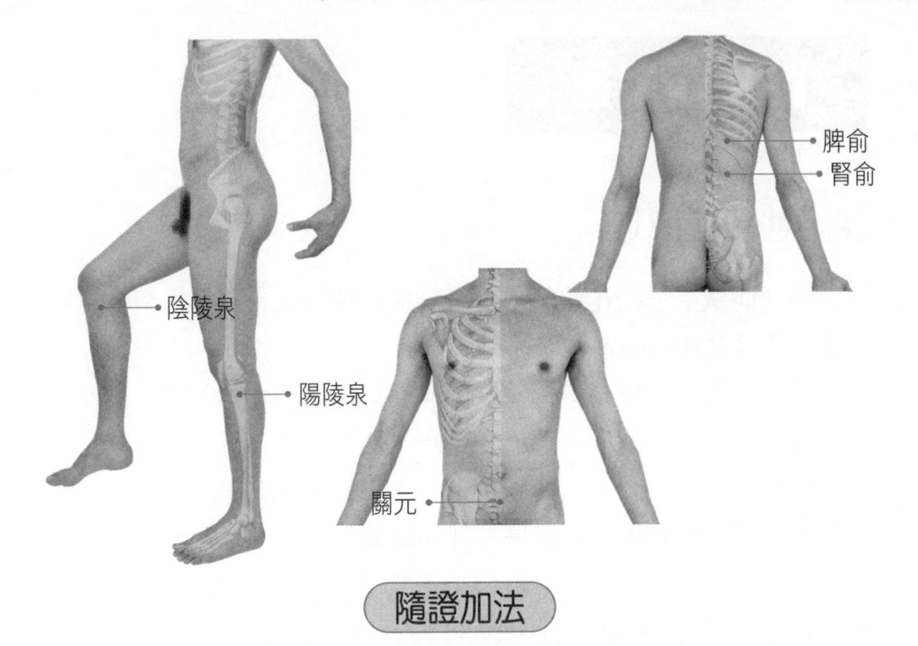

隨證加法

1. 性慾衝動，觸而即洩，多思，睡眠差，咽乾目澀，小便黃赤者加：按擦志室，拿揉內、外關，掐揉神門，按擦湧泉。

2. 陰莖舉而不堅，氣短乏力，面色萎黃，食少神疲者加：揉按百會，按揉肺俞，擦大椎，摩中脘，按揉足三里，艾灸氣海。

3. 陽痿不舉，精神苦悶，膽怯多疑，心悸失眠者加：按揉安眠、神門、內關、丘墟。

4. 痿而不起，腰酸膝軟，滑精早洩，形寒肢冷者加：擦大椎，揉擦命門，按揉合谷。

大師有話說

1. 絕大部分陽痿屬功能性疾患，而由器質性疾病引起的陽痿較為少見。穴位按摩對功能性陽痿有很好的療效。已婚者和年老體弱者用鐵襠功療法效果更好。

2. 多食高蛋白、低鹽、低糖、低脂肪和富含維生素的食物。

3. 平時忌食肥、甘、寒涼、辛辣刺激食物，戒菸酒。

性功能減退

認識性功能減退

性功能減退是指在性刺激下沒有進行性交的願望，性交意念冷淡的一種性功能障礙，又稱性慾低下。

其主要臨床表現為：對性愛撫無反應或快感反應不足；無性愛快感或快感不足，遲鈍，缺乏性高潮；性器官發育不良或性器官萎縮、老化，細胞缺水，活性不足等。本病的發生與年齡、精神、疾病等因素有密切關係，男女皆有性功能減退現象。男性性慾低下的原因較多，隨著年齡增長，40 歲以後常感性慾、性頻度、陰莖勃起堅硬程度與以前相比略減低，到 50 ～ 60 歲更趨明顯。

國醫大師看性功能減退

中醫學認為，脾腎陽虛或肝腎陰虛或肝膽氣虛及心氣不足、陰陽不合的情況下易患此症。

按摩相關穴位能補益心脾，益腎養肝，壯陽強體。

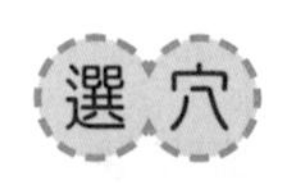

氣海、三陰交、太谿、腎俞

體穴按摩法
1. **揉氣海：**用手掌面著力揉按氣海穴，力度適中，按揉 1 ～ 3 分鐘，以局部有酸脹感為宜。
2. **按揉三陰交：**用雙手拇指指端羅紋面著力分別揉按兩側三陰交穴，左右各揉壓 1 ～ 3 分鐘，以局部有酸脹感為宜。
3. **揉太谿：**用雙手拇指按揉兩側太谿穴 2 分鐘，力量柔和，以感覺酸脹為度。
4. **按揉腎俞：**用雙手指拇指腹部著力分別按揉兩側腎俞穴，持續按揉 2 ～ 3 分鐘，以局部有酸脹感為宜。

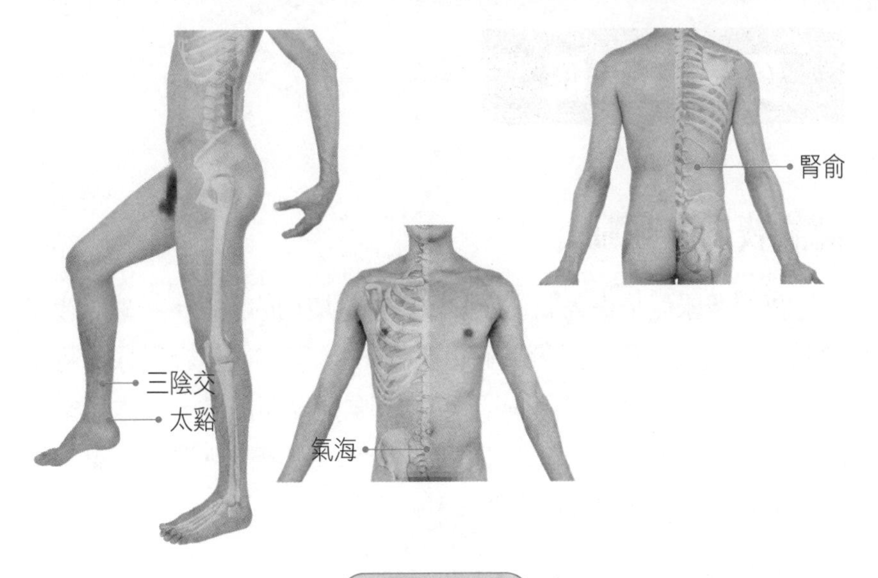

隨證加法

1. 形寒，面色㿠白，陽痿早洩加：平推少腹，掌揉關元，擦大腿內側，揉長強，搓擦湧泉，艾灸命門。

2. 五心煩熱，骨蒸盜汗者加：摩中脘、神闕，按揉脾俞，按揉足三里，擦搓湧泉。

3. 沉默不語，喜歎息，焦慮不寧者加：揉膻中，擦胸脅，點按章門、期門，按揉行間。

4. 多夢健忘，精神萎靡者加：揉神門、內關，按揉間使，按揉湧泉，揉命門。

大師有話說

1. 融洽夫妻感情，互相體貼，使性生活協調且有規律。工作不要太累，忌長時間開夜車、看電視、玩電腦。

2. 雙方都應主動，以加強性刺激，切勿長期分居，中斷性生活。按本法互相按摩，可獲良效。

3. 保持心情舒暢，樹立自信心，適當參加文娛活動，增強體質。

夜間多尿症

認識夜間多尿症

夜間多尿症是指夜間小便頻數及尿量增加的症狀。一般為夜尿次數 2 次以上或夜間尿量超過白天的 1/4，有的甚至夜間尿量可接近或超過白天尿量。白天尿量正常，唯獨夜間尿多，為本症之特點，且可排除睡前大量飲水或精神高度緊張的因素，據此可區別於小便頻數。本症多出現於中老年人。

國醫大師看夜間多尿症

中醫學認為：本症因腎陽虛憊和脾腎兩虛所致。腎陽虛憊，氣化失職，開多闔少則尿多尿頻；脾腎兩虛，脾運化水濕與腎主水液代謝功能失常，則尿液增多。

按摩相關穴位能溫腎健脾，益氣固腎。

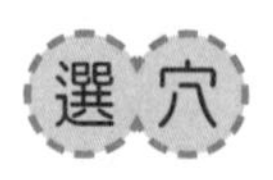

脾俞、命門、氣海、內關

體穴按摩法
1. **按揉脾俞：**雙手拇指端羅紋面分別著力於兩側脾俞穴，適當用力按揉 1～3 分鐘，以有溫熱感為宜。
2. **揉擦命門：**將一手掌根放在命門穴上，來回揉擦命門穴 1～3 分鐘，以有熱透入裏為宜。
3. **揉氣海：**用一手掌面著力揉按氣海穴，力度略重，按揉 1～3 分鐘。以有溫熱感為宜。
4. **按揉內關：**將一手拇指指腹面放於內關穴上，其餘四指附於手臂上，用力由輕漸重，揉按 1～2 分鐘，以局部有酸脹感為宜。

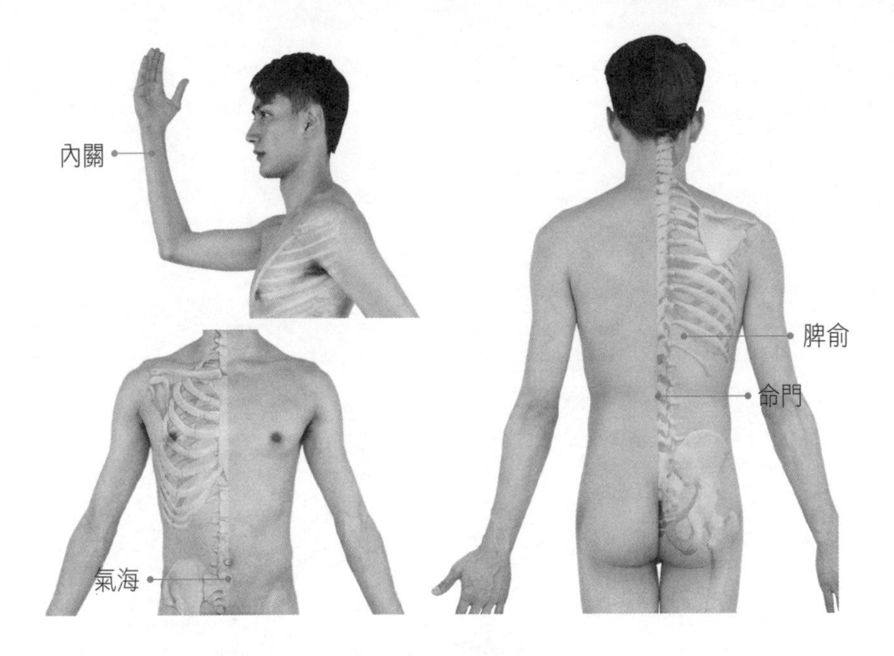

隨證加法

1. 尿有餘瀝，甚至小便失禁或遺尿，耳鳴重聽，腰背酸楚，滑精早洩者加：揉擦大椎，按揉腎俞、膀胱俞，揉關元，拿按太谿。

2. 形寒肢冷，體倦神疲，腰膝酸軟，納少便溏，小便多者加：揉擦肝俞，摩中脘，揉中極。

大師有話說

1. 適當參加戶外活動，保持精神舒暢，保證充足的睡眠。

2. 晚餐應儘量少飲湯水，尤其是茶水，因為茶水易引起大腦皮質層興奮而難以入睡。

3. 臥室溫度要適宜，避免過冷或過熱而影響睡眠。

4. 忌食寒涼、刺激性食物，戒菸限酒。晚上忌食紅豆、稀飯和西瓜。

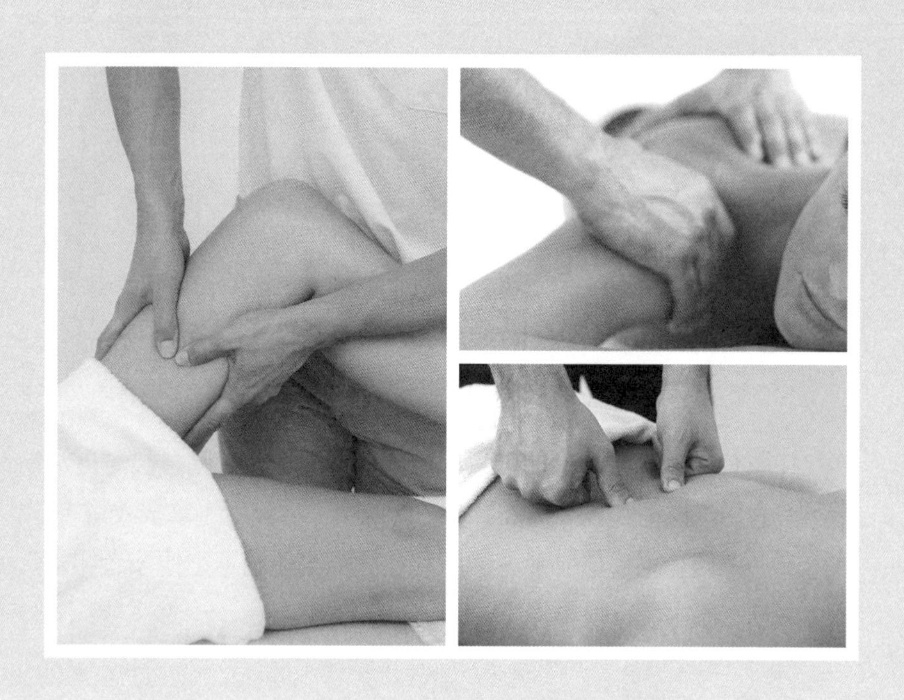

第八章

常見骨科傷科病症穴位保健按摩法

肩周炎、膝關節炎、頸椎病、落枕、網球肘、腕關節損傷、腰椎間盤突出症、慢性腰病、膝部軟組織損傷、踝部軟組織損傷、胸脅迸傷、痿症、足痛

肩周炎

認識肩周炎

肩周炎，是肩部關節囊和關節周圍軟組織的一種退行性、炎症性慢性疾患。主要臨床表現為患側肩關節疼痛，晝輕夜重，活動受限，日久肩關節肌肉可出現廢用性萎縮。肩周炎多因神經受到壓迫而引發，日常生活姿勢不正確或遭受外力，導致第四頸椎至第一胸椎的關節錯位，是肩周炎的主要誘發因素。

國醫大師看肩周炎

中醫學認為，本病因外傷或舉重用力過度傷及經脈肌腱，或寒濕入侵，阻滯肩部經絡，或中年之後氣血虧虛，血不養筋而致病。

按摩相關穴位能調補氣血、祛寒除濕、舒筋通絡。

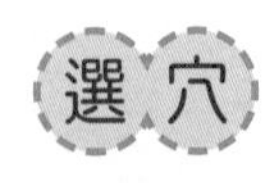

大椎、肩井、肩髃、曲池

體穴按摩法

1. **擦大椎：**用一手大魚際部或食、中指腹面先揉後擦大椎穴 2 ～ 3 分鐘，以透熱為度。
2. **揉拿肩井：**用雙手拇指與食指、中指指端著力相對揉拿肩井穴，揉拿 1 ～ 3 分鐘，以有酸脹感為宜。
3. **拿按肩髃：**用拇指與食指、中指指端拿按肩穴，拿按 1 ～ 3 分鐘，以有酸脹入裏為宜。
4. **按揉曲池：**用一手拇指指腹按揉曲池穴，以有酸痛感為度，先左後右，各按揉 2 ～ 3 分鐘，以有酸脹感為宜。

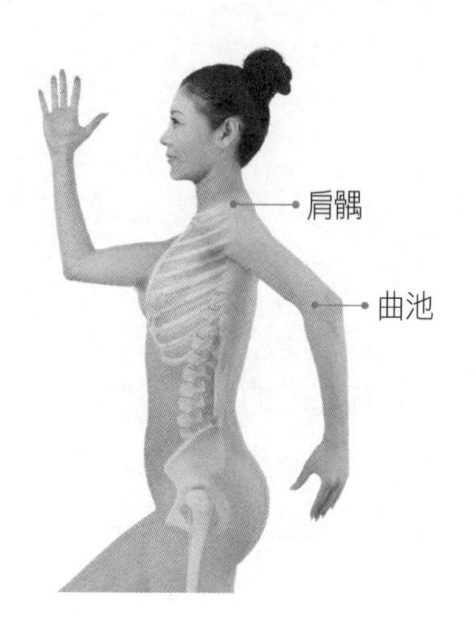

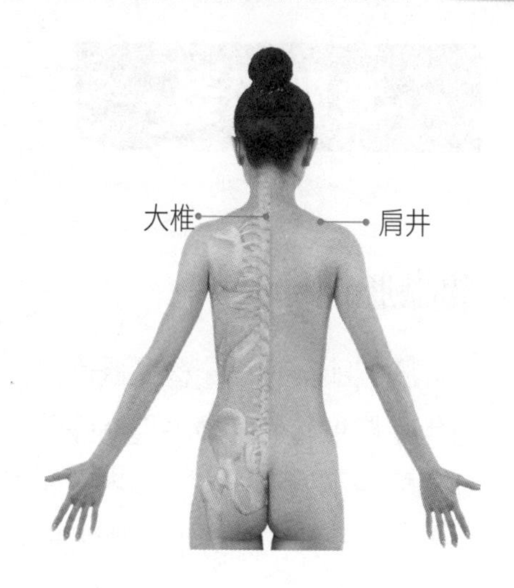

隨證加法

1. 肩關節疼痛，手臂麻木，遇風、受涼或陰雨天加重者加：按揉風池和風門，按尺澤，拿揉手三里。

2. 肩關節功能障礙，肩臂肌肉逐漸萎縮，兼有面色萎黃、氣短乏力、形寒怕冷、頭昏眼花者加：按揉脾俞，揉擦腎俞，摩中脘，按揉足三里，拿按三陰交和懸鐘。

3. 如肩部疼痛，活動功能障礙者加：點按手三里、合谷，點揉阿是穴。

大師有話說

1. 長期堅持穴位按摩，有助於增強身體抵抗力，能預防和治療肩周炎。

2. 本病因肩關節軟組織黏連而引起活動受限，如果不活動肩關節，則會使黏連日漸加重。所以，要想解除黏連，防止病情進一步發展，則必須忍受疼痛，堅持按本法進行按摩和功能鍛鍊。

3. 注意肩部保暖，防止受涼吹風，少食寒涼食物，雙手忌在涼水中操作。

膝關節炎

認識膝關節炎

膝關節炎，是一種以退行性病理改變為基礎的疾患。多發於中老年人群，其症狀多表現為膝關節腫痛、上下樓梯痛、坐起立行時膝部酸痛不適等。也會有患者表現為膝關節腫脹、彈響、積液等。如不及時治療，則會引起膝關節畸形、殘廢。

國醫大師看膝關節炎

膝關節炎的病因主要為四大方面：一因素體虛弱，或勞累之後，汗出受風及涉水冒寒、久臥濕地，風寒濕乘虛侵襲機體，使經絡閉塞不通，引起風濕性關節炎；二因寒濕日久化熱，成為風濕熱；三因肝腎虧損，筋骨失養，以致關節僵硬、畸形，成為類風濕性關節炎；四因素嗜膏粱厚味，濕熱內蘊，兼外感風邪入侵經絡，反覆發作，使瘀血凝滯，經絡阻塞，成為痛風。

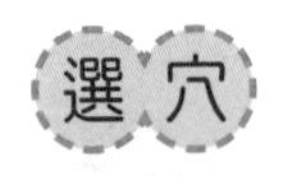

大椎、大杼、風市、陰陵泉、陽陵泉

體穴按摩法
1. **按揉大椎：**用掌根或大魚際揉大椎穴 1 分鐘，至有熱感為宜。
2. **按擦大杼：**先用拇指點按大杼穴 30 次，再用大魚際橫擦大杼穴 30～50 次。
3. **點按風市：**用食指、中指點按風市穴 1 分鐘，先左後右，以皮膚潮紅發熱為度。
4. **拿按陰陵泉、陽陵泉：**拇指與食指、中指相對成鉗形，拿按陰陵泉、陽陵泉穴，力度略重，以有酸脹感為度，左右各按揉 1～3 分鐘。

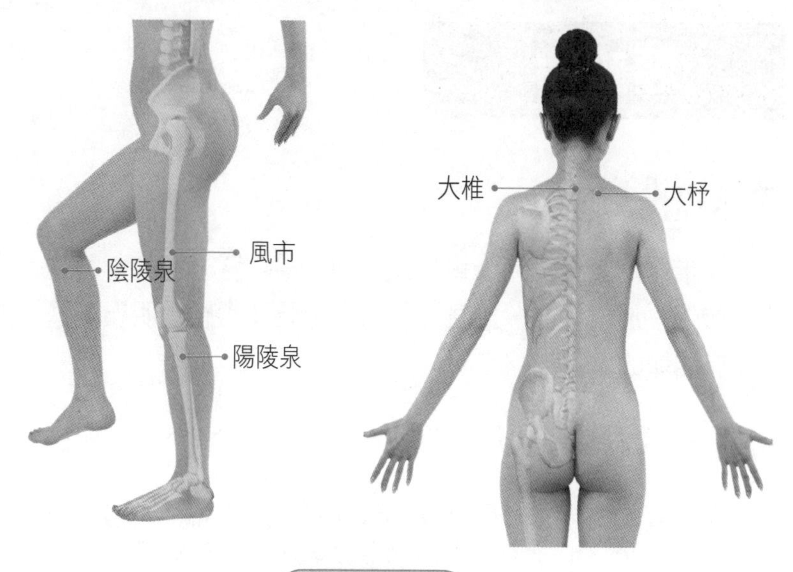

隨證加法

1. 肩關節炎加：揉拿肩井，拿揉肩，揉擦肩部痛點。

2. 肘關節炎加：按揉曲池和手三里，揉擦肘關節，拿揉尺澤。

3. 膝關節炎加：揉按血海，按揉內、外膝眼（在膝下兩旁凹陷中），按揉足三里、陽陵泉和委中，揉擦膝關節至發熱為度。

4. 踝關節炎加：點按解谿，揉按丘墟，拿按三陰交和懸鐘，拿按太谿和崑崙。

大師有話說

1. 建議儘量避免穿高跟鞋蹲跪或爬樓梯，也不要選擇對膝關節衝擊力較大的活動，只要把握這些小小的細節，都能有效避免退化性膝關節炎提前發生。

2. 一雙低跟或平跟鞋，更有助於保護膝部軟骨，遠離疼痛的折磨。

3. 堅持保健按摩能增強體質，助陽固表，防止外邪入侵，故可預防關節炎發生。依本法每日按摩 2 遍，手法由輕到重，循序漸進。

頸椎病

認識頸椎病

頸椎病的主要臨床表現為頭、頸、肩、臂、上胸背疼痛，或麻木、酸沉、放射性痛，頭暈、無力，上肢及手感覺明顯減退，部分患者有明顯的肌肉萎縮症狀。

國醫大師看頸椎病

頸椎病的病因：一因外傷，致筋骨、肌肉、椎間盤、黃韌帶或軟組織等受損，引起局部出血或氣血瘀滯；二因風寒濕邪侵襲，經絡閉阻，筋脈不得濡養，致頸部發生功能障礙或黏連；三因中年之後，氣血漸虧，腎氣漸衰，血虛不能養筋，腎虧不能長骨生髓；四因長期伏案或枕頭過高、過低，造成頸部肌肉或韌帶過伸性（或屈曲性）勞損。

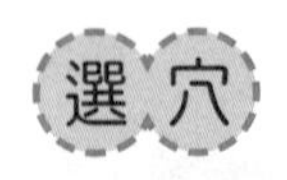

風池、天柱、大椎、肩髃、內關

體穴按摩法

1. **按揉風池、天柱：**用一手拇指與食指腹面著力分別揉按風池、天柱穴，力度適中，以有酸脹感覺為度，揉按 1～3 分鐘。
2. **按揉頸椎兩側：**用一手掌根部由下至上按揉頸椎兩側，以局部有溫熱感為宜。
3. **兩手對擦頸項：**兩手十指交叉手掌心相對，放於頸後成拉鋸式對擦頸項 1～3 分鐘，以局部透熱為度。
4. **按擦大椎：**用一手大魚際橫按擦大椎穴 1 分鐘，再橫擦大椎穴 1～3 分鐘，以透熱為度。
5. **按揉肩髃、內關：**用一手拇指與食指端羅紋面著力按揉兩側肩髃、內關穴 1～3 分鐘，以有酸脹感為宜。

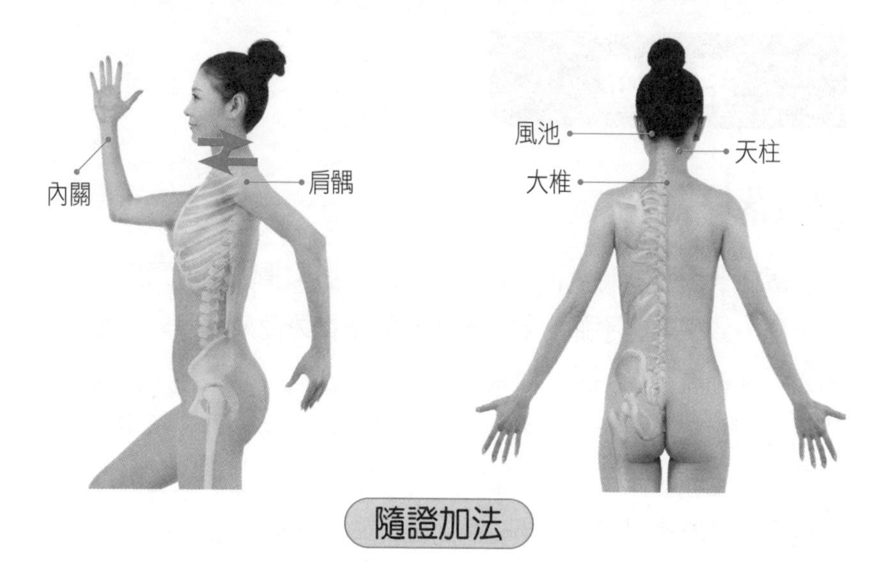

隨證加法

1. 頸和肩臂疼痛，活動受限，上肢和下肢麻木或發冷，陰雨天加重者加：按揉風府，揉按風門，拿內關、外關，點按風市，按揉足三里，拿按三陰交和懸鐘，對拿陰陵泉、陽陵泉，擦上肢，搓下肢。

2. 面色無華，頭昏眼花，心悸失眠，腰膝酸軟，四肢不溫者加：按揉脾俞，揉擦腎俞，摩中脘，揉氣海，按揉足三里和三陰交。

大師有話說

1. 堅持按本法按摩能預防和治療頸椎病。白天做體穴按摩，晚上做足部按摩。

2. 平時應預防頸項部受傷及頸部軟組織勞損。避免長期伏案工作，枕頭不易太高、太低或過硬。頸部和上背部避免風寒濕邪侵襲，冬季外出應圍上圍巾。

3. 一旦出現頸背酸痛，應做 CT 或拍 X 光片檢查。當診斷為頸椎病時，頸椎運動要緩慢，忌做猛烈甩頭運動。持之以恆做頸椎操鍛鍊，可以防止病發。

落　枕

認識落枕

落枕多因睡臥時體位不當，造成頸部肌肉損傷，或頸部受寒，或外傷，致使經絡不通、氣血凝滯、筋脈拘急而成。臨床主要表現為頸項部強直酸痛不適，不能轉動自如，並向一側歪斜，甚則疼痛牽引患側肩背及上肢。輕者一般 2 ～ 3 天可自癒，重者頸痛會延伸到頭部和上肢，出現頭昏、頭痛、頸肩背痛等不適，直至數週都無法康復。受風寒引起者，伴有頭痛、鼻塞或咳嗽等症狀。

國醫大師看落枕

中醫學認為，本症一因睡眠時枕頭過高或過低，或體位不當，致經氣阻滯；二因風寒侵入經絡，經脈不通；三因體質虛弱，氣血虧虛，血不養筋。按摩相關穴位能疏通經絡，祛風解痙。

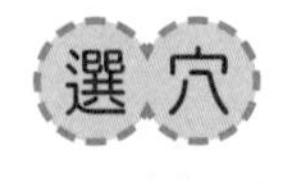

肩井、落枕、列缺

體穴按摩法

1. **按揉頸椎兩側：**用掌根部由下至上按揉頸椎兩側 1 ～ 3 分鐘，以局部潮紅為度。
2. **兩手對擦頸項：**兩手手掌相對，手掌搓熱後對擦頸項 50 次，以局部透熱為度。
3. **揉拿肩井：**雙手大拇指與食指、中指相對，將指腹放於肩井穴上揉拿 1 ～ 3 分鐘，以局部有酸脹感為宜。
4. **按揉落枕：**拇指指腹放於落枕穴上揉按 1 ～ 3 分鐘，以局部有酸脹感為宜。
5. **掐揉列缺：**用一手拇指與食指端著力掐揉列缺穴 10 ～ 15 次，先掐後揉，以有脹痛能忍受為度，避免損傷皮膚。

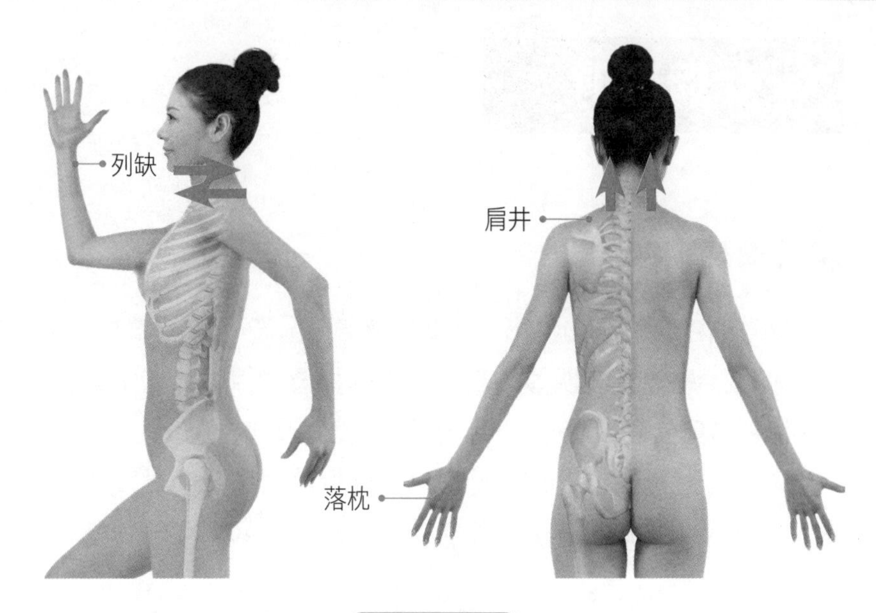

隨證加法

1. 頸項疼痛、強直，不能向一側轉動者加：拿揉內關、外關，按揉頸部阿是穴。

2. 頸項疼痛，頭不能前屈、後仰者加：按揉脾俞，掐按後谿。

3. 落枕數週不癒或反覆發作，兼有頭昏、目眩、面色萎黃、四肢無力者加：按揉大杼，揉按脾俞，揉擦腎俞。

4. 兼有頭痛、鼻塞、形寒或咳嗽者加：按揉風門關，拿揉內關、外關，按揉尺澤。

大師有話說

1. 依本法每天按摩1～3遍，1～3天病情可痊癒。按摩項部前可塗少量風油精或清涼油。

2. 體弱、落枕反覆發作者，堅持按摩能增強體質，預防復發。

3. 若病程過長（4天以上）或由外傷引起者，須到醫院診治。

4. 平時注意不要讓頸項吹風受涼，枕頭不要太硬。

網球肘

認識網球肘

網球肘由慢性勞損引起，前臂旋轉無力，甚至不能掃地及端、提水瓶等，患處可有明顯的壓痛點。勞損及受涼後症狀加重，此時，除肘關節外側疼痛外，肩、腕關節也會出現酸痛。

本病可反覆發作，數年難癒。多發生於網球運動員及手工操作者（如木工、瓦工等），故有「網球肘」之稱，中醫稱為「肘痛」。

國醫大師看網球肘

中醫學認為，本病因勞損過度，氣血運行受阻，經脈不和所致。按摩相關穴位能舒筋通絡，活血止痛。

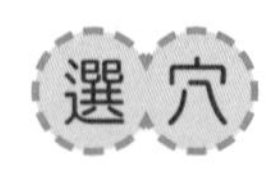

肩井、肩髃、曲池、手三里

體穴按摩法
1. **揉拿患側肩井：**將一手拇指與食、中指端羅紋面相對，揉拿患側肩井穴 1～3 分鐘，以局部有酸脹感為宜。
2. **拿按患側肩髃：**將一手拇指與食指、中指相對成鉗形，拇指指腹放於肩穴上拿按 2 分鐘，以局部酸脹為宜。
3. **揉按患側曲池：**用一手拇指指腹按揉患側曲池穴，以有酸痛感為度，按揉 2～3 分鐘。
4. **揉按患側手三里：**將一手拇指指端羅紋面著力於手三里穴，其餘四指附於手臂上，用力按揉 3 分鐘左右，以局部酸脹為宜。

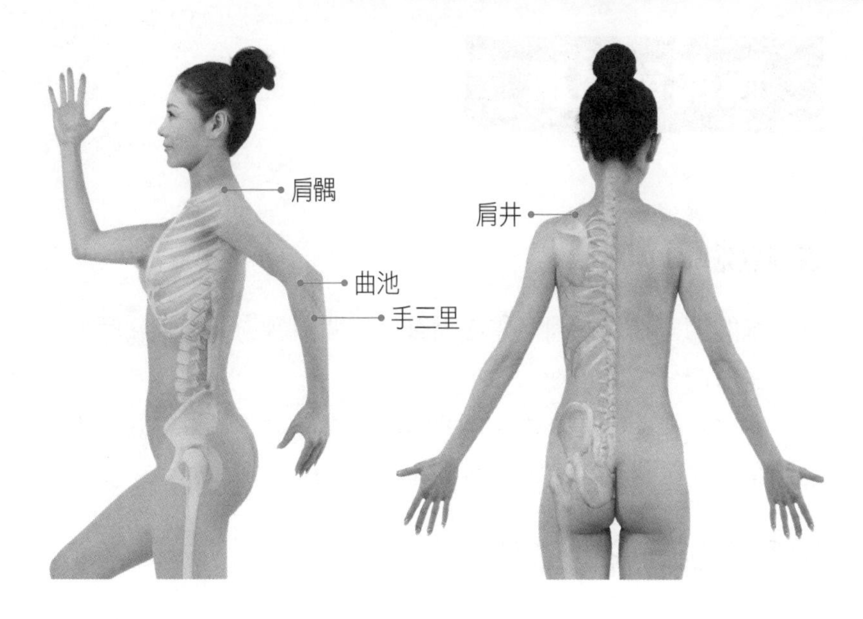

隨證加法

1. 肘部疼痛劇烈者加：按揉尺澤及阿是穴。
2. 心悸怔仲者加：按揉內關。
3. 如肘部屈伸活動障礙者加：按揉手三里、合谷。

大師有話說

1. 開始按摩時，手法宜輕，待適應後手法力量可逐漸加重，以柔和為主。

2. 本病易反覆發作，難癒，目前無特殊療法。每天堅持推拿1～2遍，能減輕疼痛，防止發作。

3. 睡覺時可將熱水袋放於肘部，熱敷20分鐘左右。

4. 注意不要讓肘臂受涼、吹風或過度疲勞。手臂忌在冷水中操作。

5. 避免用力過猛，再次受傷。

腕關節勞損

認識腕關節勞損

腕關節勞損是指因工作或因直接或間接暴力引起腕關節外傷導致的後遺症。

患者腕關節處經常疼痛，若用腕較多則疼痛加重，甚至出現腕部腫脹、活動受限、關節彈響、橈尺關節鬆弛、局部壓痛等。

國醫大師看腕關節勞損

中醫學認為，本病多由勞傷，損及經筋、氣血運行不暢所致。按摩相關穴位能舒筋通絡，活血止痛。

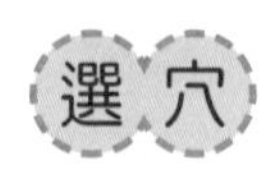

曲池、手三里、內關、外關、陽池、合谷

體穴按摩法
1. **按揉曲池：**用一手拇指指端羅紋面著力按揉曲池穴，按揉 2～3 分鐘，以有酸痛感為度。
2. **揉按手三里：**將一手拇指指端羅紋面著力於手三里穴，其餘四指附於手臂上，用力按揉 3 分鐘，以有酸脹感為宜。
3. **拿揉內、外關：**將一手拇指與食、中指相對成鉗形，以拇指指腹面著力拿揉內關、外關穴 1 分鐘，各穴拿揉 1～3 分鐘，用力均勻，以有酸脹感為宜。
4. **按揉陽池：**用一手拇指指腹按揉左右陽池穴各 2 分鐘，用力均勻，以有酸脹感為宜。
5. **拿揉合谷：**將拇指與食指相對成鉗形，以拇指端羅紋面著力於合谷穴，拿揉合谷穴 1～3 分鐘，以有酸脹感為宜。

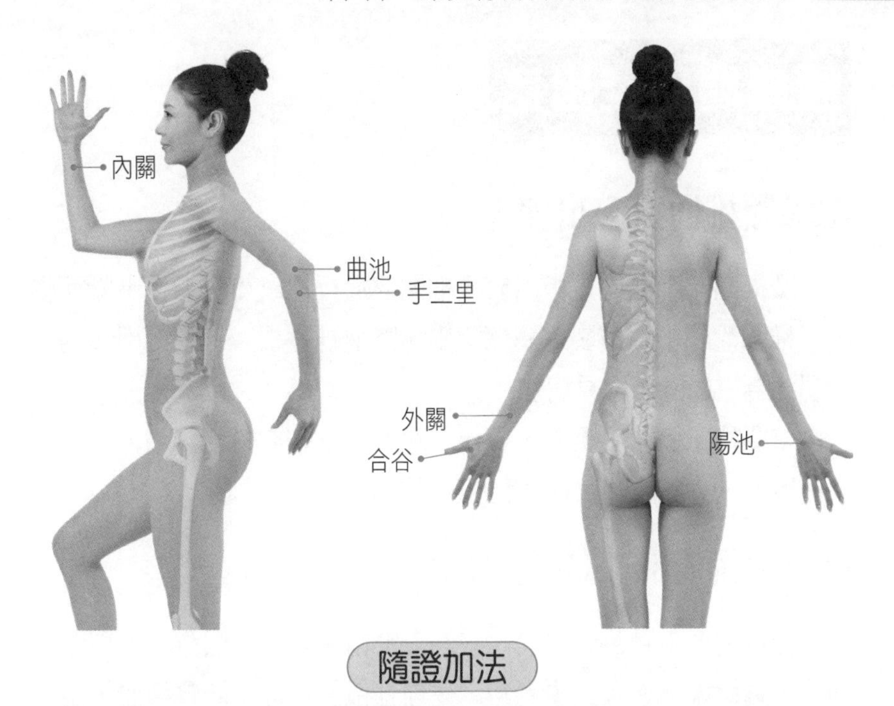

隨證加法

1. 頭昏眼花，面色蒼白，氣短無力者加：擦大椎，按揉脾俞，揉擦腎俞，掌揉氣海，按揉足三里，揉按三陰交。

2. 腕關節局部疼痛，壓痛明顯，影響睡眠者加：按揉內、外關穴、阿是穴。

3. 腕關節活動障礙，屈伸度減者加：腕部搖動法，屈曲伸直法，拔伸法，理筋法。

大師有話說

1. 依本法每日按摩2遍，操作前在患處塗少量松節油、風油精或紅花油。

2. 長期堅持穴位按摩，有助於增強身體抵抗力，能預防和治療腕關節勞損。

3. 如屬骨傷或脫位，應及時到醫院診治。

4. 平時注意不要讓手下冷水，防止寒邪侵入。少食寒涼食物。

腰椎間盤突出症

認識腰椎間盤突出症

腰椎間盤突出症是指由於腰椎間盤退行性改變後彈性下降而膨出，椎間盤纖維環破裂、髓核突出，壓迫神經根、脊髓而引起的以腰腿痛為主的臨床常見病症。

主要臨床症狀：腰痛，可伴有臀部、下肢放射狀疼痛。嚴重者會出現大、小便障礙，會陰和肛周異常等症狀。

國醫大師看腰椎間盤突出症

腎藏精、主骨，肝藏血、主筋。腎精充足、肝血盈滿，則筋骨勁強、關節靈活。人到中老年，生理性機能減退，肝腎精血不足，致使筋骨失養，久而久之，容易發生骨關節病。

臟腑虛弱、衛外不固，風、寒、濕邪乘虛侵入，影響氣血運行，經氣不通暢，也是形成骨關節病的常見原因。

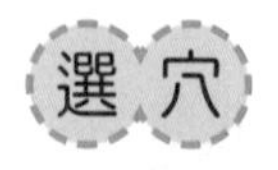

脾俞、肝俞、命門、腰陽關

體穴按摩法
1. **按揉肝俞：**以雙手食指指端羅紋面著力分別按揉兩側肝俞穴，做順時針或逆時針方向揉動 2～3 分鐘，以局部有酸脹感為宜。
2. **揉按脾俞：**將雙手拇指指端羅紋面著力於兩側脾俞穴，適當用力揉按 1～3 分鐘，以局部有酸脹感為宜。
3. **點揉命門：**以一手拇指指端羅紋面著力點揉命門穴，以有酸脹痛感為佳，點揉 1～3 分鐘。
4. **揉按腰陽關：**將中指指端羅紋面著力於腰陽關穴上，用力按揉 2～3 分鐘，以局部酸脹為宜。

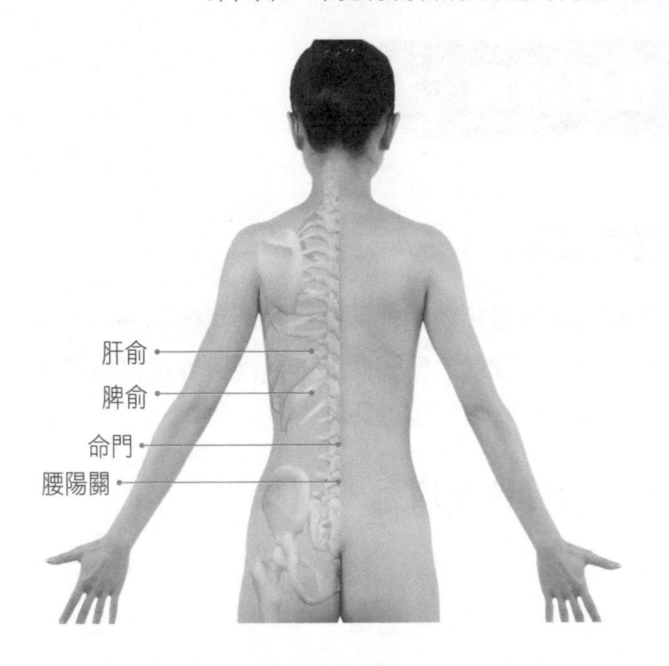

隨證加法

1. 患側臀部疼痛者加：點揉環跳、居及疼痛點（阿是穴）。

2. 坐骨神經走行區疼痛者加：點揉拿委中、承山，按揉崑崙。

3. 患側小腿外側痛麻者加：按揉陽陵泉、懸中，搓擦小腿外側。

大師有話說

1. 睡臥硬板床，有利於突出的椎間盤回縮還納復位。

2. 佩戴腰圍護腰固定，防止突出物增大、疼痛加重。

3. 症狀緩解後，要適當進行腰背肌功能鍛鍊，如拱橋式、燕子飛、搖腰法，太極運手法等。

4. 在日常生活、工作、勞動中，避免負重、扭閃，防止復發。

5. 注意避免風寒濕邪侵襲，忌電風扇、空調直吹腰部。

慢性腰痛

認識慢性腰痛

慢性腰痛多數是指功能性腰痛。常因工種關係、習慣性姿勢不良，致使腰肌長時間處於緊張狀態；或因急性損傷治療未癒；或因冒雨受寒、受濕等原因。

國醫大師看慢性腰痛

中醫學認為：一因寒濕入侵，阻滯經脈，氣血運行不暢；二因長夏之際，濕熱體，或寒濕蘊積，日久鬱而化熱，蘊於腰府；三因腎虧體虛，加之勞累太過，或房事過度，或年老體弱，腎精虧損，無以濡養筋脈；四因跌打外傷，損傷經脈氣血，或久病氣血不暢，或腰部用力不當，使氣血瘀滯而引起腰痛。

按摩相關穴位能補腎健腰，祛風散寒，行瘀止痛。

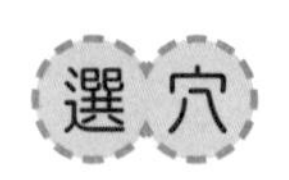

脾俞、腎俞、志室、大腸俞

體穴按摩法

1. **按揉脾俞：**將雙手拇指指端羅紋面著力於兩側脾俞穴，適當用力按揉 1～3 分鐘，以局部有酸脹感為宜。
2. **揉擦腎俞：**將雙手大魚際部著力於兩側腎俞穴，從中間往兩側用力揉擦 1～3 分鐘，以局部有酸脹感為宜。
3. **揉擦志室：**用雙手掌大魚際部著力分別揉擦志室穴 1～3 分鐘，以皮膚發熱為度。
4. **按揉大腸俞：**用雙手食指和中指端羅紋面著力分別揉按大腸俞穴 1～3 分鐘，以皮膚發熱為度。

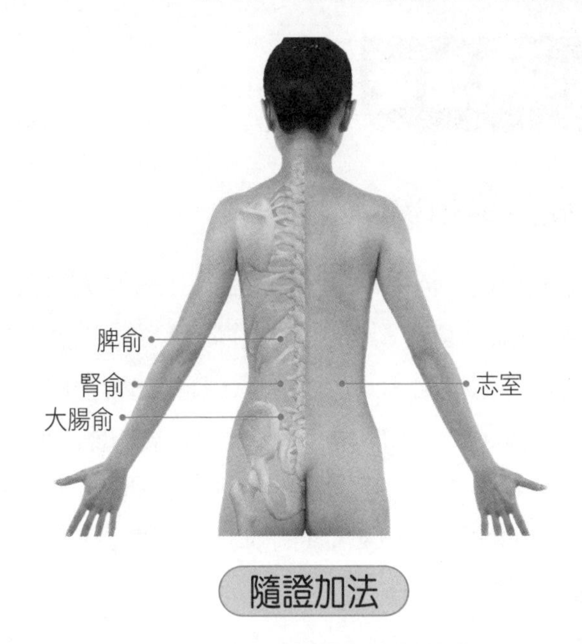

隨證加法

1. 腰部冷痛，轉側不利，臥後起床時更感不適，陰雨天加重者加：按揉風門、風府，拿揉外關，捶擊風市，艾灸命門、腰骶。

2. 腰痛伴有熱感，口苦，煩熱，小便短赤，天熱或雨天加重者加：拿揉曲池，拿揉內關、外關，拿按合谷，對拿陰、陽陵泉。

3. 腰痛酸軟無力，遇勞更甚，臥則減輕者加：揉關元，揉按三陰交，擦大椎。

4. 腰痛如刺，痛有定處，拒按，俯仰轉側困難者加：揉按血海，揉擦腰部痛點。

大師有話說

1. 腰痛明顯時，應及時去醫院做電腦斷層掃瞄檢查，若確診為腰椎間盤突出症，應接受治療，腰痛痊癒後再做腰部功能鍛鍊。

2. 本法對慢性功能性腰痛療效明顯。堅持按本法進行按摩能健腰強腎，預防中老年人的腰背酸痛。

3. 平時少食寒涼食物，腰部忌電風扇、空調直吹。

膝部軟組織損傷

認識膝部軟組織損傷

膝部軟組織損傷，俗稱「傷筋」。臨床上最常見的膝部軟組織損傷有副韌帶損傷及交叉韌帶損傷。膝關節交叉韌帶又稱十字韌帶，位於股骨內外髁之間，分前後兩條。交叉韌帶損傷以前交叉韌帶損傷較多見，常發生於膝關節過伸時，多伴有內側副韌帶損傷。

損傷輕微時關節腫脹，無壓痛；當韌帶斷裂時，除關節腫脹、劇痛外，還具有明顯壓痛。陳舊性的前交叉韌帶損傷者，下樓梯時關節常有錯動感及彈響聲。

國醫大師看膝部軟組織損傷

本病一因外傷，或下肢長期負重過重，膝關節受損；二因風寒濕邪入侵，絡脈受阻；三因年老體弱，腎精虧損，氣血虧虛，不能濡養筋脈所致。按摩相關穴位能健脾補腎，舒筋通絡，活血止痛。

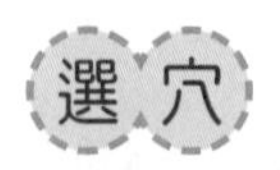

風市、血海、內膝眼、外膝眼、委中

體穴按摩法

1. **點按風市：**用雙手食指、中指指端羅紋面著力，分別點按風市穴 1 分鐘，先左後右，以皮膚潮紅發熱為度。
2. **揉按血海：**用雙手指指腹面按揉兩側血海穴，按揉 1 ～ 3 分鐘，以有酸脹痛感為度。
3. **按揉內、外膝眼：**用雙手拇指指端羅紋面分別按揉內、外膝眼穴，按揉 1 ～ 3 分鐘，以局部有酸脹感為度。
4. **揉按委中：**將雙手拇指端或食中指端羅紋面著力按於委中穴，力度宜中，連續按揉 2 ～ 3 分鐘，以局部有酸脹感為度。

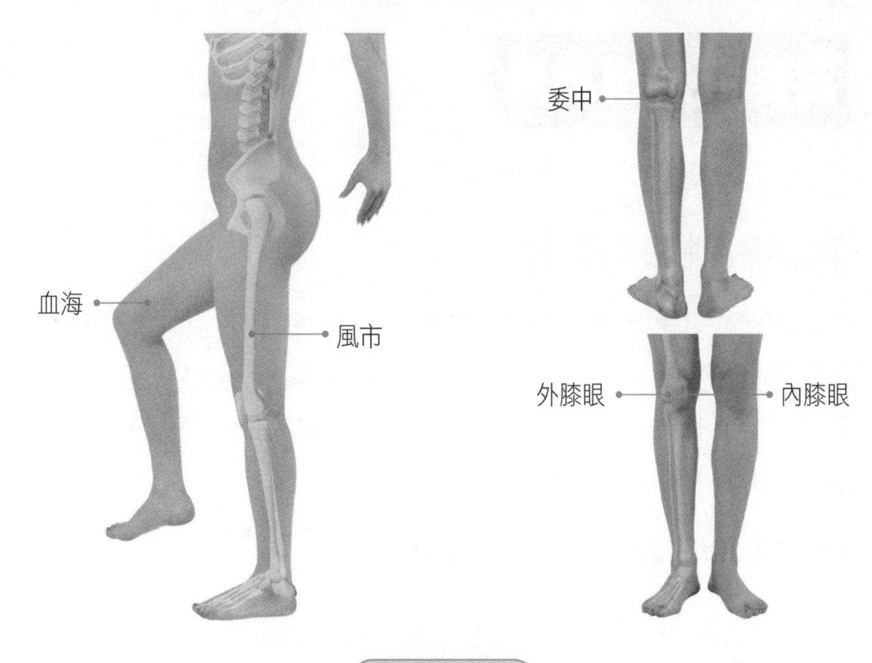

隨證加法

1. 身體虛弱，面色萎黃，腰膝酸軟，食慾減退者加：按揉脾俞，揉擦腎俞，摩中脘，揉關元。

2. 膝蓋發涼，於陰雨天或受涼後加重者加：按擦命門和腎俞，重擦腰骶，點按、拳擊風市。

3. 如膝關節功能屈伸活動障礙者加：搖膝關節活動法，屈膝拔伸法，彈撥理筋法。

大師有話說

1. 在劇烈運動尤其是長跑前，應先揉按膝關節，以防止因驟然運動而引起的韌帶損傷。應避免參加劇烈運動，防止再度損傷。

2. 中老年人膝關節痛，應拍 X 光片檢查，若查出為膝關節骨質增生，請勿做劇烈運動和爬樓梯鍛鍊。

3. 注意膝部保暖，忌受涼，忌空調、電風扇直吹。

踝部軟組織損傷

認識踝部軟組織損傷

踝部軟組織損傷常因足踝過度向內或向外翻轉所致，其中以外踝韌帶損傷多見。主要症狀為局部腫脹，疼痛，活動時更甚，步行困難，局部有壓痛。如為外韌帶損傷，當做內翻動作時疼痛加重；若韌帶斷裂，可有內、外翻畸形，並見明顯紅腫。

國醫大師看踝部軟組織損傷

中醫學認為，本症一因行走不當，扭傷經脈，經脈受損或瘀血內阻而腫痛；二因風寒濕邪外侵，留滯局部經絡；三因肝腎陰虛或年老體弱，氣血虧虛所致。

按摩相關穴位能祛寒通絡，理筋整復，消腫止痛。

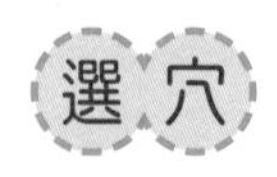

解谿、崑崙、太谿、丘墟

體穴按摩法

1. **掌揉局部痛點：**用掌根揉按踝部局部痛點 1 ～ 3 分鐘，力度應不超過患者所能承受的最大限度。
2. **按揉解谿：**拇指指腹放於解谿穴上按揉 60 ～ 100 次，以局部有酸脹感為度。
3. **拿揉崑崙、太谿：**雙手拇指與食指、中指相對成鉗形，拿揉患者的崑崙、太谿穴 3 分鐘。
4. **按揉丘墟：**用拇指指腹分別按揉兩側丘墟穴，力量可稍重一些，每穴按揉 1 ～ 2 分鐘。

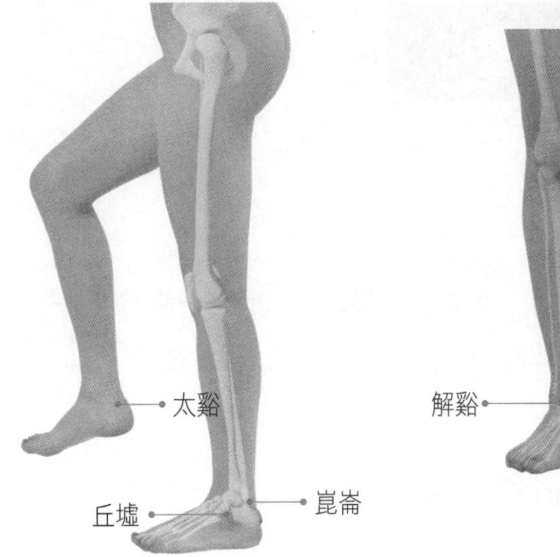

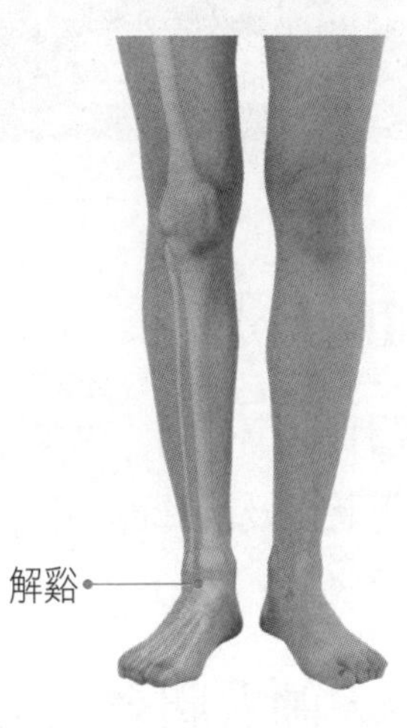

隨證加法

1. 踝部瘀腫，疼痛，活動則痛劇，跛行，嚴重者腳不能著地或為新扭傷者加：局部敷冰塊以止血，不做推拿，避免加重損傷處出血，但可加按揉血海、三陰交和太衝，以活血化瘀，促進瘀血吸收，消腫止痛。可拍 X 光片，若骨裂不宜推拿。

2. 踝關節酸痛已久，輕度浮腫，步履無力者加：由輕至重揉按局部，然後用手掌大魚際擦局部，並揉按足三里，拿陰陵泉、陽陵泉，以健脾利濕、活血通絡。

大師有話說

1. 首先須排除骨折、脫臼和韌帶斷裂等情況，然後再進行按摩。

2. 本法對踝關節急性扭傷而紅腫疼痛不明顯者療效顯著。按摩前，局部塗少量松油、跌打萬花油或風油精。

3. 踝部曾受過外傷者，走路或活動時更應防止扭傷。

胸脇迸傷

認識胸脅迸傷

胸脅迸傷又稱「岔氣」「閃氣」，是在一種不正確的姿勢下負重扭轉時傷及胸脅部的關節或軟組織而引起的胸部疼痛、活動受限的一種病證。

國醫大師看胸脅迸傷

中醫學認為，胸脅迸傷因跌打或扭傷，致使胸脅部筋骨或肌肉受損，引起局部氣血瘀滯、脈絡不通而出現胸脅疼痛。

按摩相關穴位能理氣通絡，活血止痛。

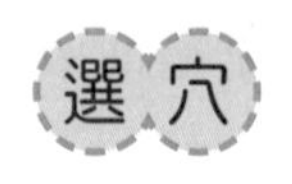

肝俞、期門、章門、內關、外關、膻中

體穴按摩法

1. **按揉肝俞：**以雙手食指指端羅紋面著力分別按揉兩側肝俞穴，做順時針或逆時針方向揉動 2～3 分鐘，以局部有酸脹感為宜。
2. **按壓期門、章門：**用掌根或大魚際著力，分別按壓期門、章門穴，力度適中，按壓 1～2 分鐘。
3. **拿揉內、外關：**將一手拇指與食、中指相對成鉗形，以拇指指腹面著力拿揉內關、外關穴 1 分鐘，各穴拿揉 1～3 分鐘，用力均勻，以有酸脹感為宜。
4. **按揉膻中：**用大魚際或掌根貼於膻中穴，逆時針揉按 3～5 分鐘，以有脹麻感為宜。

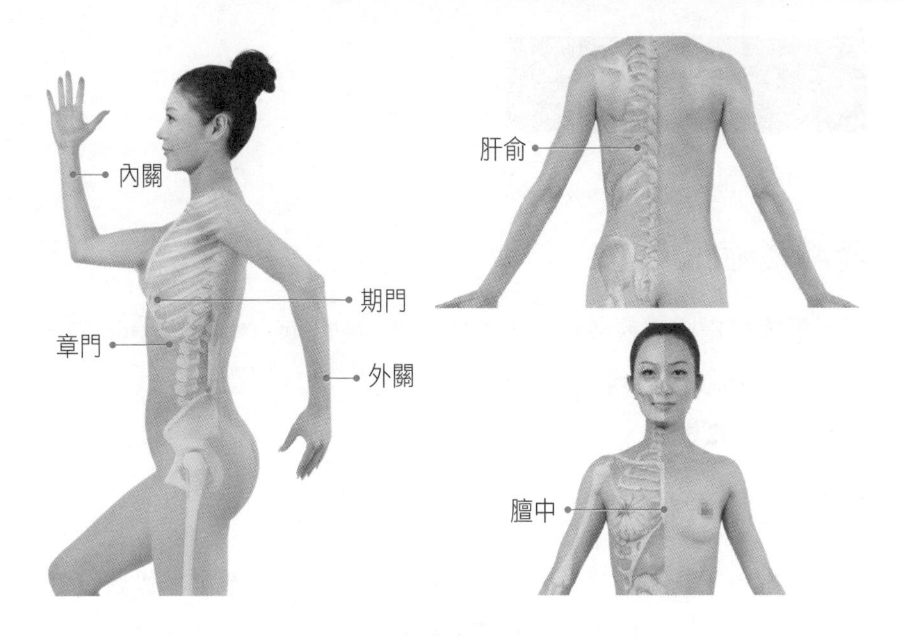

隨證加法

1. 一側胸脅部脹痛，痛多走竄不定，甚則不能俯臥轉側，翻身困難，咳嗽及用力大便時常引起疼痛加劇者加：按摩中府，擦搓胸部，拿按合谷，按揉帶脈。

2. 疼痛固定，多呈刺痛，壓痛明顯且拒按，局部微紅，或有青紫斑，胸悶氣急，不敢呼吸，或受傷時疼痛不重，幾天後疼痛加重者加：局部塗抹紅花油或使用雲南白藥噴霧劑，揉摩痛點，按壓頸臂、陽陵泉、三陰交。

大師有話說

1. 背部突發性疼痛，疼痛可自背部沿肋骨向胸前放射，引起旋轉活動受限，甚至呼吸不暢，咳痰不爽，起臥困難，此時應至醫院診治。

2. 胸脅迸傷輕者，堅持按摩可痊癒。

痿　症

認識痿症

痿證是指肢體軟弱無力，不能隨意活動，或伴有肌肉萎縮的一類疾病。其臨床表現以軟、細、冷、畸形等為特徵，並以下肢多見，又稱「痿辟」。

國醫大師看痿症

中醫學認為，痿證一因外感濕熱之邪侵入肌肉筋脈，以致肢體弛縱不用；二因治療不當，熱邪上灼，肺胃津傷，不能運輸津液，肌肉筋脈失於濡養，以致肢體疲軟不用；三因久病體弱，肝腎虧虛，精血不足，不能濡養肢體，以致肌肉萎縮，筋脈弛縱。

按摩相關穴位能健脾補腎，活血通絡。

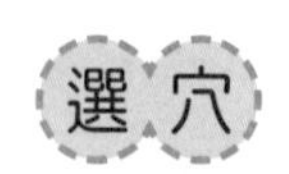

大椎、手三里、腎俞、足三里

體穴按摩法

1. **推擦大椎：**將手掌置於大椎穴上，以小魚際著力，用力推擦 20 ～ 50 次，以局部潮紅為宜。
2. **按揉手三里：**將一手拇指指端羅紋面著力於手三里穴，其餘四指附於手臂上，用力按揉 3 分鐘，以有酸脹感為宜。
3. **揉擦腎俞：**將手掌置於腎俞穴上，以掌心著力，橫向來回揉擦兩側腎俞穴 1 ～ 3 分鐘，以局部有透熱感為宜。
4. **按揉足三里：**用拇指揉按足三里穴 3 分鐘，揉動緩慢，按壓沉穩。

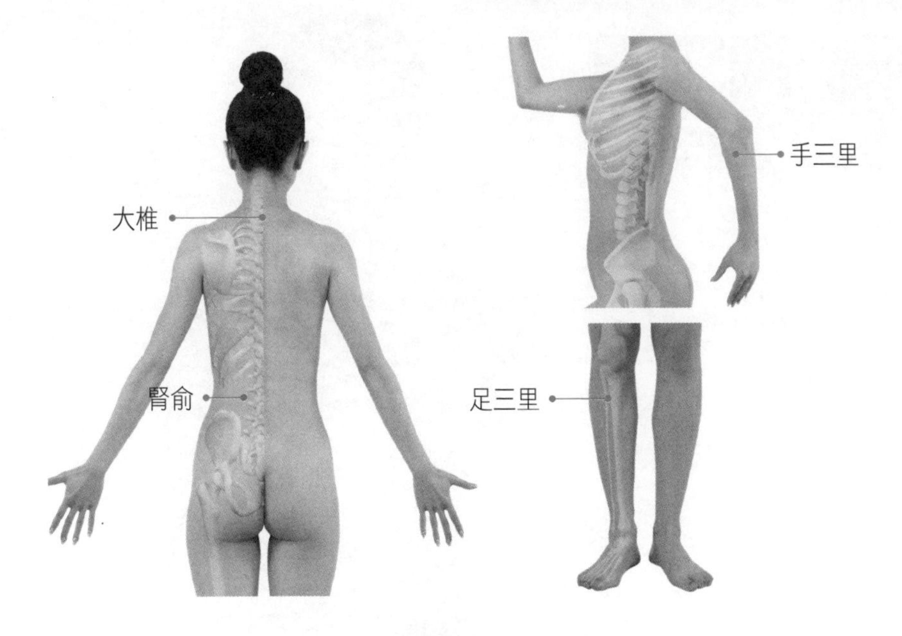

隨證加法

1. 病初發熱，熱退後突然出現肢體軟弱無力，心煩口渴，咳嗽咽乾，小便短黃，大便乾燥者加：按揉肺俞，揉、拿肩井，按揉曲池，揉按尺澤。

2. 肢體困重，疲軟無力或麻木微腫，胸脘痞悶，小便熱痛者加：點按風市，拿按豐隆和承山，按揉丘墟，掐、揉內庭和太衝。

3. 肢體軟弱無力並逐漸加重，食少便溏，面色萎黃而浮腫者加：艾灸中脘、關元，點按解谿，搓揉下肢。

大師有話說

1. 堅持保健按摩可獲滿意療效，初期做足部按摩效果較好。

2. 進行必要的檢查，明確其發病原因和病灶所在，給予藥物治療。

3. 加強營養，忌菸酒、辛辣之物和少食肥、甘、寒性食物。

附　錄
人體經絡穴位總圖

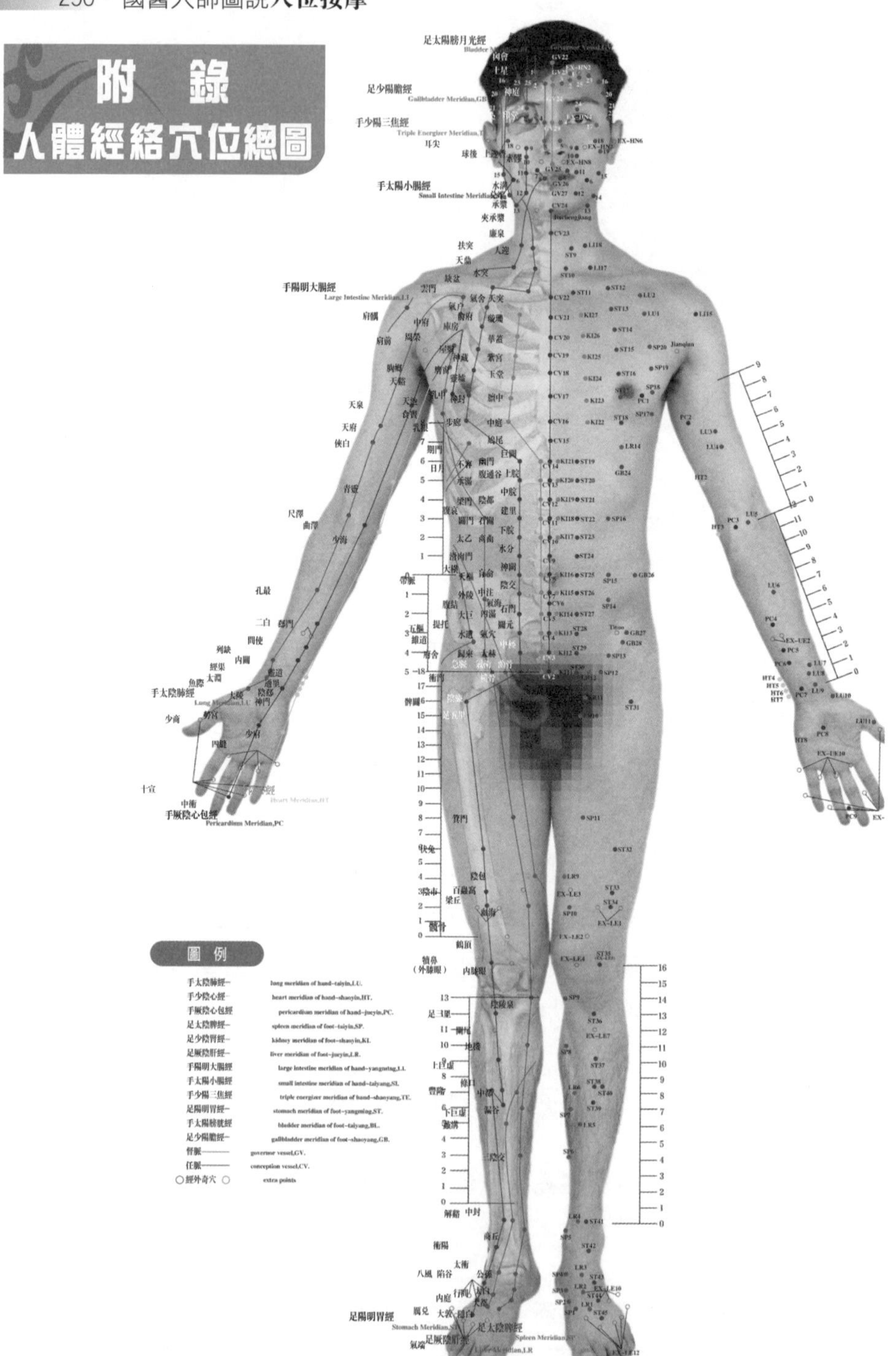

足太陽膀胱經
Bladder Meridian,BL
足少陽膽經
Gallbladder Meridian,GB
手少陽三焦經
Triple Energizer Meridian,TE
手太陽小腸經
Small Intestine Meridian,SI
手陽明大腸經
Large Intestine Meridian,LI
手太陰肺經
Lung Meridian,LU
Heart Meridian,HT
手厥陰心包經
Pericardium Meridian,PC
足陽明胃經
Stomach Meridian,ST
足太陰脾經
Spleen Meridian,SP
足厥陰肝經
Liver Meridian,LR
圖　例
手太陰肺經 lung meridian of hand-taiyin,LU.
手少陰心經 heart meridian of hand-shaoyin,HT.
手厥陰心包經 pericardium meridian of hand-jueyin,PC.
足太陰脾經 spleen meridian of foot-taiyin,SP.
足少陰腎經 kidney meridian of foot-shaoyin,KI.
足厥陰肝經 liver meridian of foot-jueyin,LR.
手陽明大腸經 large intestine meridian of hand-yangming,LI.
手太陽小腸經 small intestine meridian of hand-taiyang,SI.
手少陽三焦經 triple energizer meridian of hand-shaoyang,TE.
足陽明胃經 stomach meridian of foot-yangming,ST.
足太陽膀胱經 bladder meridian of foot-taiyang,BL.
足少陽膽經 gallbladder meridian of foot-shaoyang,GB.
督脈 governor vessel,GV.
任脈 conception vessel,CV.
○經外奇穴○ extra points
正　面

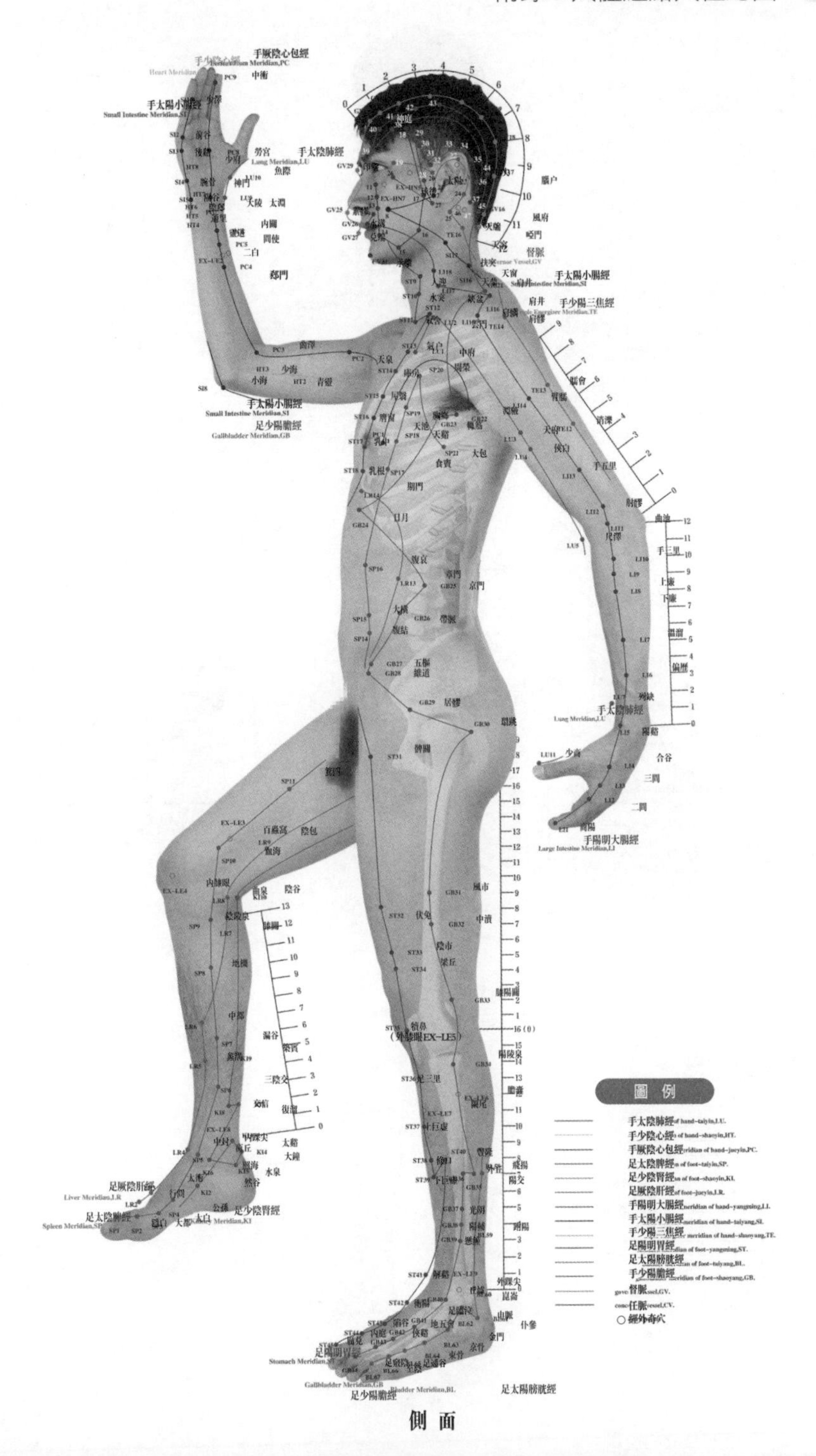
手厥陰心包經
中衝
手太陽小腸經
Small Intestine Meridian,SI
勞宮
手太陽肺經
Lung Meridian,LU
魚際
神門
大陵
太淵
內關
間使
二白
郄門
手太陽小腸經
手少陽三焦經
天窗
肩井
曲澤
天泉
少海
青靈
小海
手太陽小腸經
Small Intestine Meridian,SI
足少陽膽經
Gallbladder Meridian,GB
中府
雲門
氣戶
庫房
屋翳
膺窗
乳中
乳根
天池
天谿
食竇
大包
期門
日月
腹哀
京門
大橫
帶脈
腹結
五樞
維道
居髎
環跳
髀關
衝門
臑會
消濼
清冷淵
天井
手五里
肘髎
曲池
尺澤
手三里
上廉
下廉
溫溜
偏歷
列缺
手太陰肺經
Lung Meridian,LU
陽谿
少商
合谷
三間
二間
商陽
手陽明大腸經
Large Intestine Meridian,LI
陰包
血海
陰谷
曲泉
膝關
地機
中都
漏谷
蠡溝
三陰交
交信
復溜
太谿
大鐘
水泉
照海
然谷
商丘
中封
太衝
行間
公孫
太白
足厥陰肝經
Liver Meridian,LR
足太陰脾經
Spleen Meridian,SP
足少陰腎經
Kidney Meridian,KI
風市
中瀆
伏兔
陰市
梁丘
犢鼻
(外膝眼EX-LE5)
陽陵泉
足三里
上巨虛
條口
下巨虛
豐隆
飛揚
陽交
外丘
光明
陽輔
懸鐘
解谿
外踝尖
崑崙
申脈
僕參
金門
京骨
束骨
足通谷
衝陽
陷谷
內庭
厲兌
足臨泣
地五會
俠谿
足竅陰
Stomach Meridian,ST
Gallbladder Meridian,GB
Bladder Meridian,BL
足少陽膽經
足太陽膀胱經
圖　例
手太陰肺經
手少陰心經
手厥陰心包經
足太陰脾經
足少陰腎經
足厥陰肝經
手陽明大腸經
手太陽小腸經
手少陽三焦經
足陽明胃經
足太陽膀胱經
足少陽膽經
督脈
任脈
○經外奇穴

側面

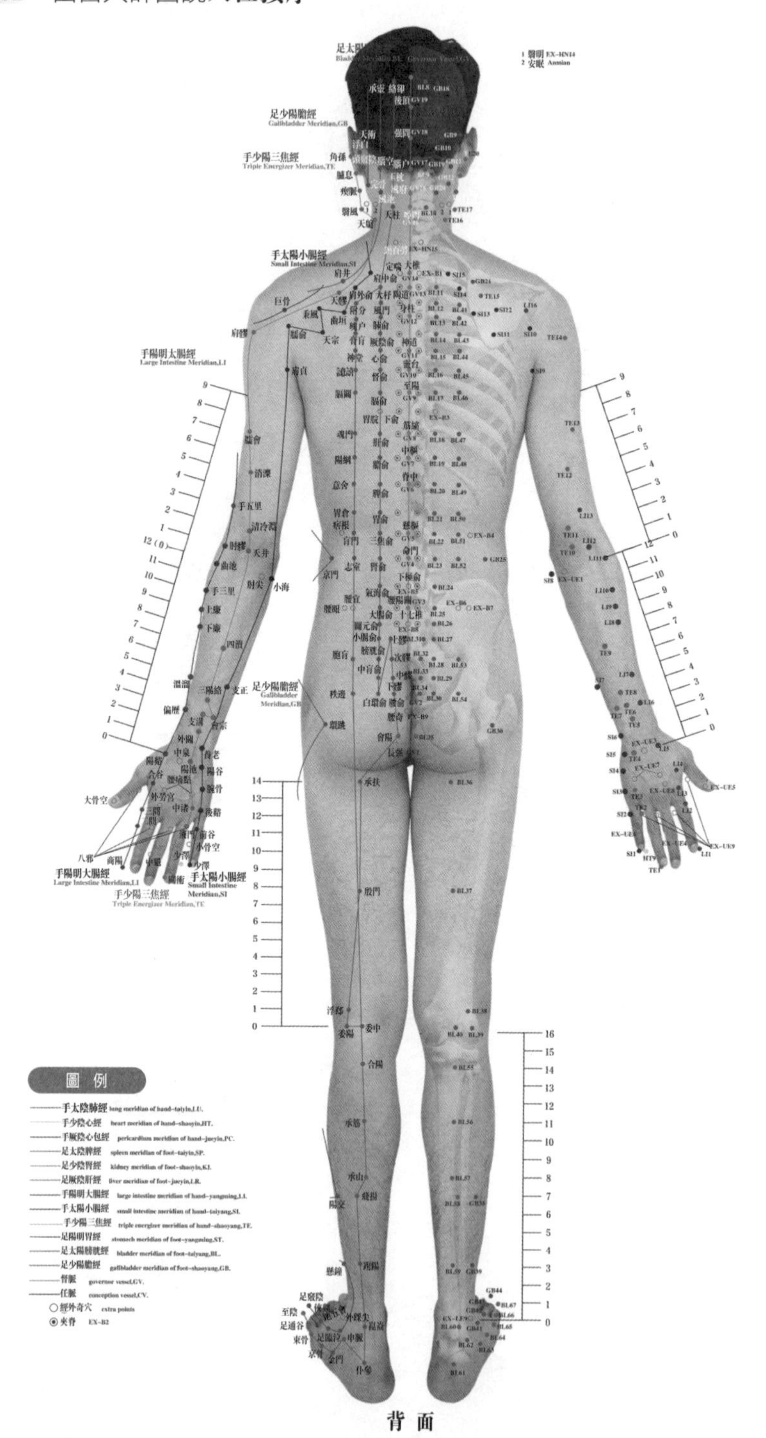

手少陽膽經
Gallbladder Meridian,GB
手少陽三焦經
Triple Energizer Meridian,TE
手太陽小腸經
Small Intestine Meridian,SI
手陽明大腸經
Large Intestine Meridian,LI
足少陽膽經
Gallbladder Meridian,GB
手陽明大腸經
Large Intestine Meridian,LI
手太陽小腸經
Small Intestine Meridian,SI
手少陽三焦經
Triple Energizer Meridian,TE
1 翳明 EX-HN14
2 安眠 Anmian
圖例
手太陰肺經 lung meridian of hand-taiyin,LU.
手少陰心經 heart meridian of hand-shaoyin,HT.
手厥陰心包經 pericardium meridian of hand-jueyin,PC.
足太陰脾經 spleen meridian of foot-taiyin,SP.
足少陰腎經 kidney meridian of foot-shaoyin,KI.
足厥陰肝經 liver meridian of foot-jueyin,LR.
手陽明大腸經 large intestine meridian of hand-yangming,LI.
手太陽小腸經 small intestine meridian of hand-taiyang,SI.
手少陽三焦經 triple energizer meridian of hand-shaoyang,TE.
足陽明胃經 stomach meridian of foot-yangming,ST.
足太陽膀胱經 bladder meridian of foot-taiyang,BL.
足少陽膽經 gallbladder meridian of foot-shaoyang,GB.
督脈 governor vessel,GV.
任脈 conception vessel,CV.
經外奇穴 extra points
夾脊 EX-B2

背面

圍棋輕鬆學

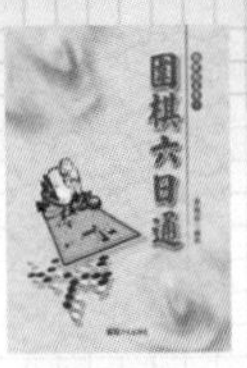

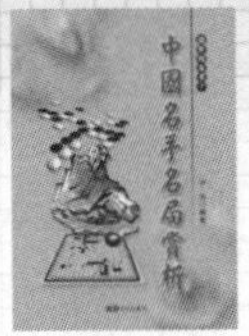

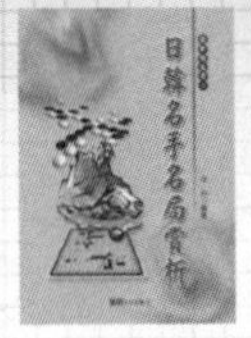

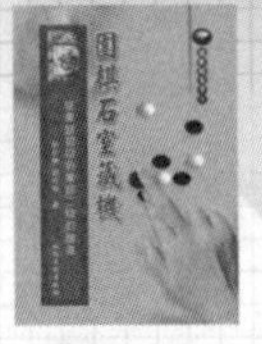

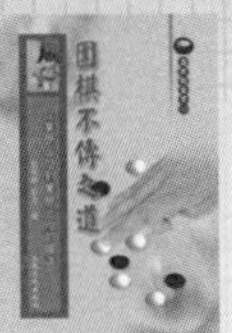

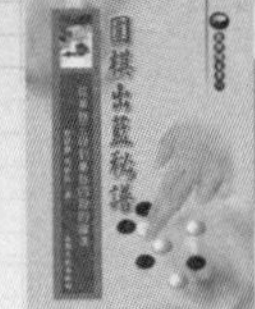

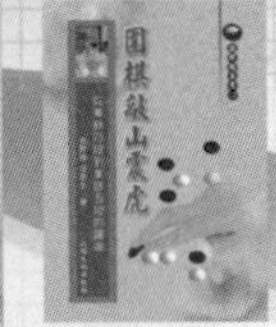

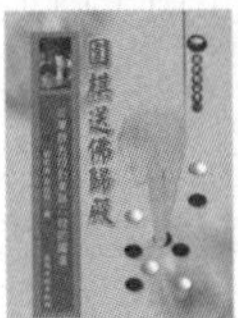

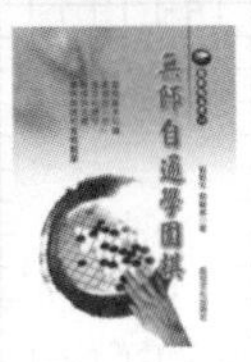

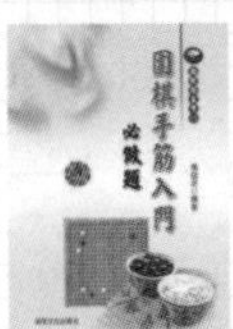

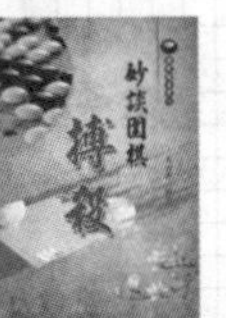

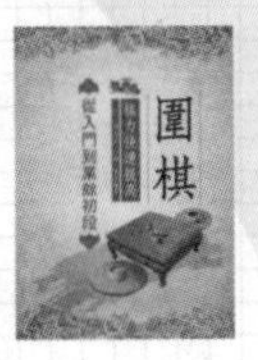

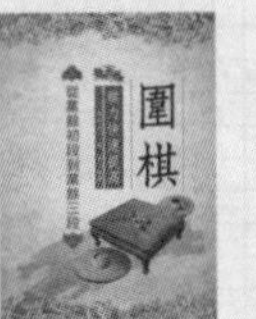

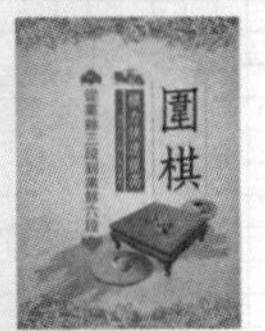

象棋輕鬆學

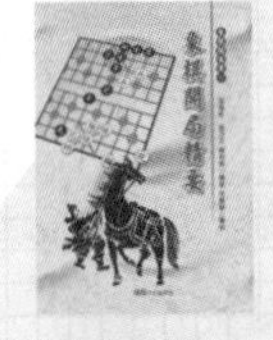

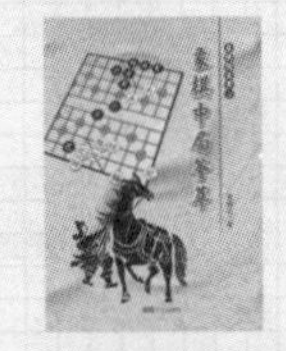

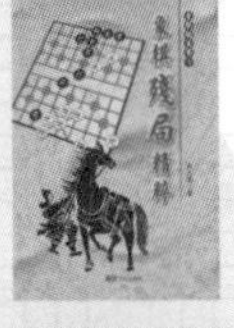

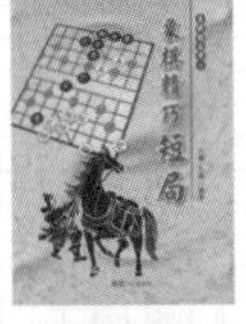

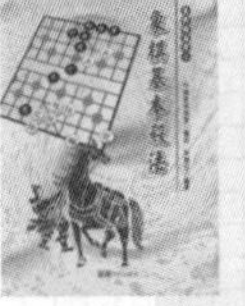

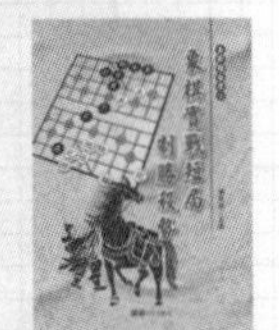

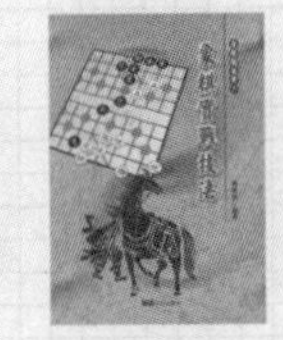

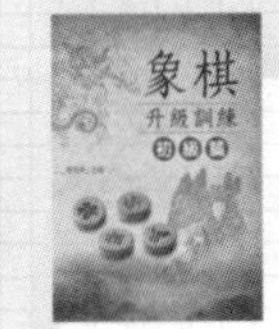

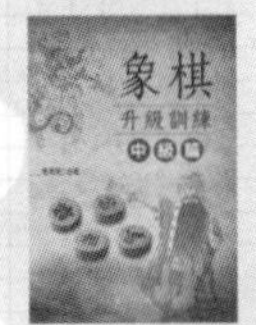

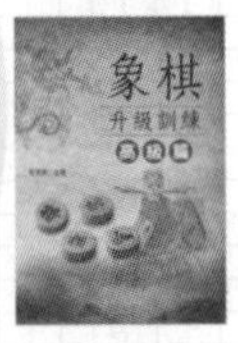

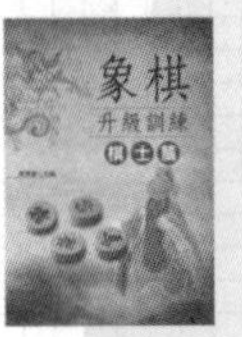

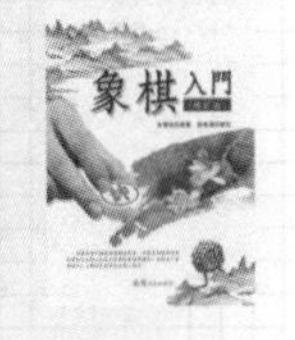

智力運動

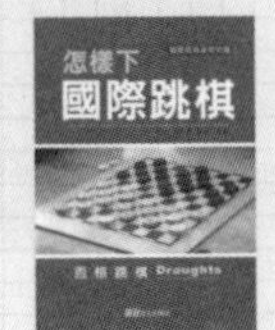

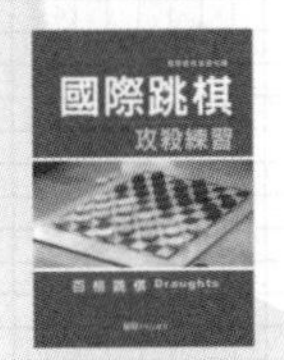

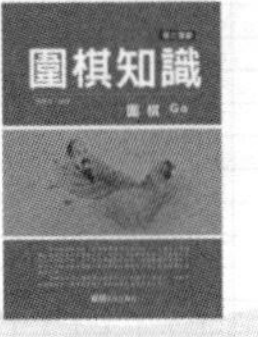

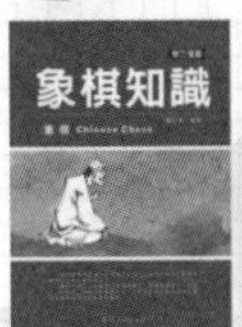

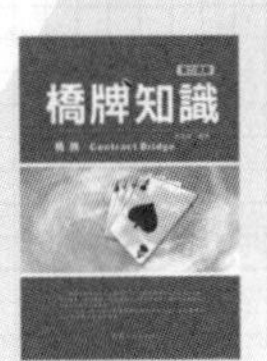

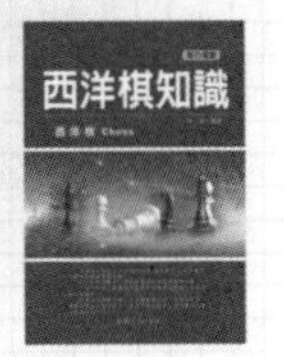

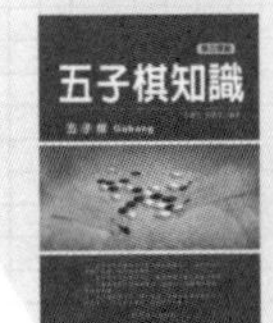

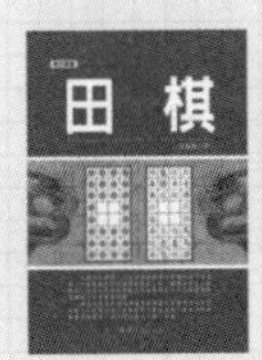

棋藝學堂

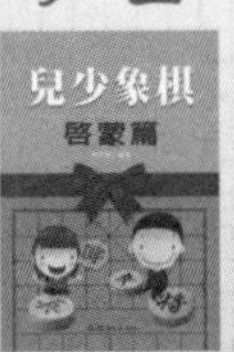

休閒保健叢書

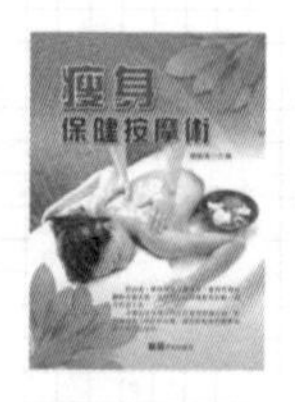
瘦身
保健按摩術

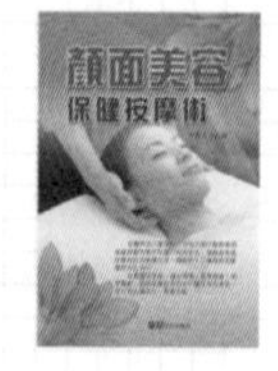
顏面美容
保健按摩術

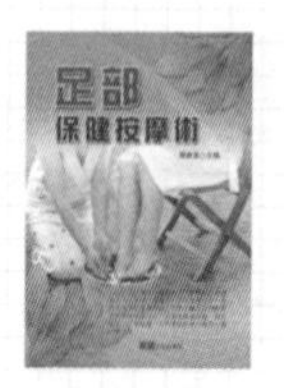
足部
保健按摩術

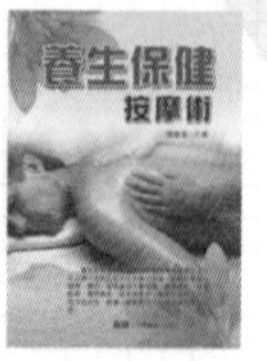
養生保健
按摩術

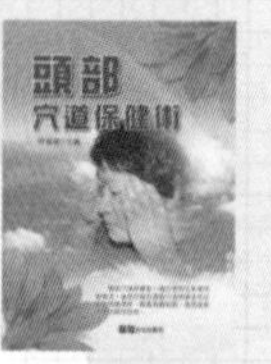
頭部
穴道保健術

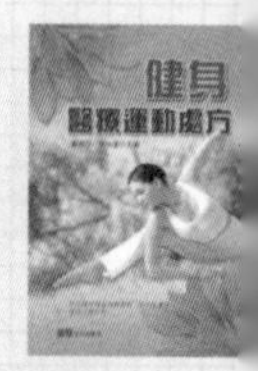
健身
醫療運動處方

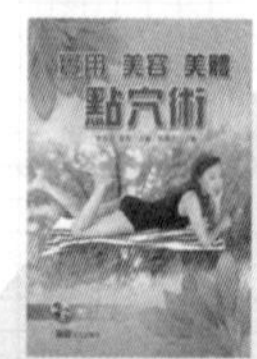
美容 美體
點穴術

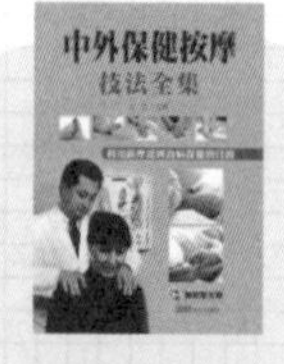
中外保健按摩
技法全集

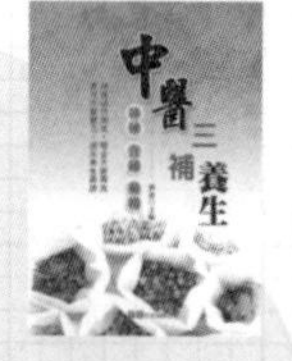
中醫
三補養生

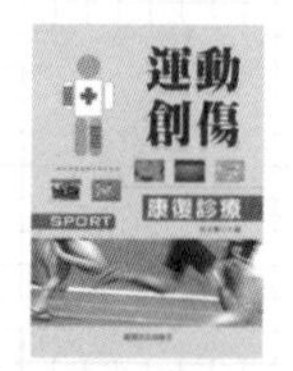
運動
創傷
SPORT
康復診療

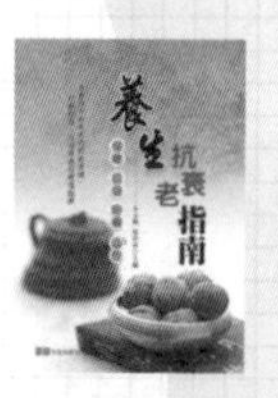
養生抗衰老指南

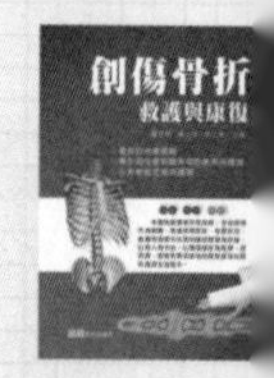
創傷骨折
救護與康復

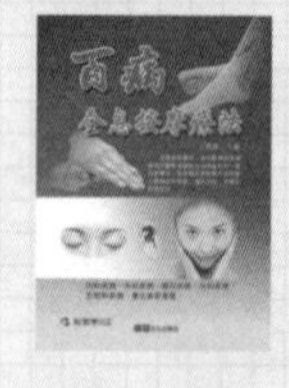
百病
全息按摩療法

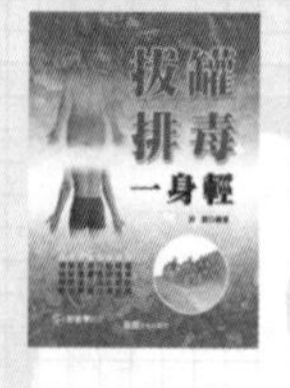
拔罐
排毒
一身輕

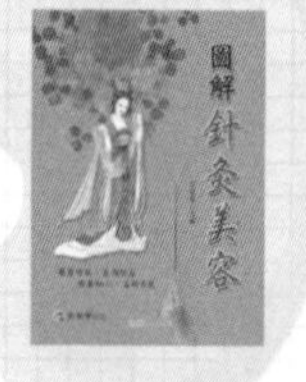
圖解
針灸美容

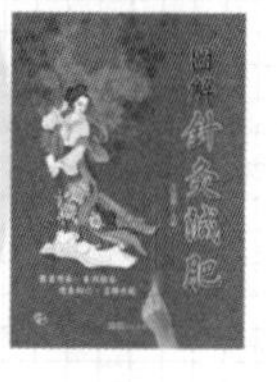
圖解
針灸減肥

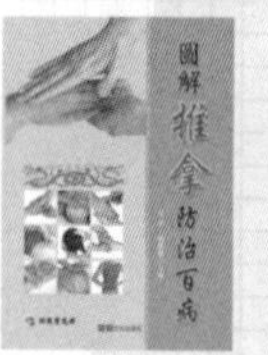
圖解
推拿
防治百病

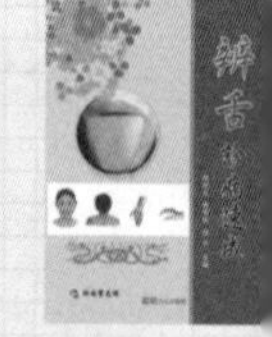

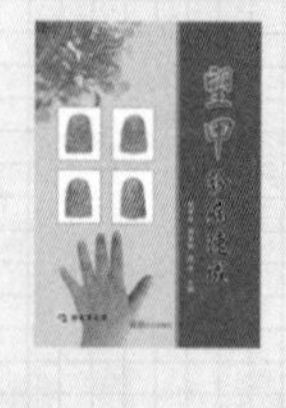
望甲

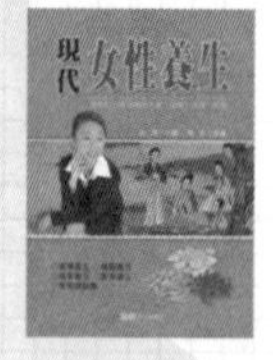
現代女性養生

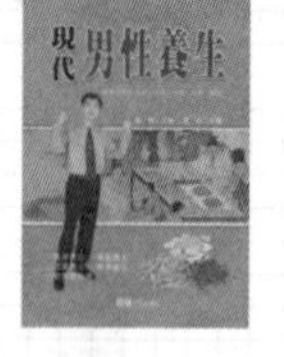
現代男性養生

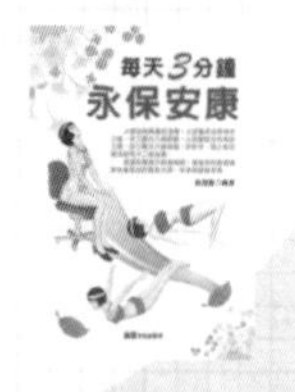
每天3分鐘
永保安康

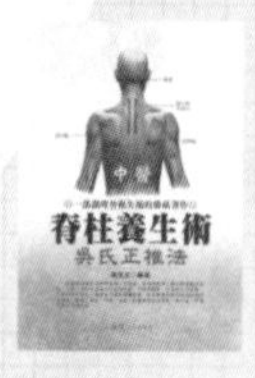
中醫
脊柱養生術
吳氏正推法

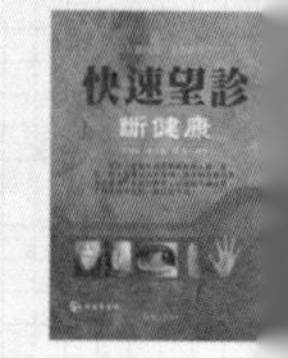
快速望診
斷健康

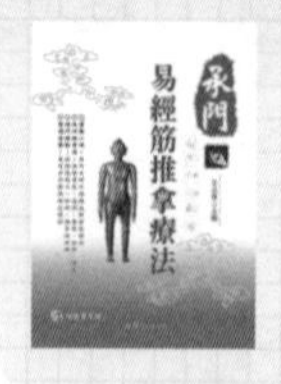
承門
易經筋推拿療法

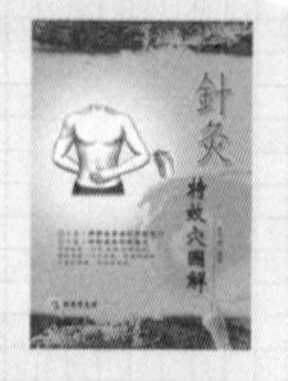
針灸
特效穴圖解

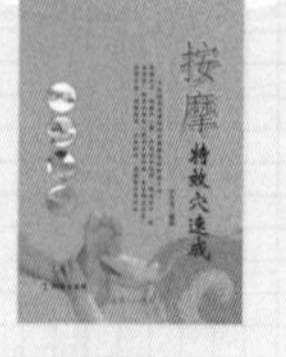
按摩
特效穴速成

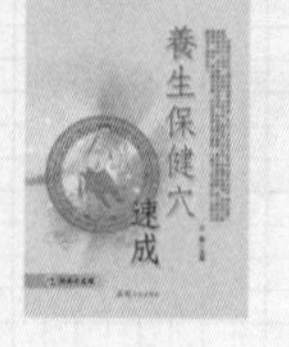
養生保健穴
速成

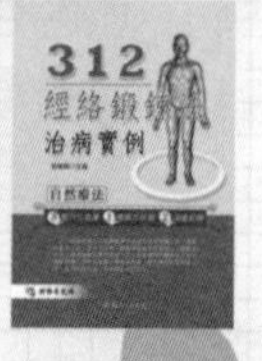
312
經絡鍛鍊
治病實例

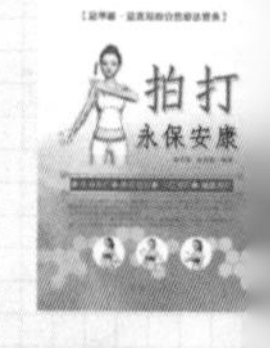
拍打
永保安康

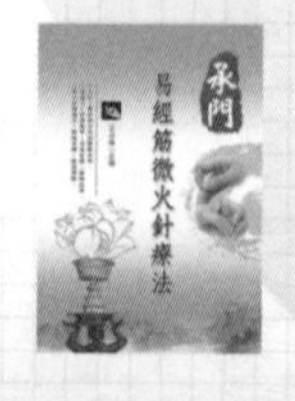
承門
易經筋微火針療法

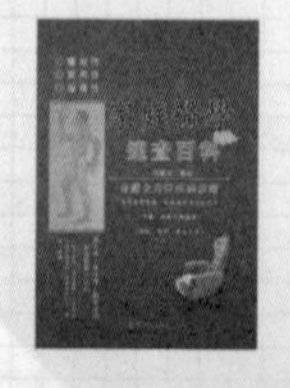

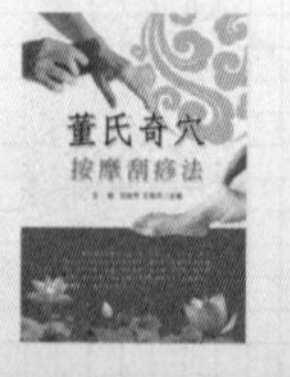
董氏奇穴
按摩刮痧法

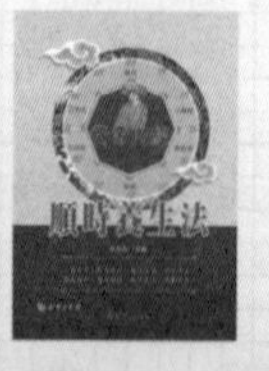
順時養生法

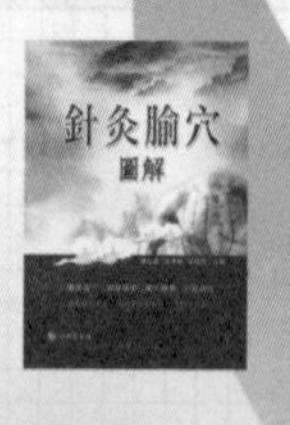
針灸腧穴
圖解

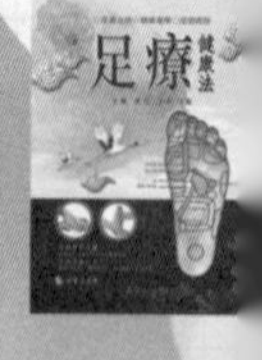
足療
健康法

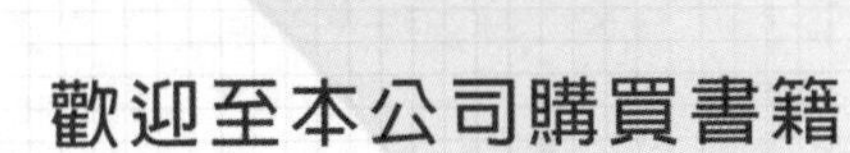

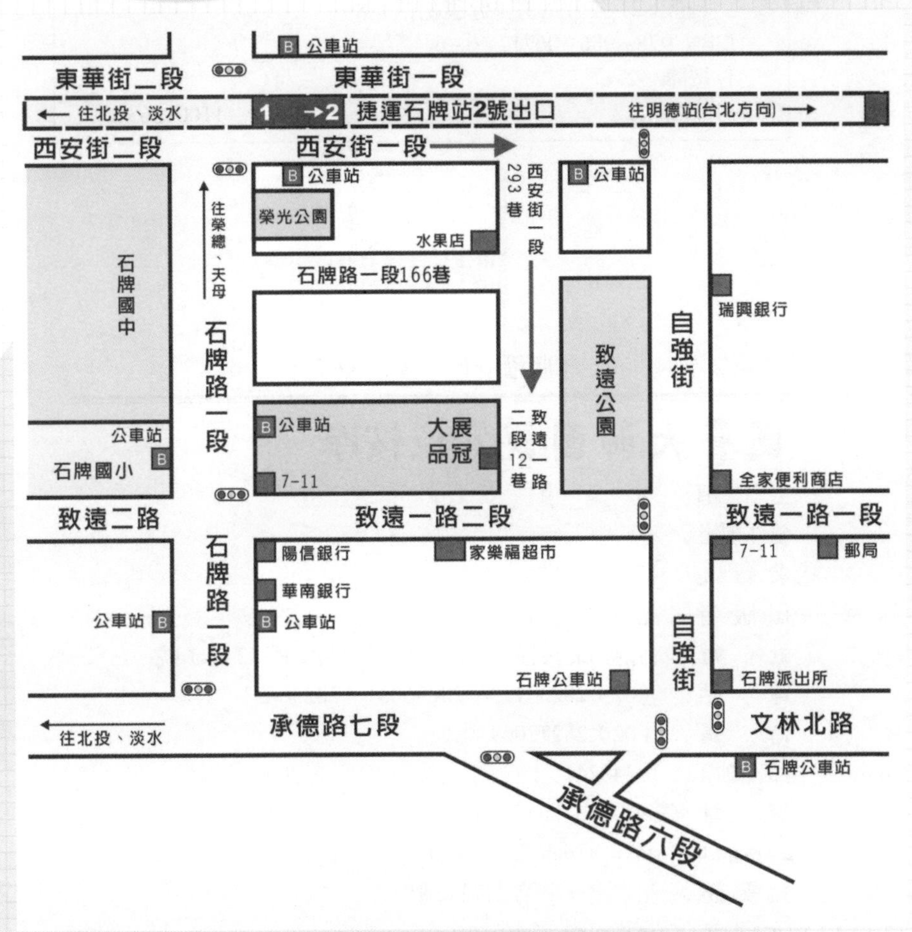

建議路線

1.搭乘捷運・公車

淡水線石牌站下車，由石牌捷運站２號出口出站(出站後靠右邊)，沿著捷運高架往台北方向走(往明德站方向)，其街名為西安街，約走100公尺(勿超過紅綠燈)，由西安街一段293巷進來(巷口有一公車站牌，站名為自強街口)，本公司位於致遠公園對面。搭公車者請於石牌站(石牌派出所)下車，走進自強街，遇致遠路口左轉，右手邊第一條巷子即為本社位置。

2.自行開車或騎車

由承德路接石牌路，看到陽信銀行右轉，此條即為致遠一路二段，在遇到自強街(紅綠燈)前的巷子(致遠公園)左轉，即可看到本公司招牌。

國家圖書館出版品預行編目資料

國醫大師圖說穴位按摩／李業甫　主編　——初版
——臺北市，品冠文化出版社，2022〔民111.01〕
面；21公分——（健康絕招；8）
ISBN 978-986-06717-6-6（平裝）
1. 按摩　2. 經穴
413.92　110018633

國醫大師圖說穴位按摩

主　　編／李業甫
責任編輯／王　宜
發 行 人／蔡孟甫
出 版 者／品冠文化出版社
社　　址／台北市北投區（石牌）致遠一路2段12巷1號
電　　話／（02）28233123・28236031・28236033
傳　　真／（02）28272069
郵政劃撥／19346241
網　　址／www.dah-jaan.com.tw
E-mail／service@dah-jaan.com.tw
登 記 證／北市建一字第227242號
承 印 者／傳興印刷有限公司
裝　　訂／佳昇興業有限公司
排 版 者／弘益企業行
授 權 者／安徽科學技術出版社
初版1刷／2022年（民111）1月

定　價／330元

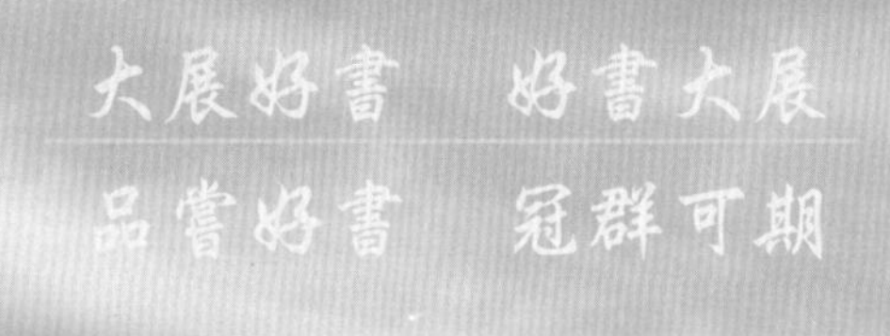
大展好書　好書大展
品嘗好書　冠群可期

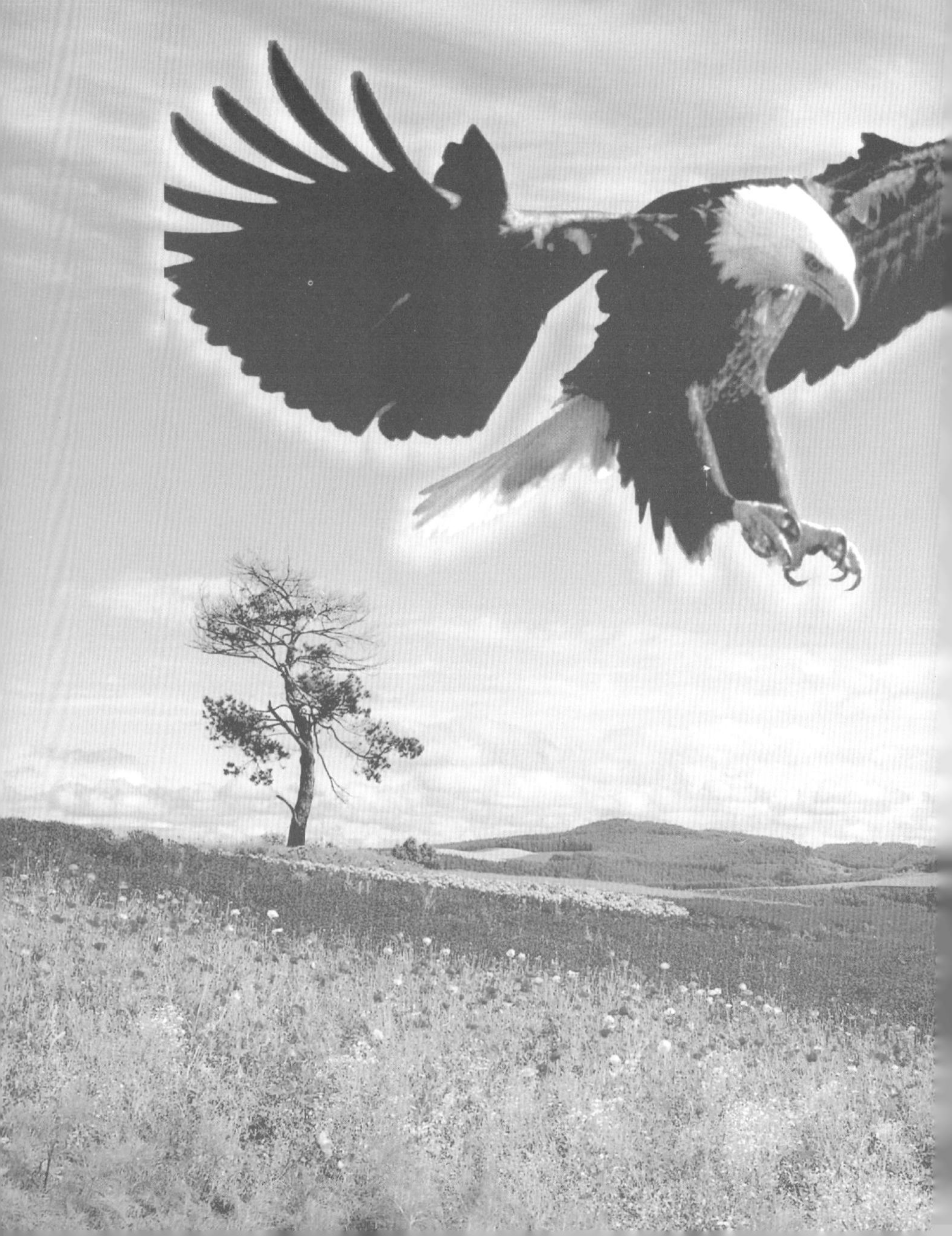